张茂平 教授

学术思想及临证医案

张茂平　张　琼　赵　庆◎主编

四川科学技术出版社
·成都·

图书在版编目（CIP）数据

张茂平教授学术思想及临证医案 / 张茂平, 张琼, 赵庆主编. -- 成都 : 四川科学技术出版社, 2019.6

ISBN 978-7-5364-9482-4

Ⅰ. ①张… Ⅱ. ①张… ②张… ③赵… Ⅲ. ①中医临床 - 经验 - 中国 - 现代 Ⅳ. ①R249.7

中国版本图书馆CIP数据核字(2019)第112014号

张茂平教授学术思想及临证医案

主　编　张茂平　张　琼　赵　庆

出 品 人　钱丹凝

责任编辑　吴晓琳　戴　玲

封面设计　墨创文化

责任出版　欧晓春

出版发行　**四川科学技术出版社**

　　　　　成都市槐树街2号　邮政编码 610031

　　　　　官方微博：http://e.weibo.com/sckjcbs

　　　　　官方微信公众号：sckjcbs

　　　　　传真：028-87734035

成品尺寸　**170 mm × 240 mm**

印　　张　**18.5　字数 250 千**

印　　刷　**四川华龙印务有限公司**

版　　次　**2019年6月第1版**

印　　次　**2019年6月第1次印刷**

定　　价　**58.00元**

ISBN 978-7-5364-9482-4

邮购：四川省成都市槐树街2号　邮政编码：610031

电话：028-87734035　电子信箱：sckjcbs@163.com

本书编委会名单

内 容 简 介

    本书精选全国名老中医药专家张茂平教授从医 40 余年的临证医案，以及弟子总结跟师学习心得、开展相关研究撰写的文稿，加以分类汇编。全书重点介绍了富有创新性的"辛温开玄通络"的新见解，尤其是运用风药、温药、虫类药开通玄府窍道、畅达络脉，治疗糖尿病及其并发症，肾病及某些疑难杂症的独特经验。本书内容丰富，观点新颖，切合实用，具有较高的学术价值，有助于拓展诊疗思路，启迪临证思维，适合各级临床中医师学习参考，也可供中医院校师生阅读研究。

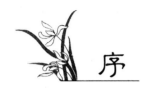

序

　　"书山有路勤为径，学海无涯苦作舟"正是张茂平教授40余年医学生涯的写照。作为全国老中医药专家学术经验继承工作指导老师、国家名老中医传承工作室专家，张茂平教授对中医经典著作有较深的造诣，在长期的医疗、教学及科研工作中，虚心学习，潜心研究，受我院中医前辈学术思想影响与临证指导，中医功底深厚，积累了宝贵的临床与学术经验。后期继承黄淑芬教授、王明杰教授的学术思想，尤以对玄府学说与络病学说的理论研究和临床应用成果卓著，影响深远。如今仍然躬身实践，坚持工作在教学与临床一线，服务病员，指导学生，传承中医学术，发掘中医宝藏，令人敬佩！

　　"师古人之意，而不泥古人之方，乃为善学古人"是中医理论传承工作理念；张茂平教授医疗生涯由中医学到中西医内科学，从普通内科到肾病、内分泌专科，一路走来，成绩卓著。其"辛温开玄通络"学术思想源于《黄帝内经》、刘河间玄府理论、叶天士络病学说。

结合多年临床实践心得体会，从玄府、络病理论的视角论治慢性肾脏疾病、消渴及消渴病的多种并发症，研究疾病的发生、发展规律及遣方用药，成为川南玄府学术流派代表性传承人之一。

《张茂平教授学术思想及临证医案》一书，收集张茂平教授从医 40 余年的临床典型病例，以及指导师承学生总结的学术经验，从一个侧面反映了我院名老中医传承工作的成绩，具有十分重要的学术价值和现实意义。愿本书的出版能带动更多更好的中医传承佳作问世，将名老中医的学术思想和临证经验记录下来，供同道学习和借鉴。

西南医科大学附属中医医院

2017 年 5 月撰于酒城泸州

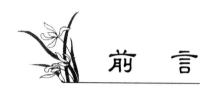

前 言

　　基于中医学术传承工作的需要，在弟子们的协助下，对过去数年间病例资料进行了一次全面的收集和整理，还有历届学生总结跟师学习心得、开展相关研究撰写的众多文稿。现从中加以精选并予分类汇编，分为第一章、第二章两部分：第一章介绍我的学术渊源，收录了研习古典医籍的心得体会，重点是对于刘河间玄府理论探讨发挥的系列文章。第二章收录的是我在临床的诊疗病案，本章案例重点体现肾脏疾病、内分泌代谢疾病的辨证论治；理论基础围绕"辛温通阳、辛润化阴、开玄通络"进行总结与探讨；治则列举了开玄通窍、治风活血、辛温开通、补中升阳、温阳补肾、填精补髓等治法的应用体会及研究。限于篇幅，全书约 25 万字，包含我对中医理论与临床实践的一些体会、思考与感悟。限于编者水平，书中不少内容未必允当，谬误之处，在所难免，诚望批评指正。

　　为了便于读者进一步查阅，我们在书末"参考文献"中列出了相关文章的题目及其出处，最后列出了相关编写者的简介，特此说明。

张茂平传承工作室的成员及出版社编辑为本书付出了辛勤的劳动；本书编辑出版工作得到四川省中医药管理局及西南医科大学附属中医医院领导的大力支持，在此一并深致谢忱！

张茂平

2017 年 5 月撰于酒城泸州

目　录

第一章 张茂平教授学术思想

第一节 "辛温开玄通络"学术思想及其渊源

张茂平教授从医 40 余年，在中医的道路上一路走来，刻苦钻研，一丝不苟，得到西南医科大学（原泸州医学院）及成都中医药大学诸多名师教诲，中医理论根基扎实，重视经典著作的学习，强调中医理论对临床的指导作用，学以致用。

其"辛温开玄通络"学术思想源于《黄帝内经》、刘河间玄府理论、叶天士络病学说。张茂平教授梳理历代医家观点，提出玄府是肾脏组织结构的物质基础，对中医肾脏本质与"肾络—玄府—肾微循环"的生理特性，肾系疾病实质是"肾络闭阻—玄府开阖失司—水液代谢障碍"的一体论，从开通玄府这一侧面抛砖引玉作了初步探索。

在诊治糖尿病肾病过程中，张茂平教授认为糖尿病肾病是糖尿病微血管并发症之一，属中医"消渴病"范畴，因病情缠绵不愈，迁延所致；提出糖尿病肾病病机为消渴病日久，"热""燥"伤阴，阴津亏耗，肾阴枯竭，阴损及阳，络脉痹阻所致。如《黄帝内经》"二阳结，谓之消"，《河间六书·消渴》"诸涩枯涸，干劲皴揭，皆属于燥"。阴液枯竭，络脉失养，玄府自闭不通，邪气留着为患。而玄府闭塞，气血阻滞，络脉失养，因虚而郁、因郁更虚。因此，玄府闭塞是多种疾病共同具有的发病环节，也是恶性病理循环的中介，堪称百病之源。根据"辛能散结散抑""抑结散则气液宣行而津液生也"，指出治疗玄府闭塞应"使道路散而不结""气血利而不涩"，运用辛味风药和温药开玄散结，调畅气机，升阳助补，燥湿化痰，松透病根，宣通气液，解除毒邪。并运用现代医学从动物实验角度，研究了细胞自噬与中医理论的相关性、中药干预细胞自噬的作用机制等以验证"辛温通络"理论治疗糖尿病肾病的科学性。上述治疗方法运用于临床，取得了一系列的科研成果与很好的临床疗效。

一、刘河间玄府理论

《黄帝内经》中最早记载"玄府"，《素问·水热穴论》云："所谓玄府者，汗空也。"《素问·调经论》曰："上焦不通利……玄府不通"，提出"玄府"。《灵枢·小针解》曰："玄府者，汗孔也。"《针灸逢源》云："汗出则玄府辟若湿留肤腠"，原指汗孔而言。

《素问·六微旨大论》说玄府升降出入，无器不有。金代刘完素将《黄帝内经》的"玄府"一词含义加以引申，在《素问玄机原病式》指出人体各脏器组织气液运行和精血灌注需要通过玄府。玄府是人体"脏腑、皮毛、肌肉、筋膜、骨髓、爪牙"内普遍存在的至微至小的微观结构，应是比汗孔更为细小的孔窍，为气液血脉、营卫精神升降出入的道路门户，即"玄微府也"，谓幽冥之门、"鬼神门"，这就将其拓展为无物不有的一种新结构名称。玄府以开阖有节、畅通为顺，闭阖则为逆，玄府闭塞为百病共有的基本病机。刘完素针对通道不通，玄府阻滞，门户闭塞，提出"所谓结者，闭郁而气液不能宣通也"，主张开发郁闭，开通玄府，宣通气液，"以辛散结"，创立了直接开通玄府的治法，代表方之一如防风通圣散。方中辛温发散的防风、麻黄、荆芥等宣通玄府、通行气血，诸疾自解。

王明杰教授在刘河间玄府学说基础上进一步明确提出玄府是遍布人体内

外各处的一种微细结构。玄府不仅是气机运动和气化活动的基本场所，而且是精血津液与神机运行通达的共同结构基础。人体新陈代谢需要玄府的有利开阖，玄府通利，气液宣畅才能维持人体正常的生理活动。百病之根源于玄府密闭。

二、叶天士络病学说

（一）何谓"络"

络脉也，经脉隐伏循行于人体深部，从经脉分出支脉横行的是络脉。

《黄帝内经·素问》首次提出"络脉"，云："凡十二经络脉者，皮之部也。是故百病之始生也，必先于皮毛，邪中之则腠理开，开则入客于络脉，留而不去……其入于络也，则络脉盛色变。"《灵枢·经脉》曰："经脉十二者，伏行分肉之间，深而不见……诸脉之伏而常见者，皆络脉也。"《灵枢·脉度》："络之别者为孙"，"孙"即"孙络"，为络脉之细小者。并从生理、病理及诊治对"络脉"进行了论述，曰："以左治右，谓以缪刺，刺诸络脉；谓以巨刺，刺诸经脉。"

络脉的含义主要有以下几种：一是广义的络脉，泛指分布遍及全身上下表里内外的各种络脉。以经脉为主干，其形状细小，支横别出，愈分愈细，网络状纵横交错，内络脏腑，外联肢节，遍布全身。"当数者为经，其不当数者为络"。《医学真传》："夫经脉之外，更有络脉，络脉之外，复有孙络。"二是指狭义的络脉，即从十二经脉别出的络脉的干线部分，任、督两脉的络脉及脾之大络。三是联络之意。

（二）络的生理功能

络脉是气血津液输布贯通的枢纽和要道。《难经·二十三难》云："经脉者，行血气，通阴阳，以荣于身者也"，《灵枢·本藏》曰："行气血而营阴阳，濡筋骨，利关节者也"，《灵枢·血络论》曰："新饮而液渗于络。"

《黄帝内经》是"久病入络"思想的萌芽。《黄帝内经·素问》曰："病久入深，营卫之行涩，经络时疏，故不通""久痹不去视其血络"。《东医宝鉴》："久病日轻夜重便是瘀血。"医家傅山指出："久病不用活血化瘀，何除年深坚固之深疾，破日久闭结之瘀滞。"叶天士在《临证指南医案》提出："久则血伤入络"，进一步发展了脉络理论，提出"久病入络""久痛入络"的理论，奠定了中医络病学的理论基础。王清任言："元气既虚，必不能达于血管，血管无气，必停留而瘀""血受寒则凝结成块，血受热则煎熬成块"，完善为"久病入络为血瘀"，从而形成这一学说。

叶天士认为："经年宿病，病必在络""医不知络脉治法，所谓愈究愈穷矣"，提出了"阳络""阴络"等概念。《临证指南医案》中指出："阴络即脏腑囊下之络"，如"肝络""胆络"等；"阳络"即是浅表的皮下之络。叶天士还指出："久发频发之恙，必伤及络"，叶天士所指"久病入络"的"络"是指脏腑深部的络脉，《临证指南医案》又云："络主血，久病血瘀""百日久恙，血络必伤""经年宿病，病必在络"，揭示了疾病发生发展演变的特异性。病人失治误治，或病重缠绵，日久不愈，经气之伤渐入血络，经脉失和，血失通利，为痰为瘀，痰瘀并阻脉道，形成久病入络的病机。

针对络脉支横别出、逐级细分的网状结构特点及络病具有易郁易滞易瘀的特性，"络以通为用"为其治疗原则。

其实早在《黄帝内经》已有久病治血络的主张。如《灵枢·寿夭刚柔》"久痹不去身者，视其血络，尽出其血"，《素问·调经论》"视其血络，刺出其血"，《灵枢·终始》"久病者……去其血脉"，这些理论可视为久病入络的滥觞。

张仲景首创虫蚁搜剔通络法，用于络病日久，痰瘀互结之癥疾。代表方有大黄䗪虫丸、鳖甲煎丸，常用药物有虻虫、䗪虫、蜣螂、鼠妇、水蛭、蛴蟹等。

叶天士深得其中奥妙，继承《黄帝内经》络病之说、仲景络病证治的用药经验，曰："结聚血分成形，仲景有缓攻通络方法可宗""鳖甲煎丸方中大意取用虫药有四，意谓飞者升，走者降，灵动迅速，追拔沉混气血之邪"。因虫蚁药走窜善行，能搜剔血络。

叶天士强调"辛甘温补，佐以流行脉络"。其虫类通络、辛味通络、络虚通补等治法用药，使仲景治络之法更为系统。

玄府学说与络病学说颇多共通或交叉之处，同中有异，异中有同。

络脉与玄府均为遍及全身表里内外的微观结构，从整体来看，玄府比络脉更微细，是一个微观概念，而络脉相对而言较为宏观。清代周学海《形色外诊简摩·舌质舌苔辨》中称玄府为细路。王明杰教授认为由孙络进一步分化的"玄府"是人体结构层次中最为细小的单位。

张茂平教授认为络脉与玄府都是运行气血津液的通道，以通为顺。"络脉"是人体精、气、血、津液流通横贯于全身的细小通道，而"玄府"则是"络脉"道路上的孔穴或门户（枢纽）。络脉的通畅，玄府的开阖，制约精、气、血、津液的输送节奏。二者在结构分布上相互补充，相辅相成，功能上相互促进，密不可分。但络脉侧重在血，而玄府侧重流通气液，运转神机，正如《黄帝内经》曰："出入废则神机化灭，升降息则气立孤危。"同络脉有所区别。

病理上，络脉与玄府一旦不通，即可导致病变。络病为络阻，即络脉的血行不畅。玄府闭塞则气滞、血瘀、津液输布障碍，神机运转失常。

络病与玄府闭塞的治疗都宜"通"，即"通络开玄"。通则无闭塞之机，亦无壅塞之病，通则有温通、荣通。遵循"虚则补之，实则泻之"原则。络脉与玄府疾病多见于慢性病，脏腑虚损，气血阴阳不足，病情复杂，多疾病于一体；治疗以辛温通阳，辛润养阴，开玄充络，荣养脏腑，病可缓解或治愈。

总之：络脉与微循环、毛细血管功能类似。玄府这种孔窍、隧道状的微细结构，其细微性、门户性、畅通性和细胞膜、离子通道等功能具有相似性。以肾脏结构为例，肾小球毛细血管喻为络脉，筛孔喻为玄府。

三、肾苦燥，急食辛以润之

（一）辛润法的历史源流

辛属五味之一，指辛味药物或方剂。"辛润"之法，最早见于《素问·脏气法时论》："肾苦燥，急食辛以润之。"后世据此概括为辛润肾之燥，即辛味之药可治肾燥之症。肾者主水，司二便化气行水之功。膀胱者，肾之腑，为贮水之器，得之气化，乃能小便通利。人身行水之权，全在于肾。若肾病则水不行，故谓之肾燥。其燥之生，非外燥侵袭或火盛伤津所致，而是阴寒凝滞、津液不布所成。

《医原》中记载的辛润药物有防风、羌活、升麻、柴胡、葛根、威灵仙、细辛、独活、白芷、牛蒡子、桔梗、藁本、川芎、蔓荆子、秦艽、天麻、麻黄、荆芥、薄荷、前胡等。张元素以知母、黄柏为辛润药。张介宾以附子、肉桂为辛润药。成无己以半夏、干姜、细辛为辛润药。辛润方剂如济生肾气丸用附子、肉桂，适用于阳虚不能气化之水肿，有助阳化气行水之功。李东垣滋肾通关丸用辛苦大寒之知母、黄柏组方，主治湿邪壅滞下焦之小溲癃闭不行。张仲景小青龙汤之半夏、细辛、干姜，主治痰饮内停、小便不利等证，收化饮行水之功。张子和有禹功丸，其用茴香、木香辛香行气，使气行则水行，有决水消肿之效。

但辛味药善于走窜，多有耗伤气阴之弊，之所以能治疗"肾燥"，因辛味药主散、主开、主行，能发散行血，行散水气之壅滞，温润、温散阴寒冷凝失濡之燥，而有间接润燥之用。如《经方例释》曰："干姜味辛热，细辛味辛热，半夏味辛微温"，《黄帝内经》曰："是以干姜、细辛、半夏为使，以散寒水；逆气收，寒水散。"《和剂局方》十全大补汤内加肉桂，亦是此意。《药鉴》曰："桂心，入二三分于补阴药中，则能行地黄之滞而补肾。由其味辛属肺，而能生肾水；性温行血，而能通凝滞也，能通血脉凝滞，其能补肾必矣。"

（二）辛以润之机理

1. 辛宣开腠布津

《素问·宣明五气》曰："辛走气"，《珍珠囊》曰："辛主散……致津液，通气"，刘完素："令郁结开通，气液宣行""辛以润之，开腠理……气下火降而燥衰矣，其渴乃止。"营卫流行，气血畅通，邪气蚁溃。

2. 辛通化气行津

《素问·藏气法时论》说："辛以润之……致津液，通气也。"《灵素节注类编》："辛味本疏散，而非润燥之药……肾苦燥，急食辛以润之者，盖以疏散而开腠理，以通气致津液也。津液随气流通，而归藏于肾，则肾不燥矣。"

张景岳《类经》云："肾为水脏，藏精者也。阴病者苦燥，故宜食辛以润之，盖其能开腠理致津液者，以辛能通气也。水中有真气，唯辛能达之，气至水亦至，故可以润肾之燥。"

辛味药能散，能行，有阳的特点，性走而不守。滋阴药则大多味厚性重滞，多以辛药为佐使，借辛味宣通行散，入阴出阳，走气开腠，畅通郁滞。辛味药推动阴精布散，辅助诸滋阴药达到润的目的，此为辛可助润。

3. 辛动活血通经

《诸病源候论·消渴》云："小便利则津液竭，津液竭则经络涩，经络涩则营卫不行。"《血证论·发渴》则曰："有瘀血发渴，以津液之生……其根于肾水，有瘀血，则气为血阻，不得上升，水津因不能随气上布。"《临证指南医案》言"辛通能开气泄浊"，营血"流行不止，环周不休""内溉脏腑，外濡腠理"。《金匮要略·妇人杂病脉证并治》："妇人年五十所……腹满，手掌烦热，唇口干燥……当以温经汤主之"，方中吴茱萸、桂枝配伍体现辛温散寒、通利血脉之功。

4. 辛温开玄祛邪

《黄帝内经》结合对自然界直观观察的结果，从五行生克乘侮关系出发，讨论临床疾病的发生、发展、治疗与预后的相互关系。《素问·阴阳应象大论》中即有"湿伤肉，风胜湿"理论。《素问遗篇·本病论》说："时雨不降，西风数举，咸卤燥生……民病嗌干手坼，皮肤燥。"风气偏胜则湿去，湿去则燥生。《素问·脏气法时论》《素问·至真要大论》两篇均指出：燥证以辛润之。如《素问·脏气法时论》说："辛可通气，所谓结者，怫郁而气液不能宣通也""肾苦燥，急食辛以润之，开腠理，致津液，通气也"。故用辛味药"开发腠理"，开张玄府，宣散风邪，改善因风邪偏胜，津液受损的病理。这样，风气得去，则"致津液"，燥象自退。

后世医家在《黄帝内经》的认识基础上各有发展，例如，汪昂指出"如物之湿，风吹则干"，张完素提出皲揭为"皮肤干裂也"，乃"干则紧敛燥涩"所致。"所谓中风或筋缓者，因其风热胜湿而为燥，乃燥之甚也""俗言皲揭为风者，由风能胜湿而为燥故也"。经云："厥阴所至为风府，为璺启。由风胜湿而为燥也。"

（赵庆）

第二节　临床经验整理研究

张茂平教授善于继承前人经验，根据临床实践体会不断总结、创新，发扬中医学术理论。她根据刘河间玄府理论、叶天士络病学说、内经"肾苦燥，急食辛以润之"理论，以及易水学派张元素、李东垣对风药的论述及应用经验，结合自身多年临床实践心得体会，从玄府、络病理论的视角论治消渴病肾病。张茂平教授指出糖尿病肾病是糖尿病的微血管并发症之一，临床见血瘀、水肿皆属阴邪，当以温药治之。临床出现的燥象，亦由肾阳衰微，气不布精所致，须辛温助阳之品鼓动阳气，化气行水，推动阴精的敷布。因此，她提出了"开玄通络不离温与辛"的创新治法。笔者在师承基础上体会到治疗消渴病肾病应开玄通络不离肝，治疗肾性水肿应重视疏肝和血，血不利则为水。根据《金匮要略》论治络病的学说与叶天士"久病入络""久痛入络"的理论，张茂平教授善用风药通络的经验，酌情配伍风药取得较好成效。

一、玄为络门

玄府为肾脏组织结构的物质基础之一，是升降出入的微观结构单位。

玄府作为无物不有的至微至小的基本结构，各种病因一旦影响其正常通利之功，导致玄府闭塞，气、血、津、液、精、神的升降出入就会出现障碍。张茂平教授认为"玄府"的本质可能与西医学中的如细胞膜上的各种通道、孔穴等有相关性。

二、玄出入废用

（一）肾失封藏，精微下泄；肾络闭阻，水瘀为患

消渴病延日久，五脏所伤，穷必及肾。肾虚不足，阴损及阳，无力蒸化水液，水湿滞留，湿浊内蕴，瘀血滞留。病变的部位虽与五脏均有关，但主要在肺、脾（胃）、肾三脏，尤以肾为重。《素问·上古天真论》："肾者主水，受五脏六腑之精而藏之"，《素问·六节藏象论》："肾主蛰藏，封藏之本，精之处也。"糖尿病肾病蛋白尿中的蛋白来源于水谷，属于中医"精、精微"范畴，多因湿热毒邪等邪气阻碍络道，使肾络郁滞，玄府闭塞，气血津液输布不畅。或消渴久而及肾，肾失封藏，精关不固，精微下

泄，肾络空虚，濡养失调。引起肾蒸化水液、封藏、分清泌浊的紊乱，精微不固而外泄。而大量蛋白从尿中排泄，又会进一步耗损正气，加重肾中精气的亏损，形成肾络郁滞更甚的恶性循环。

蛋白尿反复发作、缠绵难愈的发病机制和病变特点与络病病机颇相符合，故应属络病范畴，病位当在肾络。

西医学观点是肾性蛋白尿的出现是因肾小球滤过膜损伤，蛋白质通透性增加。肾小球滤过膜的分子通透性对控制滤过分子大小起主要作用。肾小球滤过膜从内到外由三层膜组成，内皮细胞层在电子显微镜下是无数孔径大小不等的窗孔，中层基底膜显示可能代表滤过膜孔的网状结构的网眼，滤过膜的外层是一些在足突之间有裂隙的上皮细胞。其结构上的微观性、功能上的通透性，与玄府结构功能高度类似。五脏之一的肾也必然存在玄府，中西对照，肾络郁滞致病同肾小球滤过屏障损伤有相关性。发展至肾小球硬化的过程与痰瘀互结肾络病理改变相吻合。

张茂平教授及其团队针对川南地区肾性蛋白尿患者最常见的阴阳两虚、气虚血瘀、湿浊血瘀证型，经多年实践探索，将扶正、去毒、通络固肾治法有机结合，调整肾络郁滞，改善肾小球滤过功能，研制成的具益气养阴、清热利湿、舒络固肾作用的肾舒胶囊，能有效减少尿蛋白，尚有一定的防治慢性肾功能衰竭作用。

《医略十三篇》云："玄府者，所以出津液也。"肾阳虚弱，温煦失职，不能蒸腾，气液不循常道，泛滥肌肤，则出现水肿尿浊。这常是糖尿病肾病加重的重要标志。

《灵枢·血络论》曰："新饮而液渗于络。"《素问·举痛论》曰："经脉流行不止，环周不休，寒气入经而稽迟，泣而不行，客于脉外则血少，客于脉中则气不通，故卒然而痛"，指出寒入络脉，收引凝敛而致络脉瘀阻。《素问·痹论》曰："其不痛不仁者，病久入深，荣卫之行涩，经络时疏，故不通。"病程日久，经气之伤渐入血络，经脉失和。脾肾气虚，推动无力，津不利则停而为水，血不利则留而为瘀，瘀阻肾络。痰瘀并阻脉道，湿热、瘀血、热毒留积。

华佗曰："血脉流通，病不得生。"络病即是微循环不通畅，如同沟渠堵塞，秧苗失水而萎，当肾微循环发生障碍时，可见肾虚腰痛、肾失封藏的血尿、蛋白尿等症状。

糖尿病患者长期处于高血糖高渗状态，血液浓、凝、黏聚。所谓"血行津布则燥热可解，瘀化气畅则阴液自生"。现代药理研究发现，活血化瘀药物能改善因糖尿病患者毛细血管基底膜增厚等病变，又能增加血流量，改善微循环，预防各种并发症，尤其是血管病变的发生。

（二）更伤肾元，肾痿不用

肾元即肾原，主要指肾中本源的能量，即先天肾气。"肾痿"即肾组织枯萎、萎缩或功能衰退。《素问·评热病论》："邪之所凑，其气必虚。"张茂平教授认为正气亏虚是肾生痿之因，糖尿病肾病病程中愈泄愈虚，愈虚愈郁，愈郁愈泄，如此恶性循环，肾气失司，气血俱伤，玄府不通，水瘀等浊毒壅滞，诸证迭起，阴阳升降逆乱，终至正气衰竭之"关格""肾衰"。《伤寒论·平脉法》："关则不得小便，格则吐逆。"

糖尿病肾病虚的病机基于玄府不荣，可见肾阴、肾阳、气血亏虚。病理表现为肾硬化、粘连、纤维化。实的本质为玄府升降出入失常，玄府不通，水饮停积，表现为肾三高：高灌注、高压力、高滤过。而肾小管对水的重吸收与近球小管基侧膜上的 Na^+ 泵活动有关，针对玄府启闭与 Na^+ 泵调控机制的相关性，可以展开更加深入的研究。治疗上重在调理玄府升降出入，用补气、温阳等法，巧妙应用风药消除水肿。瘀表现为高脂血症，高凝状态，宜活血化瘀之法消除或减轻瘀血。

三、久病入络：肾络受损，病久多瘀

"最虚之处，便是容邪之处"。正气大亏，脏腑内伤虚损，各种生理功能失调。正气日残，不足以抗邪外出，包括外邪六淫和内生的病邪（如痰饮瘀血等）必然入深。因虚致瘀致痰，痰瘀交结，络脉阻滞。正如《素问·举痛论》所言"脉泣则血虚"。《成方便读》亦曰："经络中一有湿痰死血，既不仁且不用。"

秦伯未在《清代名医医案精华》云："久病必瘀闭。"无论新病、久病，致络中气血受伤"瘀阻"而成络病。张茂平教授认为，络病的病机病因主要是"虚、滞、毒、更虚"。虚实错综复杂，从而导致久病入络的难治性和缠绵性。治疗中始终要贯穿一个"通"字，疏通络脉、攻补兼施。无论何种证型，张茂平教授常喜选用复方灵仙止痛胶囊（威灵仙、白芍、全蝎、蜈蚣、黄芪、冰片等）辛润宣通，补气活血，通络止痛。复方中黄芪、威灵仙合用具有补气通络之功效。全虫、蜈蚣等虫类药功能搜剔攻逐，追拔沉混气血之邪，用于"久病入络"之瘀血最宜。白芍柔肝缓急，解痉止痛。冰片引领诸药直达病所。

邪居日久，正气必虚，治疗应不忘扶正，"久病入络，宿邪缓攻"。针对久病，玄府失养日久，可见玄府闭塞或萎废不用之虚实夹杂之症。通络旨在充养空虚之络脉，滋养玄府。少佐养血通玄之品，使络脉充盈，玄府通畅，则诸症自除。

四、辛温开玄通络：松透病根，解除毒邪，巧用风药

（一）辛升肾气，通运为补，补肾为重

肾为内寓真阴真阳的水火之脏，肾阴性本静，为一身阴液之根本，其流通布散靠肾阳蒸化。如果肾阳衰微，鼓动无力，肾阴失滋养，临床出现燥

象。这种燥是因肾阳衰微，气不布精所致。养阴药不能奏效，须辛温助阳之品鼓动阳气，化气行水，推动阴精的敷布，方能有效。

张茂平教授常用药如辛温通络之桂枝、细辛等，辛香走窜专擅鼓动络气运行之麻黄等，辛润通络之当归尾、桃仁等，益气之人参等。偏于血虚成瘀者，多用当归养血和血。《景岳全书·本草正》言："当归……其气轻而辛，故又能行血。"

（二）辛宣化气，通络行津，温阳为要

由于真阳不足，命门火衰，气化失司，津液失于蒸腾上达而燥渴者。《金匮要略》提出："男子消渴……肾气丸主之"，开后世用温热药治消渴之先河。历代对此存在一些争论。消渴病患者若素体阳气偏衰，或过用寒凉清泻，在病变发展过程中出现阴损及阳，甚至阳衰为主者并非罕见，症见精神疲惫，面浮足肿，形寒肢冷，口渴尿频，夜间尤甚，大便稀溏，舌淡苔白腻或白滑，脉沉细无力等。属阴损及阳、阴阳两虚者，可司《金匮要略》肾气丸意，在滋阴补肾药中加入少许热药阴阳双补，使阴得阳生，阳得阴助，阴阳协调而控制病情。若阴盛阳虚、真阳衰微者，则须以温阳补火为主，大胆使用热药，否则失误，势必难以救治。

（三）辛散活血，通经润燥，化瘀为贵

张茂平教授认为消渴病及其并发症的发生多与其"瘀血"相关，非传统理论认为的"阴虚燥热""津耗血枯"独为之。有报道亦显示，大血管和微血管的病变可见于糖耐量异常阶段。辛味药物能改善或清除因营血瘀阻导致的血行障碍、脏腑组织器官失润之"燥"证。

张茂平教授根据瘀血形成的病因，抓住病机关键，灵活运用活血化瘀法。张茂平教授指出化瘀犹如疏通沟渠的淤塞，澄清水流。根据津亏营血虚血瘀的基本病机，提出虽有瘀血，不宜强祛瘀，如河水干涸，可见坑洼之泥

土，强去祛泥土，反而把坑中仅存津液耗散，宜先下雨，水盈淤泥自流行。在活血之前应先建中补液，方如小建中汤、当归建中汤类。

（四）巧用风药尤妙

风药的法象药理名称是"如风之药"，为味薄质轻、药性升散，具有风木属性的一类药物。风药有祛风、疏风等作用，具"治风之用"。又多具辛味，其性升浮发散，犹如春气之升发，风性之轻扬，有"如风之性"。《五十二病方》记载有白芷、防风、柴胡、川芎、桂、姜、葱等风药11种。《神农本草经》中增加了苍耳子、藁本、麻黄、葛根等。张元素在《医学启源》以"风升生"归类，收载有细辛、麻黄、荆芥、防风、羌活、升麻、柴胡、川芎、秦艽、天麻、薄荷等20味药物。此后医家言风药，多宗张氏之说。清代徐大椿《神农本草经百种录》曰："凡药之质轻而气盛者，皆属风药。"风药在方中除了发挥自身的多重功用外，还能对其他药物起促进作用，使全方整体效应明显提高。其效果不仅是诸药功效的叠加，而且具有"1+1>2"的放大效应，起到增效作用。正如《蠢子医》所言："治病风药断不可少""治病要兼风药，不兼风药不合作"。

李东垣认为"肾肝之病同一治，以俱在下焦，非风药引经不可""独活、苦、甘、平、微温，足少阴肾经行经药也"。如治少阴肾经之病证多加用羌活、独活等风药以助其效。

张茂平教授认为风为百病之长，易兼痰（湿）、瘀、毒，导致肾的开阖失常。病理上多见肾不固精，出现血尿、蛋白尿；肾气化失司，水湿泛溢，而见浮肿等。风药祛散风邪，使各种兼夹入侵之邪，通过风药的发散从表而解。以风药作先锋，百药随风行，有"擒贼先擒王"之意。

桂林古本《伤寒杂病论》中亦有载："风为百病之长……中于项，则下太阳，甚则入肾。"《太极图说》曰："动而生阳。"《临证指南医案·卷五·风》云："风能流动鼓荡。"风药之"动"性，最能鼓动阳气，振奋气化，促进体内气血津液流动畅通。糖尿病肾病患者小便多伴有明显泡沫样改变，与"风性鼓荡"特点有着极为密切的相关性。张茂平教授认为肾病多虚，或虚实并见，其病理机制以风伏肾络、瘀阻肾络为肾病的常见病机，常以辛香流气，舒畅络脉，益肾祛风，活血化瘀等为治则治法。风药具有"升、散、透、窜、痛、燥、动"的特性，《蠢子医》云："加上风药便腾达，十二经中皆能透""况且风药大使用，一窍通时百窍通"。在补益肝肾的基础上配伍风药，旨在温通经络，开通玄府，宣气化水，祛瘀润燥，取得健脾益肾、温补命门、活血化瘀、利水排毒的作用。现代研究也表明，辛味药能发表、散结、行气、活血、开窍、布津润燥。由于风药多属辛燥之品，用量不宜过大，药味不宜多，以免过燥伤阴，反悖经旨。

（赵庆）

第二章 临证医案

说明：本篇临床医案中的疑难、重症病案用药涉及制附片、制川乌、细辛、麻黄等药物，或超量使用，均与患者进行了沟通并告知煎药方法。制附片先煎达 1 小时，制川乌先煎达 2 小时，细辛先煎达 20 分钟后纳诸药继续煎煮 30 分钟，麻黄量大时先煎 20 分钟去上沫后纳诸药；以后在处方中出现以上药物超量使用时不再一一说明。

第一节 消渴及其并发症

医案 1 消渴病肾病、中风

王某某，女，61 岁。

【病史】13 年前无诱因出现口干、多饮、多尿及皮肤瘙痒，不伴烦躁易怒、突眼及多食易饥，于泸州某医院门诊就诊，测空腹血糖 13 mmol/L。诊断：2 型糖尿病，以格列本脲、二甲双胍等降糖治疗，血糖控制不稳定，波动在 7 ~ 23 mmol/L。6 年前开始出现双下肢凹陷性水肿；1 年前因突发昏倒伴言语謇涩、右侧肢体活动不利，于当地医院 CT 检查诊断"脑梗死"，开始胰岛素（诺和灵 30R）降糖治疗，血糖波动于 8 ~ 12 mmol/L，并逐渐出现四肢肢端麻木。10 天前出现下肢水肿症状加重，伴劳力性心累，经治疗病情稳定；中医诊断：消渴病、消渴病肾病；西医诊断：2 型糖尿病、糖尿病肾病、脑梗死、中风后遗症等。长期口服降压药物、注射诺和灵胰岛素等药物维持治疗，5 天前出现多食善饥，口干，空腹血糖波动于 7 ~ 15 mmol/L，餐后 2 小时血糖波动于 12 ~ 23 mmol/L，血糖控制不佳就诊，小便常规：尿蛋白 ++；血常规、血肌酐均正常。

【初诊】2010 年 2 月 10 日：口干、多饮、腹胀、右上腹隐痛、双下肢凹陷性水肿、劳力性心累，精神差，纳眠可，夜尿次数多，尿量少，大便干结，舌质紫暗，苔黄厚腻，脉弦细涩。

【辨证】患者以口干、多饮、多尿、水肿为主症，结合血糖，中医诊断：消渴病肾病。病机分析：因先天不足，年老体虚，脾肾亏虚，气阴两虚，久患消渴病症；脾胃受损，脾胃受燥热所伤，胃火炽盛，灼伤津液，则为口渴、多饮；肾阳虚，膀胱气化失司，则见多尿；消渴日久，阴血亏虚，阴损及阳，脾肾阳虚，脾虚运化水湿无权，水饮停聚，泛溢肌肤，故见水肿；多食善饥，大便干结为湿阻中焦，气机郁滞，胃失和降，腑气不通所致，舌质紫暗，苔黄厚腻，脉弦细涩为痰郁互结，有化热之势。病位在脾、肾，病机为气阴两虚，痰瘀互结；病性属虚实夹杂；治法：益气养阴、豁痰泄浊、活血化瘀。方用玉女煎养阴清热，合桃红四物汤活血化瘀，加苍术、薏苡仁、竹茹、酒大黄等清热化湿，通腑泄浊。西医治疗予诺和锐 30R 胰岛素控制血糖，定期检测血糖，调整药物剂量。

处方：生石膏 30 g，知母 10 g，麦冬 30 g，桃仁 30 g，红花 30 g，赤芍 30 g，茯苓 30 g，酒川芎 12 g，川牛膝 10 g，炒苍术 20 g，薏苡仁 30 g，竹茹 20 g，酒大黄 10 g，半夏 20 g。中药 10 剂，日 1 剂，水煎取汁 450 ml，分 3 次口服。

【二诊】2010 年 2 月 23 日：病情明显缓解，血糖正常，大便正常，每天 1 次，水肿减轻，舌质紫暗，苔黄厚腻，脉弦细涩。血糖、血压稳定。方证应对，继续原方去竹茹、薏苡仁、桃仁，加猪苓、泽泻、黄芪等活血利水消肿。

处方：生石膏 30 g，知母 10 g，麦冬 30 g，红花 30 g，赤芍 30 g，茯苓 30 g，炒苍术 20 g，酒大黄 9 g，川牛膝 10 g，酒川芎 12 g，黄芪 30 g，猪苓

15 g，泽泻20 g。中药10剂，为散剂，每次10 g，每日3次，开水调服。

经上方调整治疗，随访1年，病情稳定。

●按语

本案患者反复口干、多饮，伴中风、水肿，中医诊断：消渴病肾病、中风。由于患者平素饮食不节，嗜食肥甘厚味，日久损伤脾胃，脾失健运，水湿运化失职，则痰湿内生，如《素问·奇病论》曰："此人必数食甘美而多肥也，肥者令人内热，甘者令人中满，故其气上溢，转为消渴。"痰湿蕴阻日久郁而化热，致使痰湿郁热胶着中焦，气机阻滞，则腹胀腹痛，上蒸舌面则舌苔黄厚腻。脾运化水液失职，水湿下流，则双下肢水肿。本案患者渴而多饮，上消之症突出，常为肺热津伤所致。患者消渴病史有13年之久，久病入络，血脉瘀滞，则舌质紫暗。综上，本案患者病变部位在肺脾胃，病机为肺热津伤，脾虚湿滞，湿郁化热，瘀血阻络。《医学心悟·三消》曰："治上消者，宜润其肺，兼清其胃。"故选用玉女煎中的石膏、知母、麦冬等清泻肺胃之热，同时养阴生津。茯苓、苍术、薏苡仁、竹茹等清热燥湿，桃仁、红花、赤芍、牛膝、川芎、酒大黄等活血化瘀，全方共奏清热燥湿、养阴生津、活血化瘀之效。患者服用10剂后感觉症状有所缓解，效不更方，继续服用此方，同时配合西药降糖，从而将血糖控制在正常范围。将本方调整剂量，为散剂调服，养阴益气，活血养血通络，血脉通及无留瘀之弊，病情稳定。

（李小军　闫颖）

医案2　消渴病肾病伴心悸

王某，女，77岁，泸州人。

【病史】患者于入院11年前不明诱因出现口渴、多饮，伴多食易饥，每日饮水量约2 000 ml，当地医院就诊时空腹血糖15.1 mmol/L，诊断为2型糖尿病，口服二甲双胍1片，1天2次治疗，病情稳定。2年前患者无诱因出现上述症状加重，伴双下肢水肿，皮下注射优泌林70/30R早18 IU，晚16 IU，空腹血糖控制在6～9 mmol/L。2月前患者双下肢水肿加重，伴双下肢麻木、飞蚊症，胃脘部胀满不适，伴口干、口苦、头晕不适就诊，既往高血压病史；诊断：2 型糖尿病，糖尿病肾病 IV 期，糖尿病周围神经病变，高血压病 3 级，冠状动脉粥样硬化性心脏病，高血压性心脏病，脑萎缩，低蛋白血症。

【初诊】2013 年 4 月 4 日：反复口渴、多饮，口干、口苦、双下肢麻木、飞蚊症，头晕，乏力；双下肢中度凹陷性水肿，泡沫尿，小便频数，大便稀溏。舌红，少苔。脉弦细无力。小便常规：尿蛋白 ++，尿蛋白定量 1 545 mg/24 h，糖化血红蛋白 7.5%，阴离子间隙 12.52 mmol/L；空腹血糖 12 mmol/L。肝功能：血浆蛋白 30 g/L，肾功能：肌酐 367 μmol/L。

【辨证】患者反复口渴、多饮、水肿，有高血压等病史，中医诊断：消渴病肾病。患者嗜肥甘厚味，损伤脾胃，津液水湿运化失常，郁而化热，热伤津液，阴虚燥热，发为消渴；脾胃受燥热所伤，胃火炽盛，阴不足，火热伤津则口渴多饮；病久气阴耗伤，亦致口渴；消渴日久，阴血亏虚，阴损及阳，脾肾阳虚，脾不制水，肾失开阖，水液留于体内，外溢肌肤，而致水肿尿少；肾气不足，固摄失常则见蛋白尿，舌质红而干，苔薄黄，脉弦滑为气阴两虚表现，水湿停聚日久成浊毒之邪，停聚中焦则恶心纳差。病机为气阴两虚，湿阻瘀结。予生脉饮合六味地黄丸加减以益气养阴，除痰化瘀。

处方：生地黄 20 g，麦冬 15 g，五味子 12 g，党参 20 g，黄芪 20 g，当归 12 g，酒川芎 12 g，枸杞子 10 g，山萸肉 10 g，山药 20 g，粉葛 30 g，泽泻 15 g，茯苓 20 g，陈皮 10 g，厚朴 15 g，甘草 6 g。中药 6 剂，每天 1 剂，水煎取汁 300 ml，分 3 次服。

【二诊】2013 年 4 月 12 日：症见头昏、双下肢水肿有所减轻，胃脘胀痛不适缓解，口干，多饮，双下肢麻木，精神欠佳，纳眠可，小便频，大便调。舌红，少苔。脉弦细无力。证机同前，加强活血通脉加炮山甲、赤芍。

处方：生地黄 20 g，麦冬 10 g，五味子 6 g，党参 20 g，黄芪 20 g，当归

10 g，酒川芎 12 g，枸杞子 10 g，山萸肉 10 g，山药 20 g，粉葛 30 g，赤芍 20 g，泽泻 15 g，茯苓 20 g，炮山甲 3 g，甘草 6 g。中药 6 剂，每天 1 剂，水煎取汁 450 ml，分 3 次服。

【三诊】2013 年 4 月 20 日：症见头昏、双下肢水肿症状明显缓解，口干多饮有所缓解，精神欠佳，纳眠可，小便频，大便调。舌红，少苔，脉弦细无力。复查小便常规：尿蛋白定量 925 mg/24 h；空腹血糖 7.5 mmol/L。肝功能：血浆蛋白 36 g/L，肾功能：肌酐 217 μmol/L。

处方：生地黄 20 g，麦冬 10 g，五味子 12 g，党参 20 g，黄芪 20 g，当归 10 g，酒川芎 12 g，枸杞子 10 g，山萸肉 10 g，山药 20 g，粉葛 30 g，茯苓 20 g，炮山甲 3 g，甘草 6 g。中药 8 剂，每天 1 剂，水煎取汁 450 ml，分 3 次服。

【四诊】2013 年 4 月 28 日：头昏、双下肢水肿缓解，口干多饮明显减轻，精神尚可，纳眠可，二便调。舌红，苔薄白，脉弦细无力。配合降糖、降压药物，病情稳定，上方维持丸剂服用，定期复查，调整药物剂量。

处方：生地黄 30 g，五味子 20 g，太子参 30 g，麦冬 20 g，黄芪 60 g，当归 20 g，酒川芎 20 g，山萸肉 30 g，山药 30 g，葛根 90 g，炙甘草 10 g，茯苓 30 g。中药 20 剂，为丸剂，每次 10 g，每日服 3 次。

● 按语

本案患者年老，如《黄帝内经》曰："年四十，而阴气自半也，起居衰矣。"脏腑功能日渐衰弱，精微物质化生乏源，阴津亏虚则口渴多饮，气不足则疲倦乏力，阴血亏虚，不能上养清窍，则头晕、眼前飞蚊乱舞。《素问·至真要大论》曰："诸湿肿满，皆属于脾。"患者由于平日饮食失调，长期嗜食肥甘厚味，损及脾胃，致纳运失职，水湿内停，阻滞中焦，则胃脘部胀痛不适，脾虚水湿不化，下趋肠道，则大便稀溏，泛溢肌肤，则水肿。此案患者水肿是因虚而致，当属水肿中的阴水，其肿势多从下肢开始，按之多有凹陷。久病入络，血脉瘀滞，气血亏虚，则双下肢麻木不仁，阴虚则舌红，少苔，气虚湿瘀互结则脉弦细无力。辨证为气阴两虚，湿滞瘀阻，为本虚标实之证。治疗当益气养阴，除湿化瘀，方选六味地黄丸合生脉饮，加入理气燥湿、活血化瘀之品。六味地黄丸中生地黄、山药、山萸肉补肝、脾、肾，填精补髓，茯苓、泽泻渗泄水湿，《成方便读》认为其"大补肝脾肾三脏，真阴不足，精血亏损等证"。生脉饮中党参补气生津、麦冬清热养阴、五味子酸敛生津，三药一补一清一敛，共奏益气养阴、生津止渴之效。久病入血，血行瘀滞，当归、川芎、葛根活血化瘀，陈皮、厚朴理气燥湿以消胃脘胀满，全方共奏益气养阴、燥湿理气、活血化瘀之效。二诊自述胃脘胀痛缓解，故去厚朴、陈皮，头昏、双下肢水肿有所减轻，仍觉双下肢麻木，旧血不去，新血难生，故加炮山甲加强破血逐瘀力量，去瘀生新。三诊双下肢水肿明显减轻，去泽泻。四诊患者自述头昏、双下肢水肿缓解，口干多饮明显减轻，精神转佳，效不更方，继续予以六味地黄丸合生脉散加减治疗，症状较轻，故将汤剂改为丸剂，方便长期服用。

（李小军 闫颖）

医案3 消渴病肾病

王某，男，73岁，成都市人。

【病史】12年前患者反复口渴多饮，多尿，伴身软乏力，逐渐消瘦，空腹血糖波动在15～21 mmol/L，间断口服降糖药物或注射胰岛素等，但血糖控制不佳。尚无心、脑并发症。西医诊断：2型糖尿病、糖尿病肾病。中医诊断：消渴病肾病。

【初诊】2012年10月16日：反复口渴多饮，夜尿多，腰痛，面色无华，伴身软乏力，消瘦，手足麻木，双下肢水肿，畏寒，泡沫尿，大便干结2日未解。舌质暗红，苔少而干，脉沉细弱。小便常规：尿蛋白++，空腹血糖15 mmol/L。

【辨证】老年男性，消渴日久；病由胃火炽盛，灼伤津液，则见口渴、多饮；脏腑由肺胃阴虚损及脾肾，脾肾气虚，故见水肿，腰痛，面色无华，身软乏力；气虚至阴阳两虚；肾阳虚，膀胱气化失司，则见多尿；阴血亏虚，阴损及阳，脾肾阳虚，脾虚运化水湿无权，水饮停聚，泛溢肌肤，故见水肿。舌质暗红，苔少而干，脉沉细弱。病机：脾肾气虚，肾失封藏，气虚血瘀；治法：益气温阳，补脾益肾，方用金匮肾气丸加味。西医治疗继续胰岛素降糖治疗。

处方：熟地黄20 g，山茱萸12 g，枸杞子12 g，山药30 g，茯苓15 g，白附片12 g，肉桂8 g，盐益智仁10 g，炒金樱子肉10 g，丹参20 g，酒川芎12 g，生山楂20 g，当归20 g，粉葛30 g，天花粉20 g，北沙参20 g，木香12 g，火麻仁10 g，生大黄9 g。中药6剂，每天1剂，水煎取汁300 ml，分3次服。

【二诊】2012年10月24日：神志清楚，精神可，诉口渴多饮，多尿，伴身软乏力，手足麻木，双下肢水肿，四肢不温，小便有泡沫，大便调。苔少而干，脉沉细弱。脉证同前。上方调整，去火麻仁、木香、生大黄等，调整剂量继续服用。

处方：熟地黄20 g，山茱萸20 g，枸杞子10 g，山药30，茯苓10 g，白附片12 g，肉桂6 g，盐益智仁10 g，炒金樱子肉10 g，丹参20 g，酒川芎12 g，生山楂20 g，当归20 g，粉葛30 g，天花粉20 g，北沙参20 g。中药6剂，每天1剂，水煎取汁300 ml，分3次服。

【三诊】2012年10月30日：症见口渴多饮，多尿，伴身软乏力，四肢不温，双下肢凹陷性水肿减轻，舌质暗红，苔少而干，脉沉细弱。尿蛋白+，血糖稳定。病情稳定，继续补脾肾，益气养阴，养血活血。

处方：熟地黄20 g，山茱萸15 g，枸杞子15 g，山药30 g，茯苓20 g，白附片12 g，肉桂6 g，盐益智仁10 g，炒金樱子肉10 g，丹参20 g，酒川芎12 g，生山楂20 g，当归20 g，粉葛30 g，天花粉20 g，北沙参20 g。中药10剂，为丸剂维持治疗。定期复查，调整剂量。

●按语

该患者以反复口渴多饮、多尿、消瘦为主症就诊，中医诊断：消渴病肾病。肾者水火之宅，藏精而寓元阴元阳，患者年事已高，肾精日益亏虚，元阳日渐耗损,而发为消渴之疾。肾阳亏虚,气化无力,津液不能熏蒸上润于肺,故口渴多饮,所饮之水,下入膀胱,则多尿、尿频。《素问·逆调论》曰:"肾者,水脏,主津液",肾阳亏虚,不能化气利水,水停于内,则水肿,阳虚所致为阴水,以下肢水肿为主,按之凹陷不起。阳虚温煦失职,则四肢不温,手足冰冷。阳气亏虚,不能鼓舞精神,则身软乏力。久病入络,血脉瘀滞,故舌质紫暗。阴津不足,肠道失润,则大便干结。脉沉细弱为阴阳两虚表现,苔少而干为阴津不足表现。病本为肾阳亏虚,日久阳损及阴,病标为水瘀互结,治当温补肾阳,化瘀利水,兼以滋阴,即王冰所谓:"益火之源,以消阴翳"之意,选用金匮肾气丸加减治疗。方中熟地黄、山茱萸、山药补肝益脾滋肾,填精益髓,加附子、肉桂之辛热,助命门以温阳化气,取"少火生气"之义,茯苓利水渗湿泄浊,补中寓泻,并防滋阴药之呆腻碍脾。《医贯·消渴论》对金匮肾气丸在消渴治疗中的作用作了较好的阐述:"盖因命门火衰,不能蒸腐水谷,水谷之气,不能熏蒸上润乎肺,如釜底无薪,锅盖干燥,故渴。至于肺亦无所禀,不能四布水津,并行五经,其所饮之水,未经火化,直入膀胱,正谓饮一升溲一升,饮一斗溲一斗,试尝其味,甘而不咸可知矣。故用附子、肉桂之辛热,壮其少火,灶底加薪,枯笼蒸溽,槁禾得雨,生意维新。"酌加枸杞滋补肝肾,以复肾精亏损,益智仁、金樱子补肾缩尿,天花粉、北沙参生津止渴,丹参、川芎、当归、山楂、葛根、木香等活血化瘀,以消血脉瘀滞,生大黄、火麻仁畅通大便,服用6剂。二诊大便秘结好转,身软乏力缓解,其余诸症缓解不明显,仔细辨证确为肾阳亏虚,水瘀互结,初诊基础上去木香、生大黄、火麻仁,继续服用。三诊自述口干欲饮、身软乏力、四肢不温有所缓解,查体下肢肿势减轻,舌苔逐渐生起,效不更方。消渴病兼并发症,尤其是伴脏气损害,脾肾亏虚,气血阴阳亏虚,属中医虚劳损疾,沉疴痼疾,难以立竿见影,故继续以上方丸剂进行调理。

(李小军 闫颖)

医案 4 消渴病肾病、眼病

王某某，男，46 岁，泸县人。

【病史】患者 6 年前出现右眼底出血伴右眼视物模糊，且口干、口渴、多饮、多尿，诊断：2 型糖尿病，口服降糖药物，病情稳定。半月前上症加重，伴双下肢水肿，泡沫尿，腹部胀满不适，随机血糖 15.1 mmol/L，血压 160/100 mmHg[*]；辅助检查，肾功能：血肌酐 300 μmol/L；西医诊断：2 型糖尿病，糖尿病肾病、眼底病，慢性肾功能不全，高血压病。

【初诊】2013 年 5 月 4 日：症见口渴、多饮、多尿，泡沫尿，夜尿；胸闷，心累，疲倦乏力，双眼视物模糊，手足麻木，水肿，腹部胀满不适，嗳气，大便 3 日未解，纳可眠差，舌质暗淡，苔白微腻，边有齿痕，脉弦细无力。随机血糖：13.5 mmol/L，血压 150/90 mmHg。

【辨证】患者老年男性，因先天禀赋不足，后天失养，劳逸失度，肺、胃、肾阴虚津亏，燥热内盛，发为消渴；久病耗伤气阴，阴虚内燥，灼伤津液，则见口干、多饮；气阴亏虚不能濡养肢体，则见身软乏力；气虚不能推动津液运行，湿浊内生，不能温煦四肢，则见手足麻木；舌质淡红，苔白腻，脉滑均为气阴两虚，湿浊内蕴之征。病位在脾、肾，病机为气阴两虚、痰湿阻滞，病性属虚实夹杂。治法：活血化瘀，健脾益肾，通腑泄浊。西医治疗：继续降糖、降压等对症治疗。

处方：党参 10 g，黄芪 40 g，当归 10 g，丹参 10 g，莪术 10 g，烫水蛭 8 g，生大黄 12 g，淫羊藿 10 g，甘草 6 g。中药 10 剂，每天 1 剂，水煎取汁 450 ml，分 3 次服。

【二诊】2013 年 5 月 16 日：胸闷、心累症状较之前明显缓解，神志清楚，精神可，双下肢中度水肿。舌质暗淡，边有齿痕，苔薄黄，脉弦细无力。目前患者病情较重，双下肢中度水肿，中医辨证属于脾肾气虚，瘀血阻络，予汤剂肾纤康（协定处方）加减，活血化瘀、清热化湿，益肾排毒维持治疗。

---

* 1 mmHg=0.133 kPa。

处方：党参10 g，黄芪40 g，当归10，丹参10 g，莪术10 g，生地20 g，烫水蛭4 g，生大黄12 g，淫羊藿10 g，陈皮12 g，甘草3 g。中药10剂，每天1剂，水煎取汁450 ml，分3次服。

【二诊】2013年5月28日：诸症缓解，血糖控制稳定，复查糖化血红蛋白6.6%，空腹血糖7.8 mmol/L，舌质暗淡，边有齿痕，苔薄黄，脉弦细，药证对应，继续上方调整剂量服用，随访门诊调治年余，病情稳定。

● 按语

患者以反复口干、多饮、夜尿频多、泡沫尿为主要症状，肾功能不全，血糖高，属于祖国医学"消渴病肾病"范畴。患者长期嗜食辛辣肥甘厚味之品，日久损伤脾胃，脾失健运，痰湿内生，阻滞胸脘腹部，则胸闷、腹部胀满不适，水湿泛溢肌肤，则双下肢水肿。"脾为后天之本，气血生化之源"，脾胃亏虚，运化腐熟失职，人体精微物质生成乏源，脏腑组织功能减退，则心累、疲倦乏力，阴津亏虚，不能上润口咽，故口干多饮，不能下濡肠道，则大便秘结，血虚不能濡养目窍，则双眼视物模糊。肾为封藏之本，肾虚，膀胱失约，则小便频数，夜尿频多。气虚推动无力，血行缓慢瘀滞，则舌质暗淡，脉弦细无力。苔白微腻，边有齿痕为脾虚湿滞之象。综上，脾肾亏虚为本，痰湿瘀血为标，病势较缓，治疗可以标本兼顾，补肾健脾、化痰除湿、活血化瘀并施。方中党参健脾补气养血，黄芪补气利水消肿，尤宜气虚水肿者，生地养阴生津，生大黄合生地黄养阴通便，当归养血活血，润肠通便，丹参、莪术活血化瘀，虫药水蛭破血逐瘀通络，淫羊藿补肾温阳，陈皮理气化湿。服用3剂后，患者自觉心累、胸闷明显缓解，口干多饮、手足麻木、腹部胀满、视物模糊、大便秘结等有所减轻，仍双下肢水肿，夜尿，舌质暗淡，苔白微腻，脉弦细无力。效不更方，仍以上方加减治疗。

（李小军 吴榆可 闫颖）

医案5 消渴病、肺咳病

许某某，男，55岁，住四川省泸州市江阳区。

【病史】10年前出现口渴多饮、多尿,每日饮水量及尿量约3 000 ml,夜尿10余次,伴消瘦,体重减轻约5 kg,伴身软乏力,头晕,伴肢体麻木、针刺感,诊断:2型糖尿病,积极口服药物控制血糖,病情稳定。10天前无明显诱因出现右侧胸痛,牵扯至背心,伴咳痰、畏寒就诊。

【初诊】2012年2月20日:口渴多饮,多尿,消瘦,伴身软乏力,头晕,肢体麻木、针刺感,右侧胸痛,牵扯至背心,伴咳嗽,咳痰黄,发热,畏寒,体温正常,空腹血糖10 mmol/L,餐后血糖12 mmol/L,血常规:白细胞总数11.8×10^9/L,中性粒细胞72%;舌质暗红,苔白腻微黄,脉弦。西医诊断:2型糖尿病,糖尿病周围神经病变;肺部感染。

【辨证】患者以反复口渴、多饮、多尿、水肿、心累、乏力为主症,血糖及血肌酐增高,四诊合参,属中医"消渴病肾病"范畴。诊断依据:患者久病耗伤气阴,阴精亏损,肺脾肾三脏元气受损,致津液不能承运,水谷精微无以纳化输布,故口渴多饮、多尿。病位在脾、肾、肺,病性属本虚标实。治法:益气养阴、除湿化痰,方选芩连温胆汤加减以化痰除湿。西医继续二甲双胍片、格列美脲片、拜糖平等降糖治疗,血常规白细胞总数偏高,暂不用抗生素治疗。

处方:酒黄芩15 g,酒黄连12 g,柴胡24 g,党参15 g,白术12 g,法半夏15 g,竹茹15 g,陈皮15 g,胆南星15 g,茯苓15 g,大枣15 g,甘草10 g。中药6剂,每天1剂,水煎取汁450 ml,分3次服。

【二诊】2012年2月26日:右侧胸痛,咳嗽症状缓解,口渴多饮,多尿,消瘦,伴身软乏力,头晕,伴肢体麻木、针刺感,舌暗红,苔腻微黄,脉滑数。治予温胆汤加减,以清热化痰,益气养阴,活血通瘀。

处方:黄芪30 g,太子参15 g,白术20 g,甘草5 g,白芍30 g,燀桃仁30 g,红花30 g,赤芍30 g,法半夏15 g,竹茹15 g,柴胡15 g,黄连20 g,茯苓15 g,大枣15 g。中药6剂,每天1剂,水煎取汁450 ml,分3次服。

半月后随访病情缓解,继续糖尿病基础治疗。

●按语

患者口渴、多饮、多尿、消瘦 10 余年，属于祖国医学"消渴"范畴。患者平日喜食肥甘厚味，《素问·奇病论》曰："肥者令人内热，甘者令人中满，故其气上溢，转为消渴"，日久损伤脾胃，脾失健运，痰湿内生，郁久化热，痰热交阻，蕴结中焦，故而苔腻微黄，脉滑，痰热蕴结于肺，则咳嗽咯痰，痰为有形之物，易于阻滞气机，气机不通，不通则痛，故而胸痛。脾为后天之本，气血生化之源，脾通过运化为五脏六腑提供精微物质。脾虚日久，精微化生不足，脏腑形体官窍失养，故而患者日渐消瘦，身软乏力。《临证指南医案》曰："脾宜升则健"，若脾气虚弱，升清乏力，中气下陷，上窍失养则头晕。脾虚，运化水液失职，津液化生不足，不能上承于口，则口干多饮，水液下趋膀胱，则多尿。本案脾虚湿滞为起病之因，日久化源亏乏，导致气血津液亏虚，从而引发消渴。治疗上健脾益气，清热除湿，养阴生津。初诊以苓连温胆汤加减治之，温胆汤清热化痰，加黄芩、黄连、胆南星加强清热化痰燥湿力度，解除痰热蕴结，困阻中上二焦之象，同时辅以党参、白术健脾除湿。二诊胸痛、咯痰缓解，痰热蕴阻上焦缓解。仍然口渴多饮，多尿，消瘦，伴身软乏力，头晕，舌暗红，苔腻微黄，脉滑数，痰湿郁热蕴阻中焦仍然存在，同时气阴两虚未得到明显缓解，故而温胆汤基础上加入黄芪、太子参、白术、白芍益气养阴。肢体麻木有针刺感以及舌质暗，乃久病入络，脉络瘀阻所致，故加入桃仁、红花、赤芍等活血化瘀。

（李小军　闫颖）

医案 6　消渴病、胸痹

杨某，女，52 岁，四川省泸州市江阳区人。

【病史】患者于 4 年前无明显诱因出现口渴多饮，多尿，每日饮水量及尿量大约 2 500～3 500 ml，夜尿每晚 3～4 次，伴乏力。半月前患者无明显诱因出现双手麻木、针刺感，伴左眼球结膜充血，胁肋部胀痛，阵发性心前区绞痛不适，活动后甚，休息可缓解；双下肢间断水肿。既往有"支气管扩张、高血压"等病史，最高血压 200/160 mmHg。血糖 13 mmol/L。以西药降糖、降压、扩张心血管等治疗。因疗效不佳求治中医。

【初诊】2013 年 3 月 11 日：口渴，多饮，多尿，双手麻木、针刺感，咳嗽，气紧，胸闷，胸痛，关节痛，双下肢间断性水肿，大便稀溏，舌淡胖大、质暗，苔白腻、中心泛黄，脉弦细。无发热、畏寒等症。

【辨证】患者有口干，多尿，咳嗽，胸闷，视物模糊，高血压等症，中医诊断：消渴、胸痹。患者素有饮食不节，嗜食肥甘厚腻，长久致脾胃受损，脾湿内蕴，久蕴生热，耗气伤阴，发为消渴；脾气虚，气血生化无源，不能荣养四肢，故见肢端麻木；不能上荣于目，故见视物模糊。结合舌暗，苔黄微腻，脉细为气阴两虚，湿热内蕴，病位在脾、肾，病机为气阴两虚、湿热蕴结，病性属虚实夹杂。治予七味白术散加减以益气健脾，生津止渴，活血化瘀。西医继续维持降糖、降压等药物治疗。

处方：粉葛 30 g，茯苓 30 g，白术 30 g，白芍 30 g，桂枝 30 g，炙甘草 9 g，山药 30 g，红花 15 g，猪苓 15 g，木香 10 g，藿香 10 g，党参 20 g。中药 19 剂，每天 1 剂，水煎取汁 300 ml，分 3 次服。

【二诊】2013 年 3 月 23 日：口渴、多饮、多尿症状消失，双手麻木针刺感、右胁肋部胀痛、心绞痛有缓解，乏力，纳眠可，大便调，舌质微红，苔白，脉弦细。辨证：心脾两虚，痰湿蕴结，继续上方调整服用。

处方：粉葛 30 g，茯苓 30 g，白术 30 g，赤芍 30 g，桂枝 30 g，炙甘草 9 g，山药 30 g，红花 15 g，猪苓 15 g，木香 10 g，藿香 10 g，党参 20 g。中药 10 剂，每天 1 剂，水煎取汁 300 ml，分 3 次服。

一月后复诊，诸症缓解，予上方继续服用，每周 3 剂缓慢调治，定期门诊复诊。

●按语

患者以口渴、多饮、多尿为主症，属祖国医学"消渴"范畴。患者平素饮食不节，喜好肥甘厚味，日久损伤脾胃，脾失健运，发为消渴。脾为后天之本，气血生化之源，脾虚津液化生不足则口干欲饮，脾虚气血化生乏源，肢体失养，故而双手麻木。气行则血行，气虚推动乏力，血脉瘀滞，则双手针刺感，心胸绞痛。脾气亏虚，运化失职，水湿停滞，则下肢水肿，舌体胖大。乏力为脾虚机体失养表现。五脏穷必及肾，脾虚日久致肾封藏失职，无力固摄小便，则多尿、夜尿频多。患者情绪低落焦虑，肝气郁结，故右胁肋部胀痛不适。脾虚是导致患者发生消渴的根本病机所在，健运脾气是治疗关键，方选七味白术散加减。七味白术散为北宋中医儿科鼻祖钱乙所创制，为四君子汤基础上加藿香、木香、葛根，四君子汤健脾除湿，藿香芳香醒脾，木香行气，葛根生津止渴、升举脾阳，全方共奏益气健脾，行气生津之效。加山药健运脾胃、益气养阴，白芍柔肝养阴，红花活血化瘀，猪苓渗湿利水。二诊患者自述症状有所缓解，效不更方，继续服用。消渴病及消渴病并发症均为慢性难治之症、重症，多并发症时，药味多、剂量大，符合重病重剂原则，但病情缓解及时调整剂量，增减药味，缓慢调理，既不伤正气，亦无药毒蓄积之害，提高患者依从性。

（李小军　闫颖）

医案7　消渴病肾病

张某某，女，78岁，四川省泸州市泸县太伏镇人。

【病史】发现血糖升高18年，诊断为2型糖尿病，予"消渴丸、格列齐特片"治疗；2年前患者出现双下肢凹陷性水肿，伴双下肢乏力、气紧、胸闷、胸痛、关节痛、皮疹，反复中西药治疗病情尚稳定。诊断为2型糖尿病、糖尿病肾病，开始胰岛素治疗；1月前，因血糖控制不佳，出现双下肢浮肿加重，夜尿增多，白天尿量减少，能平卧，血糖控制不佳，就诊。

【初诊】2012年11月22日：症见多饮、口干、白天尿量减少，晚上增多，乏力，颜面、眼睑浮肿，双下肢凹陷性水肿，饮食尚可，夜尿增多，舌质淡红，苔白腻，脉沉弦细。空腹血糖12.5 mmol/L。尿蛋白+++，尿蛋白定量 3 500 mg/24 h；血浆蛋白 30 g/L；肾功能：肌酐 98 μmol/L，血红蛋白 110 g/L。西医诊断：2 型糖尿病，糖尿病肾病。

【辨证】老年女性，脾肾亏虚，气阴两虚，患消渴病 18 年；发病早期，食肥甘厚味，气机郁滞，燥热郁结，胃火炽盛，灼伤津液，则为口渴、多饮；病久阳热伤阴耗气，气阴两伤，燥热越重，阴虚越盛，气机失养，脏腑功能失调，脾肾亏虚，肝肾不足，故见少尿，蛋白尿；肾阳虚，膀胱气化失司，阳不维阴，阴寒内盛，故见夜多尿；舌淡红，苔白腻，脉沉弦细为脾肾阳虚，湿浊、水饮内蕴之象。诊断：消渴病；病机：气阴两虚，气虚血瘀，水饮停聚。治法：益气养阴，健脾利水；方选参芪玉女煎合五苓散。西医治疗：胰岛素规律降糖，定期调整剂量。

处方：党参 20 g，黄芪 40 g，白术 15 g，石膏（先煎）30 g，天花粉 15 g，知母 10 g，熟地黄 20 g，山药 30 g，赤芍 25 g，当归 15 g，甘草 10 g，猪苓 20 g。中药 8 剂，每天 1 剂，水煎取汁 450 ml，分 3 次服。

【二诊】2012 年 11 月 30 日：症见多饮、口干，白天尿量增多，乏力，颜面、眼睑浮肿减轻，咽红。舌质淡红，苔薄白，脉滑。病机为气阴两虚，气虚血瘀，病性属本虚标实，病位在肝、脾、肾。治法：健脾益肾，养阴活血，化气行水，上方加桂、附温肾助阳，阴阳两补。

处方：党参 20 g，黄芪 40 g，白术 15 g，附片 10 g，桂枝 15 g，天花粉 15 g，知母 10 g，熟地黄 20 g，山药 30 g，赤芍 25 g，当归 15 g，甘草 10 g 猪苓 20 g。中药 10 剂，每天 1 剂，水煎取汁 300 ml，分 3 次服。

【三诊】2012 年 12 月 2 日：多饮、口干消失，白天尿量增多，夜尿减少，食纳增加，颜面、眼睑浮肿减轻，舌质淡红，苔薄白，脉滑；空腹血糖 7.25 mmol/L。尿蛋白 +，尿蛋白定量 1 300 mg/24 h；血浆蛋白 38 g/L。病机仍为气阴两虚，气虚血瘀，治法继续健脾益肾，养阴活血，化气行水，上方继续服用。调整年余，病情稳定。

●按语

患者以烦渴，多饮，多尿，双下肢浮肿加重，夜尿增多为主症，属中医"消渴"范畴。本案患者年高体衰，肝肾亏虚，水涸木枯，阴津不能上承，则口干欲饮，津能载气，阴津亏虚日久，气亦随之脱失，气虚则兴奋功能减退，故而乏力疲倦。气阴两虚，脏腑失养，脾肾亏虚，输布水液失调，发为水肿、尿少，肾虚则夜尿频多。气阴亏虚为本，水湿瘀滞为标，标本兼顾，治宜益气养阴、利水渗湿，方选玉女煎加减。方中熟地黄滋补肝肾之阴，《本草纲目》曰其"填骨髓，长肌肉，生精血，补五脏内伤不足"，精血充盛，五脏得养，诸症自消。天花粉、山药等助熟地黄滋补肝肾，填精益髓。党参、黄芪等健脾益气，白术健脾除湿。水亏火旺，故用石膏清泻阳明有余之火，防火盛伤阴。当归活血化瘀，防止久病入络，致血脉瘀滞。二诊，患者自述口干欲饮、乏力有所缓解，效不更方，继续以上方治疗。

（李小军　闫颖）

医案8　消渴病、消渴病足病

张某某，男，40岁，泸州市兴文县古家镇人。

【病史】患者于3月前多饮、多尿，一日饮水量及小便量4 000ml，伴双眼视物模糊，手足麻木伴针刺样疼痛，消瘦，体重减轻近10 kg，因车祸致颅脑外伤就诊时发现空腹血糖12mmol/L，诊断为2型糖尿病，经间断口服降糖药物、胰岛素控制血糖，但因饮食不规律，导致血糖控制不佳；1月前因高温烫伤致双足局部皮肤溃疡，创面难愈，有分泌物流出，味臭，疼痛就诊入院。

【初诊】2012年2月8日：口渴，多饮，多尿，每日饮水量及尿量约3 000 ml，消瘦，伴身软乏力，头晕，四肢肢体麻木针刺感，视物模糊，双足烫伤后溃烂，创面难愈，大便稀溏，口淡无味，舌质淡红，苔腻微黄，舌体活动自如。脉弦细涩。血糖18 mmol/L；血常规：白细胞总数18.89×10^9 /L，中性粒细胞89%；血红蛋白150 g/L。

【辨证】素有气阴两虚，气虚血瘀，络脉痹阻，因外伤导致气滞血瘀，肉腐成痈疡，故见局部皮肤溃疡，创面难愈，有分泌物流出、味臭、疼痛等症；舌质淡红，苔腻微黄，脉弦细涩为气虚血瘀之象。病机为寒热虚实错杂（脏腑阳气虚寒，肢端瘀热互结）。诊断：消渴，痈疡；治法：益气养阴、清热解毒、除湿化痰，方选参麦散合温胆汤加减，佐以活血通络温阳之品。西医诊断：2 型糖尿病，糖尿病周围神经血管病变，糖尿病足；西医治疗：抗感染、降糖、补液；局部换药等处理。

处方：酒黄芩 30 g，酒黄连 20 g，党参 15 g，白术 12 g，法半夏 15 g，陈皮 15 g，胆南星 15 g，茯苓 15 g，大枣 15 g，麦冬 12 g，桃仁 30 g，红花 20 g，败酱草 30 g，附片 15 g，桂枝 20 g，赤芍 30 g，甘草 5 g，皂角刺 30 g，穿山甲粉 5 g（冲服）。中药 6 剂，每天 1 剂，水煎取汁 450 ml，分 3 次服。

【二诊】2012 年 2 月 14 日：患者诸症均有缓解，双足溃疡面分泌物减少，创面红活，周边结痂，血糖空腹稳定在 8 ～ 10 mmol/L，餐后 10 ～ 15 mmol/L，苔白腻，中心微黄，脉弦滑，减去胆南星，加五倍子 15 g，继续服用。西医调整胰岛素用量，饮食加强营养，继续抗感染、对症、局部清洁换药等治疗。

处方：酒黄芩 30 g，酒黄连 20 g，党参 15 g，白术 12 g，法半夏 15 g，陈皮 15 g，五倍子 15 g，茯苓 15 g，大枣 15 g，麦冬 12 g，桃仁 30 g，红花 20 g，败酱草 30 g，附片 15 g，桂枝 20 g，赤芍 30 g，甘草 5 g，皂角刺 30 g，穿山甲粉 5 g（冲服）。中药 6 剂，每天 1 剂，水煎取汁 450 ml，分 3 次服。

【三诊】2012 年 2 月 20 日：血糖稳定，复查血常规、肝肾功等正常，饮食可，面色红润，舌质微红，苔白润，脉弦滑，停用抗生素；继续上方调治 1 月，血糖稳定，足部皮肤溃疡愈合。调整中药继续活血温阳，养阴通络，当归四逆汤加味调理善后。

●按语

该患者以口渴多饮、多尿，肢端皮肤、筋脉溃烂为主要表现，西医诊断糖尿病合并重症感染；中医诊断：消渴病、消渴病足病。本案患者平日饮食不节，喜好肥甘膏粱厚味，日久损伤脾胃，发为消渴。《成方便读》曰"土不达则痰涎易生，痰为百病之母，所虚之处，即受邪之处"，脾为生痰之源，脾虚痰湿内生，郁久化热，故而苔腻微黄。脾虚，中气下陷，升清无力，则头晕，水湿不化，下趋肠道，则大便稀溏。脾虚气血生化之源，气虚则身软乏力，精亏则视物模糊，形体失养则日渐消瘦，气血亏虚，脉络瘀滞，则肢体麻木、针刺感，正如《灵枢·口问》曰："故上气不足，脑为之不满，耳为之苦鸣，头为之苦倾，目为之眩；中气不足，溲便为之变，肠为之苦鸣。"《素问·经脉别论》曰："饮入于胃，游溢精气，上输于脾，脾气散精，上归于肺，通调水道，下输膀胱。水精四布，五经并行。"脾虚水液不化，直趋膀胱，故而尿频尿多。气血乏源，患者烫伤后创面故而难以愈合。脾气阴亏虚为本，痰热瘀滞为标，治宜标本兼顾，健脾益气养阴，化痰除湿通络并举，方选参麦合温胆汤加减。方中黄连、黄芩、胆南星、皂角刺清热燥湿，半夏、陈皮、茯苓健脾行气除湿，四君子汤党参、白术、茯苓、甘草益气健脾，麦冬、大枣养血生津，桃仁、红花、穿山甲等化瘀通络。后续治疗遵从络脉闭塞，玄府失荣，开阖失司，局部气血瘀滞，瘀阻化热，热盛肉腐，成脓坏死等病机，治疗予以活血温阳，养阴益气通络，当归四逆汤加味守方，调整药物及剂量，病情好转。

（李小军 闫颖）

医案9 消渴病肾病

张某某，男，47岁，四川省泸州市人。

【病史】3年前无明显诱因出现口渴、多饮、多尿，每日饮水量及尿量约3 500 ml，伴消瘦，体重减轻约5 kg，伴身软乏力、头晕，诊断2型糖尿病，常规口服降糖药物治疗，病情稳定。1年前无诱因出现夜尿增多，小便夹有泡沫，身软乏力加重。小便常规：尿糖++++，蛋白质+++。血糖控制不佳，空腹血糖10～18 mmol/L，餐后血糖15～20 mmol/L；饮食喜食肥腻、辛辣食物；诊断：2型糖尿病，糖尿病肾病Ⅳ期；高脂血症。现用胰岛素控制血糖，因单纯西药治疗不佳，前来就诊。

【初诊】2013年7月13日：体质肥胖，口渴、多饮、多尿、多食，夜尿增多，面部红润、油腻，舌质红，苔黄腻乏津，脉弦滑。小便常规：尿蛋白++，尿糖+++；空腹血糖17.8 mmol/L，餐后血糖16 mmol/L；肝功能、肾功能正常。

【辨证】患者以口渴、多饮、多食，夜尿增多为主要表现，结合血糖、尿蛋白升高等，中医诊断：消渴病肾病。病机为脾肾气虚、湿热内蕴。患者先天禀赋不足，肾气亏虚；后天嗜食肥甘厚味，湿浊内生，郁滞化热，则肥胖，多食易饥，湿浊阻滞，津液不能上承，故见口干、口苦、面部红润，油腻，舌质红，苔黄腻乏津，脉弦滑为中下焦湿热蕴结之象。病位在脾、肾，病性属本虚标实。治以益气养阴、除湿化痰之法，玉女煎合温胆汤加减以益气养阴、化痰除湿。西医继续胰岛素控制血糖。告知患者饮食量与用药时间相对固定。

处方：酒黄芩15 g，酒黄连15 g，党参15 g，白术12 g，法半夏15 g，竹茹15 g，陈皮15 g，生石膏30 g，茯苓15 g，知母10 g，牛膝10 g，葛根30 g。中药8剂，每天1剂，水煎取汁300 ml，分3次服。

【二诊】2013年7月21日：症见乏力较前好转，仍多饮、多尿，舌淡胖，苔白腻，脉弦细；辨证：脾肾气虚，湿邪中阻，治疗：益气健脾，养阴益肾，方用参芪地黄汤加减。空腹血糖8 mmol/L，餐后血糖10 mmol/L；血糖控制尚可。

处方：党参20 g，黄芪30 g，茯苓30 g，生地黄20 g，泽泻20 g，白术10 g，桂枝10 g，山药20 g，丹参20 g，金樱子10 g，姜厚朴12 g，山茱萸20 g，赤芍20 g，甘草10 g。中药10剂，每天1剂，水煎取汁300 ml，分3

次服。

【三诊】2013 年 8 月 2 日：症见仍有泡沫尿，舌质淡，苔薄，脉弦细，小便常规：蛋白尿 +++，尿糖阴性；尿蛋白定量 2 800 mg/24 h，属脾肾气虚，精微物质下泄，治以益气养阴，温肾固涩，上方加附片、干姜等。

处方：党参 20 g，黄芪 30 g，茯苓 30 g，生地黄 20 g，泽泻 20 g，白术 10 g，牡丹皮 10 g，山药 20 g，丹参 20 g，金樱子 10 g，姜厚朴 12 g，山茱萸 20 g，附片 20 g，干姜 15 g，五倍子 15 g。中药 10 剂，每天 1 剂，水煎取汁 300 ml，分 3 次服。

【四诊】2013 年 8 月 14 日：症见腰膝酸软，失眠，耳鸣，性功能下降，仍有泡沫尿，乏力明显好转，舌淡少苔，脉滑，小便常规：尿蛋白 +，尿糖阴性，血糖空腹 9 mmol/L；属气阴两虚，湿浊内蕴。中医治以益气养阴，清热利湿，活血化瘀。方用参芪肾气丸汤加减。

处方：生晒参 10 g，黄芪 60 g，茯苓 30 g，生地黄 20 g，山茱萸 30 g，猪苓 20 g，黄连 15 g，山药 20 g，丹参 20 g，金樱子 10 g，赤芍 20 g，附片 20 g，干姜 15 g，五倍子 15 g。中药 10 剂，每天 1 剂，水煎取汁 300 ml，分 3 次服。

【五诊】2013 年 8 月 27 日：症见小便泡沫较前减少。舌淡少苔，脉沉细，小便常规：尿蛋白 +。辨证属气阴两虚，湿浊内蕴，治以益气养阴，清热利湿，以参芪肾气丸加减为丸调服。

处方：人参 20 g，黄芪 100 g，茯苓 30 g，生地黄 60 g，猪苓 20 g，白术 10 g，黄连 30 g，山药 100 g，赤芍 40 g，葛根 40 g，桂枝 30 g，山茱萸 100 g，白附片 30 g，鹿茸 10 g。中药 10 剂，水泛为丸，10 g/ 次，每日 3 次服。

● 按语

患者以多饮、多尿、小便泡沫多为主要表现，血糖控制不佳，属于祖国医学"消渴"范畴。病机为气阴两虚，湿浊内蕴。因患者常年嗜酒，喜好肥甘厚腻，暴饮暴食，《素问·痹论》曰："饮食自倍，肠胃乃伤"，久则伤脾，脾失健运，不能运化水湿，痰湿内生，郁久化热，痰热胶结蕴阻中焦，故而苔腻微黄。胃阴亏虚，胃津耗伤，故口渴多饮；肾气不足，固摄失职，精微物质由小便出，则多尿、尿浊；故本案病位在脾、肾，病性属本虚标实，气阴亏虚为本，痰热蕴阻为标。方选玉女煎合温胆汤加减清热化痰，理气和胃，以除痰热之标，石膏、知母清热生津，党参、白术益气健脾，气阴双补，从而标本兼顾。二诊乏力好转，舌苔白腻，仍然多饮、多尿，继续健脾补肾，滋阴益气，渗湿利水，方选参芪地黄汤加减，党参、黄芪健脾益气，生地黄、山药、山茱萸滋阴补肾、填精益髓，山茱萸还可固肾止遗，配伍金樱子固肾缩尿，治疗多尿、尿浊，茯苓、泽泻、白术、厚朴渗湿利水、行气燥湿，以除痰湿之邪，丹参活血化瘀，以防瘀阻脉络。三诊患者舌苔变薄，症状减轻，说明水湿渐化，尿蛋白 +++，尿蛋白定量 2 800 mg/24 h，效不更方，仍以参芪地黄汤加附片等治疗。四诊乏力明显好转，蛋白尿 +，虽未完全消除，但已有明显好转，因诉性功能减退，肾虚其他症状明显，故继续直接换用参芪肾气丸补肾助阳，固涩肾精为治。五诊时，诸症缓解明显，效不更方，继服本方健脾补肾、滋阴益气、利湿活血。

（李小军　闫颖）

医案 10　消渴病、瘙疹

杜某某，男，78 岁，四川省泸州市人。

【病史】患者于 30 余年前无诱因出现轻微口渴、多饮、多尿，测得空腹血糖最高至 17 mmol/L，经常规降糖口服药物治疗，病情稳定。1 天前体检时测得空腹血糖 15.6 mmol/L。口渴，多饮，多尿（夜 4 ~ 5 次），每日饮水量约 2 000 ml，伴视物模糊，双手色素沉着伴瘙痒、皮屑等症就诊。西医治疗：胰岛素降糖治疗，监测血糖，定期调整药物剂量。

【初诊】2017 年 6 月 3 日：口渴，多饮、多尿，乏力，伴视物模糊，四肢麻木感、咳嗽、咯痰，咯白色黏痰，双手色素沉着伴瘙痒，有较多皮屑，瘙痒，色红，有抓痕，睡眠差，食纳可，舌质暗红，苔黄腻，脉弦滑；

空腹血糖 15 mmol/L。

【辨证】患者反复口渴、多饮、多尿 30 余年，伴视物模糊、皮肤病；中医诊断：消渴病，消渴病眼病等。患者年老，病机阴虚燥热，耗伤气阴，气阴亏虚，则见身软乏力；阴液不能上承，故见口干、多饮；久病消渴，变证多端，气虚无以推动血行，瘀血阻络，络脉受损，可见眼、脑、心、肾等变证，眼络闭塞，玄府不通，故视物模糊；肺津伤损，皮之不荣，故皮肤干燥、瘙痒等，舌质暗红，苔黄腻，脉弦滑为阴虚燥热之象。综上，本病病位在脾、肾，病机为气阴两虚、燥热内盛、瘀血阻络。治法：益气养阴，养血祛风，活血化瘀；选方：生脉散合小陷胸汤、桂枝茯苓丸。

处方：北沙参 20 g，麦冬 30 g，五味子 15 g，炒瓜蒌子 30 g，法半夏 15 g，酒黄连 15 g，防风 15 g，酒川芎 15 g，赤芍 15 g，人参 10 g，桂枝 15 g，茯苓 15 g，焯桃仁 15 g。中药 6 剂，每天 1 剂，水煎取汁 450 ml，分 3 次服。

【二诊】2017 年 6 月 10 日：因情绪激动，突发言语謇涩，喃喃自语，饮水呛咳，查体：左侧额纹稍变浅，左侧鼻唇沟变浅，伸舌偏向右侧，神经系统检查：右足巴宾斯基征可疑阳性，余无阳性表现。辅检：颅脑 CT 显示双侧基底节区多发腔梗灶；双侧侧脑室旁脑白质脱髓鞘病变；脑萎缩。舌质瘀暗，苔白腻，脉弦滑，辨证属风痰瘀血阻络，治法：益气温阳，祛风化痰，活血通络，方选小续命汤加味；空腹血糖 12 mmol/L，餐后血糖 13 mmol/L，西医继续调整药物剂量，告知家属安抚患者情绪稳定，饮食清淡有营养。

处方：麻黄 15 g，桂枝 15 g，防风 15 g，防己 15 g，焯苦杏仁 15 g，酒黄芩 15 g，生石膏（先煎）30 g，附子（先煎）10 g，酒川芎 15 g，茯苓 15 g，赤芍 15 g，甘草 5 g，人参 10 g，蜈蚣 1 条。中药 2 剂，每天 1 剂，水煎取汁 450 ml，分 3 次服。

【三诊】2017 年 6 月 13 日：患者言语謇涩及饮水呛咳较前好转，查体：左侧额纹稍变浅，左侧鼻唇沟变浅，伸舌偏向右侧，右侧肢体肌力 4

级，左侧肢体肌力正常。舌质瘀暗，苔白腻，脉弦滑。病情好转，效不更方。

处方：麻黄 15 g，桂枝 15 g，防风 15 g，防己 15 g，燀苦杏仁 15 g，酒黄芩 15 g，生石膏（先煎）30 g，附子（先煎）10 g，酒川芎 15 g，茯苓 15 g，赤芍 15 g，甘草 5 g，人参 10 g，蜈蚣 1 条。中药 6 剂，每天 1 剂，水煎取汁 450 ml，分 3 次服。

【四诊】2017 年 6 月 13 日：右侧言语謇涩及饮水呛咳明显减轻，患者诉已 4 日大便未解，睡眠欠佳。查体：左侧额纹稍变浅，左侧鼻唇沟变浅，伸舌偏向右侧，心肺未见明显异常，四肢肌力正常。患者近日大便未解，舌质瘀暗、淡胖，苔腻微黄，脉弦滑。

处方：麻黄 15 g，桂枝 15 g，防风 15 g，防己 15 g，燀苦杏仁 15 g，酒黄芩 15 g，生石膏（先煎）30 g，酒川芎 15 g，茯苓 15 g，赤芍 15 g，甘草 5 g，人参 10 g，蜈蚣 1 条，炒火麻仁 20 g，炒酸枣仁 30 g，大黄 5 g。中药 6 剂，每天 1 剂，水煎取汁 450 ml，分 3 次服。

【五诊】2017 年 6 月 20 日：上方服后大便得通，饮食正常，血糖稳定，嘱继续本方每周 2 剂调服，定期复查，调整降糖药物。

处方：麻黄 15 g，桂枝 15 g，防风 15 g，防己 15 g，酒黄芩 15 g，黄连 20 g，生石膏（先煎）30 g，酒川芎 15 g，茯苓 15 g，赤芍 15 g，甘草 5 g，人参 10 g，蜈蚣 1 条，炒火麻仁 20 g，炒酸枣仁 30 g，大黄 5 g。中药 6 剂，每周 2 ~ 3 剂，水煎取汁 450 ml，分 3 次服。

随访半年患者病情稳定。

●按语

患者平日饮食不节，嗜食肥甘厚腻，长久致脾胃受损，纳运失职，脾失运化，水湿内生，则生痰湿，"脾为生痰之源，肺为贮痰之器"，痰湿蕴结于肺，气机宣降失司，则咳嗽，咯痰、痰白质黏。脾运化水液失司，下趋膀胱，则小便量多。胃主受纳腐熟，喜润恶燥，长期嗜食肥甘厚味，受纳失职，燥热内生，则口渴多饮。久病入络，血脉瘀滞，旧血不去，新血难生，肢体失养，故四肢麻木，双手色素沉着，血瘀生风，故皮肤瘙痒、脱屑。舌质暗红，苔黄腻，脉弦滑为气阴两虚痰湿蕴结之象。治宜益气养阴、化痰除湿、活血化瘀，方选生脉饮、小陷胸汤合桂枝茯苓丸加减。方中沙参、麦冬、五味子、人参等益气养阴，瓜蒌、半夏、黄连清热化痰、宽胸理气，川芎、赤芍、桃仁、桂枝、防风、茯苓疏通气血。二诊发现患者出现言语謇涩，喃喃自语，饮水呛咳，左侧额纹稍变浅，左侧鼻唇沟变浅，伸舌偏向右侧，右足巴宾斯基征可疑阳性，颅脑CT示双侧基底节区多发腔梗灶；双侧侧脑室旁脑白质脱髓鞘病变；脑萎缩。舌质瘀暗，苔白腻，脉弦滑，属于祖国医学"中风"范畴。患者年高体衰，正气亏虚，《灵枢·五变》曰："肉不坚，腠理疏，则善病风"，风邪侵袭，筋脉拘急，故言语謇涩，喃喃自语，痰瘀互结，故而舌质瘀暗，苔白腻，脉弦滑，治宜扶正祛风化痰通络，方选《备急千金要方》小续命汤加减。本方主治中风不省人事，神气溃乱，半身不遂，筋急拘挛，口眼㖞斜，语言謇涩，方中麻黄、桂枝、杏仁、甘草即麻黄汤，配伍祛风的防风，祛风解表以祛邪外出，桂枝、防风辛温宣通之性，又可助川芎、赤芍、蜈蚣疏通血脉，防己、茯苓健脾除湿、通调水道，人参、附子温阳益气，扶正以助祛邪，配伍寒凉的黄芩、石膏，宣散风邪外袭、里气不宣之郁热，又可缓解方中诸药之过于温燥（我们常用于中风中经络、肢体痿痹、偏瘫、风湿痹痛等症；中风重用麻黄、桂枝配当归，疼痛重则麻黄配川芎、赤芍）。三诊言语謇涩及饮水呛咳较前好转，效不更方，继服小续命汤。四诊患者右侧言语謇涩及饮水呛咳明显减轻，大便干结，睡眠欠佳，予以小续命汤加火麻仁、大黄少许以清润通便，酸枣仁养血安神。

（李小军 闫颖）

医案 11 消渴病、消渴病足病

江某某，男，70岁，四川省富顺县人。

【病史】18年前无明显诱因出现口渴、多饮、多尿，每日饮水量大于

2 500 ml，不伴烦躁易怒、突眼及多食易饥，测空腹血糖 15 mmol/L，诊断为 2 型糖尿病，坚持口服降糖药物，血糖空腹波动于 10 ～ 12 mmol/L，与饮食控制不佳有关。4 年前无诱因出现双足背皮肤破溃，逐渐发展至双足趾、足踝部及双下肢膝关节以下部位，伴渗液、流脓，经当地医院治疗好转，但血糖控制不佳。1 月前无诱因出现双足皮肤破溃加重，伴渗液、恶臭，劳力性心累入院治疗。

【初诊】2012 年 12 月 28 日：口渴、多饮、多尿，双足背皮肤破溃，红肿，伴渗液、恶臭，咳嗽，咯痰黄稠，心累，心率 98 次 / 分，大便干结，小便黄，舌体偏胖，舌质红，苔黄腻，脉弦数。空腹血糖 28 mmol/L，餐后血糖 32 mmol/L，血常规：白细胞总数 20×10^9/L，中性粒细胞 90%；体温 39℃。西医诊断：2 型糖尿病，糖尿病足，肺部感染。

【辨证】患者中年时期，饮食不节，嗜食肥甘厚腻，久致脾胃受损，脾湿蕴结，久蕴生热，耗气伤阴，发为消渴，故见口渴、多饮、多尿；病久痰湿蕴结，脉络失养，气血不冲，痰湿蕴结化热，局部热盛肉腐，故见皮肤破溃，反复发作，日渐加重；咳嗽，咯痰黄稠亦为痰热蕴结，肺经受病，舌暗红，苔黄微腻，脉弦滑数为气阴两虚，湿热内蕴之象，中医诊断：消渴病、消渴病足病；病机：气阴两虚，痰热蕴结，热毒炽盛；治法：养阴益气，清热化痰，通腑泄浊，方用白虎汤合葛根芩连汤；西医治疗：抗生素抗感染、胰岛素降血糖，局部清洁换药。

处方：生石膏 40 g，知母 10 g，生地 30 g，麦冬 30 g，葛根 30 g，黄连 20 g，赤芍 30 g，茯苓 30 g，炒苍术 20 g，酒大黄 15 g，黄芩 20 g，麻黄 15 g，浙贝母 20 g，皂角刺 20 g，炮山甲粉 3 g（冲服）。中药 6 剂，每日 1 剂，水煎取汁 300 ml，分 3 次口服。

【二诊】2013 年 1 月 4 日：患者诉纳差，不思饮食，大便软，小便量多，双足皮肤溃烂渗液减少，部分干枯结痂，舌质淡暗，苔白腻，脉弦细。空腹血糖 18.1 mmol/L，血糖高，调整胰岛素剂量。病机：阴虚燥热渐去，脾胃气虚凸显，痰湿、浊瘀中阻；治法：益气健脾，化湿和中；选方香砂六君汤加减。

处方：木香 12 g，砂仁 12 g，党参 20 g，茯苓 30 g，白术 20 g，甘草 6 g，陈皮 12 g，姜厚朴 12 g，炒麦芽 30 g，法半夏 10 g，酒黄芩 20 g，酒黄连 15 g。中药 4 剂，每日 1 剂，水煎取汁 300 ml，分 3 次口服。

【三诊】2013 年 1 月 9 日：患者诉进食量增加，无明显口干不适，大便通畅，小便黄，双下肢膝关节以下部位散在分布大小约 1 cm×1.2 cm 痂壳，双足皮肤破溃，可见数个大小约 1 cm×0.8 cm 溃疡，未见渗液及流脓。今晨空腹血糖 10.7 mmol/L。舌质淡红，苔薄白，脉弦细，中药汤剂续用前方香砂六君子汤加减。

处方：木香 12 g，砂仁 12 g，党参 20 g，茯苓 30 g，白术 20 g，甘草 6 g，陈皮 12 g，姜厚朴 12 g，炒麦芽 30 g，建曲 10 g，法半夏 10 g，酒黄芩 20 g，酒黄连 10 g。中药 4 剂，每日 1 剂，水煎取汁 300 ml，分 3 次口服。

【四诊】2013 年 1 月 13 日：患者病情稳定，未诉不适，大小便通畅，经局部换药及清洁创面后双足皮肤溃烂处逐渐愈合、结痂，创面干燥，舌质淡红，苔薄白，脉弦细，中药予以香砂六君子汤加减益气健脾、活血通络。

处方：木香 12 g，砂仁 12 g，党参 20 g，茯苓 30 g，白术 20 g，甘草 6 g，陈皮 12 g，姜厚朴 12 g，炒麦芽 30 g，建曲 10 g，法半夏 10 g，酒黄芩 20 g，广藿香 10 g，枳壳 10 g，桃仁 30 g。中药 4 剂，每日 1 剂，水煎取汁 300 ml，分 3 次口服。

【五诊】2013 年 1 月 17 日：患者双足皮肤溃烂较入院时明显好转，大部分结痂，右足底可见一大小约 1.5 cm×2 cm 溃疡，无流脓及渗液，少量渗血，双侧足背动脉可扪及搏动，无畏寒、发热、双下肢水肿等。拟上方加减，益气养阴，活血通络为治。

处方：木香 12 g，砂仁 12 g，党参 20 g，茯苓 30 g，白术 20 g，甘草 6 g，陈皮 12 g，姜厚朴 12 g，炒麦芽 30 g，建曲 10 g，法半夏 10 g，酒黄芩

20 g, 桂枝 20 g, 赤芍 30 g, 黄芪 30 g, 桃仁 30 g。中药 15 剂, 每日 1 剂, 水煎取汁 450 ml, 分 3 次口服。带药出院。

半月后门诊复查, 诸症好转, 告知患者继续口服降糖药物, 控制饮食, 坚持中药调理。

● 按语

患者以多饮、多尿, 伴双足皮肤溃烂为主症, 属中医"消渴病、消渴痛"范畴。消渴病伴足部痛疽者, 多数难治, 西医认为大血管病变, 狭窄, 闭塞, 血供减少, 脉管瘀滞, 药物难奏效, 加之血糖越高, 感染越重, 而感染越重, 血糖越高, 局部坏死, 截肢、残废为最终结局。患者平素喜食肥甘厚腻, 损伤脾胃, 精微物质生成乏源, 津液不足, 不能上承于口则口干多饮, 不能下濡肠道则大便干结。脾虚运化水液失职, 聚而生痰, 郁久化热, 痰热蕴结, 则舌体偏胖, 舌苔黄腻。津液失布, 下趋膀胱, 湿热互结, 则多尿、尿黄。久病入络, 血脉瘀滞, 瘀久化热, 瘀热互结, 灼伤血脉, 腐蚀肌肤, 故而双足背皮肤破溃, 瘀热夹湿, 故而伴渗液、恶臭。治疗选用白虎汤合葛根芩连汤加减, 益气养阴、活血化瘀、化痰除湿。石膏辛寒之品, 清热以生津, 知母质润, 养阴润燥, 麦冬甘寒之品, 擅长滋补肺胃心阴, 还可润肠通便, 三药配伍以补阴液不足引起的口干欲饮、大便干结等症。黄芪健脾益气, 苍术、茯苓健脾除湿, 共同健运脾胃。加贝母、皂角刺、炮山甲、酒大黄清热活血, 以消足背皮肤溃烂、渗液、恶臭。二诊患者诉口干欲饮、大便干结有所缓解, 双足皮肤溃烂渗液减少, 部分干枯结痂, 但纳差, 不思饮食。追根溯源, 患者的消渴病、消渴痛实为脾虚所致, 脾虚精微物质的乏源, 脾虚水湿的停滞, 日久血脉的瘀滞等, 是导致发病的基本病机、关键病机, 因此健脾运脾是治疗的根本。方选香砂六君子汤加减, 攻补兼施, 标本兼顾。木香、砂仁、党参、茯苓、白术、陈皮、厚朴、半夏等健脾除湿、行气消胀, 以复脾之健运, 麦芽消食和胃, 黄芩、黄连清热燥湿, 以消湿热瘀结。三诊患者诉进食量增加, 无明显口干不适, 大便通畅, 小便黄, 下肢足背溃烂未见渗液及流脓，空腹血糖降为 10.7 mmol/L。效不更方，继服前方。四诊诸症明显缓解，前方加桃仁等活血通络继服。待诸症缓解，继续中药调理，活血通络，益气养阴，健脾综合治疗，直到病情稳定。

（李小军 闫颖）

医案 12 消渴病肾病、瘿劳

李某某，女，67 岁，四川省泸州市龙马潭区。

【病史】患者于 8 年前出现口干多饮、多尿。1 年前双下肢对称性凹陷性水肿，伴泡沫尿，夜尿频，血压高，测得随机血糖 28 mmol/L，尿常规：尿蛋白 +，尿糖 +++，24 小时尿蛋白定量 678 mg/24 h（小便 24 小时总量 900 ml），患甲状腺功能减退症 6 年，优甲乐 50 μg 每天 1 次维持。9 月前至我院检查发现血压高，肾功能：肌酐 676 μmol/L，甲状腺功能：促甲状腺激素 20.84 μIU/ml；血糖 28.88 mmol/L；诊断：2 型糖尿病伴糖尿病肾病 Ⅳ 期，甲状腺功能减退症，高血压病 2 级。予以胰岛素控制血糖（门冬胰岛素 30 注射液早 11 IU，晚 10 IU）；补充甲状腺激素等治疗，空腹血糖 10 mmol/L，餐后 8 ~ 10 mmol/L。经正规西药降糖、降压、对症治疗不佳，病情日渐加重，前来就诊。

【初诊】2017 年 2 月 11 日：口渴多饮，多尿，心累气短，不能平卧，全身浮肿，腰以下为甚，腹胀，大便干结，夜尿 4 ~ 5 次，偶有手指麻木，四肢冰凉青紫，舌质淡暗，苔白腻，脉沉细。

【辨证】患者以反复口渴、多饮、多尿，心累、气促、水肿为主症，血糖及血肌酐增高，属中医"消渴病肾病"范畴；患甲状腺功能减退症 6 年，诊断：瘿劳。患者久病耗伤气阴，阴精亏损，肺、脾、肾三脏元气受损，致津液不能承运，水谷精微无以纳化输布，故口渴多饮、多尿。肾失固摄，精微下泄，故见蛋白尿。阴病及阳，瘿病亦属肾阳衰少，故为脾肾阳虚。脾虚失运，寒湿内蕴，水液停聚，犯溢肌肤，故见水肿。心肾阳衰，不得温化水饮，水饮凌摄心肺，故见动则心累、乏力。气虚血液推动乏力，血液瘀滞，血不养心，故心累。舌质淡暗，苔白腻，脉沉细均为阳气虚、血瘀湿浊之征象。诊断：消渴病肾病；病机：脾肾阳虚，阳虚水泛，凌心射肺；治法：温阳补肾，利水渗湿；方选肾气丸合真武汤。西医继续胰岛素降糖、优甲乐等药物治疗。

处方：附子（先煎）15 g，桂枝 15 g，熟地黄 15 g，酒大黄 10 g，茯苓 120 g，猪苓 30 g，益母草 15 g，盐泽泻 30 g，大腹皮 15 g，山茱萸 30 g，黄芪 30 g，当归 10 g，烫水蛭 10 g，盐车前子（包煎）30 g，山药 20 g。中药 8 剂，每天 1 剂，水煎取汁 450 ml，分 3 次服。

【二诊】2017 年 2 月 19 日：患者诉诸症好转，心累、气短消失，仅见腹胀，背、腰骶部及双下肢轻度水肿。小便黄，二便正常，餐前血糖 7.4 mmol/L。舌淡红，苔腻微黄，脉弦滑。阳气升腾，阴霾渐散，继续温阳行水；方选肾气丸合五苓散加减。

处方：附片 10 g，桂枝 15 g，茯苓 45 g，猪苓 15 g，益母草 20 g，盐泽泻 20 g，白术 30 g，山茱萸 30 g，黄芪 60 g，当归 10 g，酒大黄 9 g，酒川芎 15 g。中药 8 剂，每天 1 剂，水煎取汁 450 ml，分 3 次服。

【三诊】2017 年 2 月 28 日：患者诉气短乏力，精神转佳，尿蛋白阴性。空腹血糖 4.7 mmol/L。舌淡红，苔薄白，脉沉细。证属脾肾亏虚，肾失封藏，精微漏泄；病情稳定，准予出院，上方调整为丸久服，定期随访。

处方：熟地黄 60 g，山茱萸 100 g，山药 60 g，盐泽泻 20 g，牡丹皮 9 g，茯苓 45 g，桂枝 30 g，白附片 30 g，黄芪 100 g，人参 20 g，猪苓 20 g，酒黄连 20 g，炙甘草 20 g，大枣 30 g，赤芍 30 g。中药 10 剂，制水丸，每次 10 g，每日 3 次。

● 按语

患者以口渴多饮、全身浮肿为主症，消渴及瘿劳病史，属于祖国医学"消渴病肾病、瘿劳"范畴。《灵枢·五变》曰："五脏皆柔弱者，善病消瘅"，患者先天禀赋不足，肾阴亏虚，虚火内生，上灼心肺，津液亏虚，故而口干多饮。肾失濡养，固摄失权，膀胱开阖失司，则小便频数，精微物质下注则见泡沫尿，后期患瘿劳，甲状腺功能低下，阳虚寒盛，孤阴不生，如《素问·生气通天论》曰："无阴则阳无以生，无阳则阴无以化"，肾阴亏损日久，累及肾阳，致使化生乏源，导致肾阳亏虚。《素问·逆调论》曰："肾者水脏，主津液"，肾阳亏虚，气化失常，水液停聚，则全身浮肿。水停气滞，阻滞中焦，故而腹胀。心累气短是肾阳亏虚，推动、兴奋功能低下的表现。病久入络，血脉瘀滞，肢体失养，故而手指麻木。舌淡、苔白腻、脉沉细为阳虚水停舌脉表现。阴阳亏虚为本，水液停滞为标，治宜标本兼顾。方选肾气丸合真武汤治疗，方中熟地黄、山茱萸、山药滋补阴精，以复先天柔弱禀赋。附子、桂枝温补肾阳，化气行水。肾为水火之宅，滋补阴精、温阳化气并进，以复其元阴元阳。茯苓、猪苓、泽泻、大腹皮、车前子等利水渗湿泻浊，并可防滋阴药之腻滞。益母草活血利水，水蛭破血逐瘀，消除络脉瘀滞。黄芪、当归益气养血。全方共奏填精养血、温阳益气、利水通络之效。二诊患者诉腹胀，小便黄，背部、腰骶部皮肤轻度水肿，双下肢轻度水肿，舌淡红，苔腻微黄，脉弦滑。水液停聚，郁久微微化热，急则治标，方选肾气丸合五苓散利水渗湿清热。茯苓、猪苓、泽泻利水渗湿，白术健脾燥湿，《素问·灵兰秘典论》曰："膀胱者，州都之官，津液藏焉，气化则能出矣"，桂枝能入膀胱温阳化气，故可助利小便，酒大黄、川芎行气活血，黄芪、当归益气养血，全方以攻为主，旨在泻出水湿浊邪，缓解患者水肿、腹胀。三诊患者水肿明显缓解，宜治本为主，兼顾水湿瘀血。肾气丸加黄芪、人参、大枣益气养血，黄连、猪苓清热渗湿利水，赤芍活血化瘀，制成水丸，长期服用。

（李小军　闫颖）

医案 13　消渴病、石淋

易某某，男，62岁，四川省泸州市泸县人。

【病史】17年前无明显诱因出现口渴、多饮、多尿、多食易饥，伴身软乏力、头晕眼花。期间口渴、多饮、多尿症状逐渐加重，11 年前查空腹血糖 18.3 mmol/L，诊断为糖尿病。2 天前无诱因出现全身乏力、难以入睡，不伴心悸、烦躁易怒、言语謇涩，头晕就诊。辅检：空腹血糖 16.1 mmol/L。甘油三酯 2.15 mmol/L，总胆固醇 8.1 mmol/L，肌酐 111 μmol/L。彩超提示：双肾囊肿（右侧较大约 2.3 cm×2.1 cm，左侧较大约 1.2 cm×1.1 cm），右肾结石（较大约 0.8cm）。因血糖突然升高至 28 mmol/L 就诊入院。既往高血压病史，以苯磺酸氨氯地平、氯沙坦片等控制血压。

【初诊】2017 年 3 月 3 日：症见口渴、多饮，多尿，身软乏力，入睡困难，心烦，失眠多梦，肥胖，视物模糊，身重，泡沫尿。舌淡红，舌体胖大，苔黄腻，脉滑数。小便常规正常，空腹血糖 25.3 mmol/L，血压 156/102 mmHg。

【辨证】患者以口渴、多饮、身软乏力为主症，血糖增高，中医诊断：消渴病。患者老年男性，体型肥胖，劳伤过度，痰湿体质；饮食不节，嗜食肥甘厚味，损伤脾胃，脾失健运，津液水湿运化失常，郁而化热，湿热蕴结中焦，故见口腻。热伤津液，阴虚燥热，故见口渴、多饮。患者久病耗伤气阴，故见身软乏力。痰热上犯，郁热冲心，心脉郁阻，耗伤心阴，心脉失养，心阳浮动，阳不归阴，故见入睡困难，心烦，失眠多梦，舌红，舌体胖大，苔黄腻，脉滑数。本病病位在脾、肾，病机为气阴两虚、湿热蕴结，病性属虚实夹杂，治疗：益气活血，养阴生津，方选沙参麦冬汤加清热活血之芩连、大黄等。西医采用胰岛素控制血糖，继续以苯磺酸氨氯地平、氯沙坦片等控制血压。

处方：生地 30 g，麦冬 20 g，川牛膝 10 g，生石膏 30 g，茯苓 30 g，酒大黄 10 g，玉竹 20 g，酒黄芩 30 g，酒黄连 20 g，赤芍 20 g，栀子 12 g。中药 6 剂，每天 1 剂，水煎取汁 450 ml，分 3 次服。

【二诊】2017 年 3 月 10 日：患者神清，精神尚可，诉口渴、多饮、多尿缓解，仍觉身软乏力，夜间难以入眠，食纳尚可，二便调，今晨空腹血糖

8.3 mmol/L，血压 130/100 mmHg，舌淡红，舌体胖大，苔黄腻，脉滑数，辨证：气阴两虚，湿瘀互结；继用上方加减治疗。

处方：北沙参 15 g，麦冬 15 g，生地黄 15 g，玉竹 10 g，酒黄芩 15 g，酒黄连 15 g，茯苓 30 g，白芍 15 g，柴胡 15 g，燀桃仁 10 g，酒川芎 12 g，白术 10 g，红芪 20 g，夏枯草 20 g。中药 10 剂，每日 1 剂，水煎取汁 450 ml，分 3 次口服。

【三诊】2017 年 3 月 20 日：患者神清，精神可，诉身软乏力有所缓解，仍难以入眠，舌淡红，舌体胖大，苔黄腻，脉滑数。继续上方加减，益气养阴，清热除湿。

处方：北沙参 15 g，麦冬 15 g，生地黄 15 g，玉竹 10 g，酒黄芩 15 g，酒黄连 6 g，茯苓 20 g，白芍 15 g，柴胡 15 g，黄芪 20 g，桃仁 10 g，白术 15 g，酒川芎 15 g，酸枣仁 20 g，五味子 10 g。中药 4 剂，每天 1 剂，水煎取汁 450 ml，分 3 次服。

【四诊】2017 年 3 月 26 日：复查血糖、血压正常，病情稳定，准予出院。再开上方 10 剂中药，维持降糖、降压治疗。

● 按语

患者以口渴、多饮、身软乏力为主症，属于祖国医学"消渴"范畴。患者长期吸烟饮酒，加之饮食肥甘厚腻，日久酿生湿热，损伤脾胃，发为消渴。脾主运化水谷，为气血生化之源。脾虚健运失职，精微化生乏源，脏腑形体失养，故身软乏力。肺为娇脏，喜润恶燥，脾虚阴津化源不足，肺失濡养，燥热内生，肺失宣肃，津液不能上承于口则口渴多饮，津液不能敷布而直趋下行，故而小便频数，正如《医学纲目·消瘅门》说："盖肺藏气，肺无病则气能管摄津液之精微，而津液之精微者收养筋骨血脉，余者为溲。肺病则津液无气管摄，而精微者亦随溲下。"脾为后天之本，肾为先天之本，脾虚后天无法充养先天，日久则肾虚，即"久病即肾""五脏穷必及肾"。《素问·六节藏象论》曰"肾者，主蛰，封藏之本，精之处也"，肾虚封藏失职，精微不固，下趋膀胱，故见泡沫尿。舌体胖大，苔黄腻，脉滑数为湿热内蕴之象。治宜标本兼顾，益气养阴，清热除湿。气阴足则脏腑得养，湿热除则邪去正安。方选沙参麦冬汤加减，生地黄、麦冬、玉竹等滋阴清热，"壮水之主以制阳光"，茯苓健脾除湿，以复脾健运，生石膏、黄芩、黄连清热除湿，牛膝活血化瘀通络，防止久病入络，血脉瘀滞，变证迭起。二诊患者自诉口渴、多饮、多尿缓解，仍觉身软乏力，夜间难以入眠，空腹血糖 8.3 mmol/L，上方去石膏、牛膝等，加入柴胡、白芍柔肝养血，红芪益气健脾。三诊身软乏力有所缓解，仍难以入眠，上方加酸枣仁、五味子养血安神。四诊患者未诉特殊不适，效不更方，继服 10 剂以巩固疗效。

（李小军　闫颖）

医案 14　消渴病、胰瘅

余某某，男，58 岁，泸州合江县人。

【病史】患者于 7 年前无诱因出现口干、多尿。3 月前口干、多尿症状加重，偶有双下肢麻木，空腹血糖波动在 12 ~ 25 mmol/L。糖化血红蛋白 10.2%，甘油三酯 15.17 mmol/L，总胆固醇 12.58 mmol/L。既往体胖，多次因饮酒、食肥腻食物反复患急性胰腺炎，血糖控制不佳。

【初诊】2017 年 3 月 1 日：症见口干、多尿，发热，面色红，偶有双下肢麻木，小便量多，浑浊，色黄，大便干结。舌淡红，苔黄腻，有裂纹，脉滑。

【辨证】患者以口渴、多饮、多尿为主症，中医诊断：消渴病。患者体胖，喜食肥甘厚味，酒食所伤，脾胃受损，初为湿热蕴结，气机郁滞，多为消瘅、胰瘅之病；湿热蕴结，耗伤气阴，脾肾受损，气阴亏虚，气虚则身软乏力，气虚无以推动血行，瘀血阻络，肢体麻木不仁；清气不升，阴液不能上承，故见口干、多饮；气阴两虚，痰热中阻，湿热下注，故见尿液浑浊，色黄，大便干结。舌淡红，苔黄腻，有裂纹，脉滑为气阴两虚，湿热蕴结之象；治法：益气养阴，清热除湿化痰；方选生脉散、葛根芩连汤合小陷胸汤；口服降糖药物治疗。

处方：北沙参 20 g，麦冬 30 g，五味子 10 g，葛根 40 g，酒黄芩 30 g，酒黄连 30 g，炒瓜蒌子 30 g，天花粉 15 g，法半夏 20 g，丹参 15 g，赤芍 30 g，生山楂 15 g，炒决明子 15 g，酒大黄 5 g。中药 6 剂，每天 1 剂，水煎取汁 450 ml，分 3 次服。

【二诊】2017 年 3 月 7 日：症见口干、多尿缓解，偶有双下肢麻木，无泡沫尿、肉眼血尿，大便正常。舌淡红，苔黄腻，有裂纹，脉滑。血糖 12.3 mmol/L，脉诊如前，效不更方，益气养阴，清热除湿化痰。中药 6 剂，每天 1 剂，水煎取汁 450 ml，分 3 次服。

【三诊】2017 年 3 月 12 日：病情稳定，纳眠可，二便调，空腹血糖 8 ~ 10.5 mmol/L。舌质瘀暗，苔白，脉弦滑，以生脉散、葛根芩连汤合小陷胸汤加减以益气养阴，清热化痰除湿，活血化瘀；上方去生山楂、酒大黄，加活血通瘀之桃仁、红花。

处方：北沙参 20 g，麦冬 30 g，五味子 10 g，葛根 40 g，酒黄芩 30 g，酒黄连 30 g，炒瓜蒌子 30 g，天花粉 15 g，法半夏 20 g，丹参 15 g，赤芍 30 g，炒决明子 15 g，干姜 9 g，燀桃仁 10 g，红花 6 g。中药 10 剂，每天 1 剂，水煎取汁 450 ml，分 3 次服。

● 按语

患者以口干、多尿为主症，属于祖国医学"消渴"范畴。患者长期嗜食肥甘厚腻食物，湿热内生，损伤脾胃，发为消渴，即《素问·奇病论》所曰："此肥美之所发也，此人必数食甘美而多肥也，肥者令人内热，甘者令人中满，故其气上溢，转为消渴。"脾主运化水谷，脾气健运，气血生化有源，则机体得养，《医权初编》谓："饮食先入于胃，俟脾胃运化，其精微上输于肺，肺气传布各所当入之脏，浊气下入大小肠，是脾胃为分金炉也。"患者脾胃受损，健运失职，精微生成乏源，肢体失养则双下肢麻木。津液生成乏源，肺失濡养，不能向上敷布津液，故而口干多饮，舌体失养则舌有裂纹，《兰室秘藏》所曰"高消者，舌上赤裂，大渴引饮"也。水液不化，下趋膀胱则小便量多。苔黄腻，脉滑为湿热蕴结之舌脉征象。治宜益气养阴，清热除湿化痰，活血化瘀通络，标本兼顾，补泻兼施，方选生脉散、葛根芩连汤合小陷胸汤加减。生脉散中沙参、麦冬、五味子一补一清一敛，共奏益气养阴、生津止渴之效，《医方集解》曰："人有将死之脉绝者，服此能复生之，其功甚大。"葛根生津止渴，《神农本草经》记载"葛根，味甘，平，主消渴"，黄芩、黄连清热燥湿，共奏生津止渴、清热除湿之功。小陷胸汤中瓜蒌清热化痰，黄连清热燥湿，半夏降逆化痰，二者一苦一辛，辛开苦降，与瓜蒌子相配，润燥相得，除痰热，润阴津。天花粉即栝蒌根，《神农本草经》谓其："主消渴，身热，烦满"，滋阴生津，为治疗消渴常用药物。病久气病及血，络脉瘀滞，故而加入丹参、赤芍活血化瘀通络。决明子、大黄清热燥湿，助黄连、黄芩清除湿热邪气。二诊患者诉口干、多尿有所缓解，偶有双下肢麻木，舌淡红，苔黄腻，有裂纹，脉滑，效不更方，继服6剂。三诊患者未诉特殊不适，舌质瘀暗，上方调整加桃仁、红花增强化瘀通络之功，继服10剂，巩固疗效。

（李小军　闫颖）

医案 15　消渴病

卢某某，男，64岁，泸州市龙马潭区人。

【病史】8年前患者无明显诱因出现口渴、多饮、多尿，多食易饥，血糖16.8 mmol/L，长期口服降糖药物维持。1月前体检：空腹血糖11.47 mmol/L，餐后2小时血糖19.3 mmol/L，甘油三酯3.56 mmol/L，经调整降糖药罗格列酮片4 mg每天1次、阿卡波糖片50 mg每天1次、参芪降糖颗粒控制血糖，予以羟苯磺酸钙分散片改善微循环，血糖控制仍不佳，但肾功能正常前来就诊。

【初诊】2017年1月4日：患者口干、多饮、多尿，潮热、盗汗，偶有腰部胀痛，左足后跟疼痛，泡沫尿，色黄，大便正常，舌体胖大，质淡暗，舌尖红，苔薄黄，脉弦细；空腹血糖9.47 mmol/L，餐后2小时血糖15.2 mmol/L。

【辨证】中老年患者，久病消渴，耗伤气阴，气阴两虚，阴虚内燥，灼伤津液；脾失健运，水湿内生，阻滞气机，不通则痛；久病瘀血阻络，肾气亏虚，肾失固摄。舌淡暗，舌尖红，舌体胖大，苔薄黄，脉弦细均为气阴两虚血瘀之征象。本病病位在肝、脾、肾，病机为气阴虚血瘀证，病性属虚实夹杂。方予以参芪地黄汤加减益气养阴，活血化瘀。

处方：生地黄 30 g，黄芪 15 g，茯苓 30 g，白术 30 g，川牛膝 10 g，生石膏 30 g，玉竹 20 g，葛根 20 g，燀桃仁 20 g，酒川芎 12 g，猪苓 15 g。中药 4 剂，每天 1 剂，水煎取汁 450 ml，分 3 次服。

【二诊】2017 年 1 月 10 日：患者神清，精神可，诉仍觉口干、多饮、多尿，夜间潮热、盗汗，偶有腰部胀痛，左足后跟疼痛，泡沫尿，无心慌、胸闷、烦躁易怒等症，饮食可，大便正常。辨证为气阴虚血瘀证，守方加黄连配葛根清热生津，加桂枝配猪苓通阳化气行水。

处方：生地黄 30 g，黄芪 15 g，茯苓 30 g，白术 30 g，川牛膝 10 g，黄连 15 g，玉竹 20 g，葛根 20 g，燀桃仁 20 g，酒川芎 12 g，猪苓 15 g，桂枝 15 g。中药 4 剂，每天 1 剂，水煎取汁 450 ml，分 3 次服。

【三诊】2017 年 1 月 20 日：患者诉口干、多饮、多尿症状稍好转，夜间仍有潮热、盗汗症状，左足后跟疼痛，饮食可，大小便正常，舌体胖大，质微红，苔薄白腻，脉弦细，辨证为气阴两虚血瘀证，瘀浊渐去，继续倍黄芪益气温阳，加赤芍活血化瘀，调整药物剂量。

处方：生地黄 30 g，山茱萸 20 g，川牛膝 10 g，黄芪 30 g，茯苓 30 g，白术 30 g，黄连 30 g，葛根 20 g，燀桃仁 20 g，赤芍 15 g，猪苓 15 g，桂枝 15 g。中药 4 剂，每天 1 剂，水煎取汁 450 ml，分 3 次服。

【四诊】2017 年 1 月 28 日：患者诸症缓解，饮食可，大小便正常。患者舌体胖，舌质淡，苔白腻，脉弦滑，辨证为脾肾气虚、痰瘀互结证，换方金匮肾气丸加减，方中参芪益气温阳补肾，赤芍、土鳖虫活血化瘀。

处方：黄芪 30 g，生晒参 10 g，生地黄 30 g，山萸肉 15 g，山药 30 g，

猪苓 15 g，茯苓 15 g，桂枝 15 g，附片 10 g，赤芍 20 g，土鳖虫 10 g。中药 5剂，每天 1 剂，水煎取汁 450 ml，分 3 次服。

【五诊】2017 年 2 月 10 日：患者无特殊不适，饮食可，大小便正常。舌体胖大，质淡红，苔白微腻，脉弦滑，辨证为气阴两虚痰湿证，继续守方益气养阴，活血化瘀，守方 10 剂善后。

●按语

《黄帝内经》云："食甘美而多肥""五脏皆柔弱者，善病消瘅"。《金匮要略》云："趺阳脉浮而数，浮即为气，数即为消谷而大坚；气盛则溲数，溲数即坚，坚数相搏，即为消渴。"《外台秘要》云："渴而饮水多，小便数……甜者，皆是消渴病也。"本例患者口渴、多饮、多尿、泡沫尿，结合西医血糖增高，属消渴之主要临床特征，故本例疾病为消渴病肾病。《证治准绳》将消渴病根据病症特点及脏腑分属上消（经谓膈消）、中消（经谓消中）、下消（经谓肾消）。上消以多饮为主，病变涉及肺胃，病机关键为肺胃热盛，津气两伤；中消以消谷善饥为主，病变涉及脾胃，病机关键为胃热气盛；下消以多尿为主，责之于肾，病机关键为肾气亏虚。而据本例患者潮热、盗汗，偶有腰部胀痛，左足后跟疼痛，舌淡暗，舌尖红，舌体胖大，苔薄黄，脉细，由于患者久病耗伤气阴，气阴两虚，阴虚内燥，灼伤津液，则见口干、多饮、潮热、盗汗；脾失健运，气机阻滞不通，故见腰部胀痛、左足后跟疼痛；久病瘀血阻络，肾失固摄，精微下泄，故见泡沫尿。舌脉均为气阴两虚血瘀之征象。故本病证应属消渴之下消，即肾阴虚证、气虚血瘀证。《医学心悟》曰："治下消者，宜滋其肾，兼补其肺。"故本例方予参芪地黄汤加减，以益气养阴，活血化瘀。酌加玉竹以益气养阴，生津止渴；桃仁、川芎活血化瘀；川牛膝引血下行；黄连、石膏泻热；白术健脾除湿。二、三诊患者症状缓解，治疗同前。四、五诊时，据舌淡，舌体胖大，苔白微腻，脉弦滑，考虑病证辨证为气阴两虚痰湿证，换用金匮肾气丸加减，温阳补肾，益气通阳，将猪苓配桂枝通阳化气，杜绝浊瘀之源，加赤芍、土鳖虫配桂枝通络活血还气血畅行之道。续服 10 剂后，病遂告愈。

（赵庆　王倩）

医案 16　消渴病、热淋

罗某某，女，53 岁，泸州市叙永县居民。

【病史】3 年前患者无明显诱因出现口渴、多饮、多尿、多食易饥，不伴心悸、怕热多汗、突眼、腹泻及烦躁易怒，空腹血糖 15.6 mmol/L。10 余天前无明显诱因出现全身乏力，伴心悸不适，未正规降糖治疗。1 天前无诱因出现口渴、多饮、乏力症状加重前来就诊，空腹血糖 13.47 mmol/L，餐后 2 小时血糖 19.3 mmol/L。

【初诊】2016 年 1 月 11 日：口渴、多饮、多尿、全身乏力、心悸不适、短气，夜尿 2～3 次每晚，偶有泡沫尿。舌尖红，边有瘀点，舌体胖大，苔薄黄，脉弦滑。

【辨证】由饮食不节，损伤脾胃，脾失健运，津液水湿运化失常，发为消渴，可见口渴、多饮、多尿；消渴日久，伤阴耗气，气阴两虚，故见乏力、心悸不适、短气；久病及肾，肾失封藏，精微物质下泻，可见蛋白尿、夜尿频或泡沫尿；气虚无以推动血行，气虚血瘀，络脉失荣，故见舌尖红、边有瘀点，苔薄黄，脉弦滑为湿热之象。辨证为气阴两虚、瘀血痹阻，治疗宜益气养阴，活血化瘀，方剂选用沙参麦冬汤加减。正规口服降糖药物治疗。

处方：北沙参 15 g，麦冬 15 g，生地黄 15 g，玉竹 10 g，酒黄芩 15 g，酒黄连 15 g，丹参 12 g，酒大黄 5 g，酒川芎 15 g。中药 6 剂，每日 1 剂，水煎取汁 450 ml，分 3 次服。

【二诊】2016 年 1 月 16 日：患者诉全身乏力症状较前缓解，无诉心悸、心慌、胸闷等症状，纳眠可，大便不畅，2 次/日，夜尿 2～3 次每晚，偶有泡沫尿，无尿频、尿急、尿痛。辨证为气阴两虚、瘀血痹阻，方剂选用沙参麦冬汤加减。

处方：北沙参 15 g，麦冬 15 g，生地黄 15 g，玉竹 10 g，酒黄芩 15 g，酒黄连 10 g，丹参 12 g，山药 15 g，葛根 15 g，酒川芎 15 g。中药 4 剂，每天 1 剂，水煎取汁 450 ml，分 3 次服。

【三诊】2016 年 1 月 22 日：患者未诉特殊不适，睡眠差，大便调，小便频数，无发热，腰痛。舌质红，苔薄黄，脉细数。辅检小便常规：白细胞 ++，白细胞数 30 个，考虑下尿路感染，拟小便细菌培养。中医诊断：消渴 病、热淋（湿热下注）。治宜清热化湿通淋，予上方合八正散加减。

处方：北沙参 15 g，麦冬 15 g，生地黄 15 g，酒黄芩 15 g，酒黄连 10 g，丹参 12 g，山药 15 g，葛根 15 g，瞿麦 15 g，萹蓄 15 g，盐车前子（包煎）15 g，炒栀子 15 g，蒲公英 15 g。中药 4 剂，每日 1 剂，水煎取汁 450 ml，分 3 次口服。

【四诊】2016 年 1 月 26 日：患者未诉特殊不适，大小便顺畅。舌质淡红，苔薄黄，脉弦细。小便细菌培养无细菌生长，中医脉、证如前，效不更方。空腹血糖 7.47 mmol/L，餐后 2 小时血糖 9.3 mmol/L。

处方：北沙参 15 g，麦冬 15 g，生地黄 15 g，酒黄芩 15 g，酒黄连 10 g 丹参 12 g，山药 15 g，葛根 15 g，瞿麦 15 g，萹蓄 15 g，盐车前子（包煎）15 g，炒栀子 15 g，蒲公英 15 g。中药 4 剂，每日 1 剂，水煎取汁 450 ml，分 3 次口服。

【五诊】2016 年 2 月 2 日：患者未诉特殊不适，大小便正常。舌质微红，苔薄白腻，脉弦细，诸症缓解，下焦湿热渐去，气阴两虚显现，拟金匮肾气丸合猪苓汤加减益气温阳，通阳化气行水。

处方：生地黄 15 g，山茱萸 30 g，茯苓 30 g，山药 20 g，猪苓 15 g，桂枝 15 g，附片 5 g，黄连 15 g，葛根 20 g，阿胶 10 g。中药 4 剂，每日 1 剂，水煎取汁 450 ml，分 3 次口服。

【六诊】2016 年 2 月 8 日：患者未诉特殊不适，舌质红，苔薄白，脉细数。复查小便常规阴性。空腹血糖 6.47 mmol/L，餐后 2 小时血糖 8.3 mmol/L。病情稳定，嘱上方调整为丸，常服，定期复诊。

处方：生地黄 30 g，山茱萸 30 g，茯苓 30 g，山药 30 g，猪苓 15 g，桂枝 15 g，附片 5 g，黄连 15 g，葛根 20 g，阿胶 10 g。中药 10 剂，水泛为丸，每次 10 g，每日 2 次。

● 按语

本案为消渴伴热淋证，而据本例患者全身乏力、心悸不适、夜尿多，偶有泡沫尿，舌尖红，边有瘀点，苔薄黄，脉弦滑，考虑为患者平素饮食不节，嗜食肥甘厚味，损伤脾胃，脾失健运，津液水湿运化失常；久病气阴两虚，气虚无以推动血行所致。综上，本病病位在脾、肾，病机为气阴两虚、瘀血痹阻，病性属虚实夹杂。故本病证应属消渴之中、下消，即脾肾不足证。《医学心悟》曰："治中消者，宜清其胃，兼滋其肾；治下消者，宜滋其肾，兼补其肺。"本案治疗宜益气养阴，活血化瘀，方剂选用沙参麦冬汤加减。酌加黄芩、黄连、大黄泻热，丹参、川芎活血化瘀。二诊治疗同前。三诊时，据舌质红，苔薄黄，脉弦细，小便频数等，诊断为消渴病、热淋（湿热下注），以原方合八正散加减养阴清热，除湿通淋，后期湿热去，气阴虚显露，故选用金匮肾气丸合猪苓汤加减益气养阴，化湿清热行水，少用附片只因恐热燥伤阴，体现阴阳互根、互用理念。仲景《金匮要略》曰："男子消渴，小便反多，以饮一斗，小便一斗，肾气丸主之"，肾气丸为温补肾阳，化气行水，其中生地黄、山茱萸、茯苓、山药益气养阴以滋肾精之源，桂附温阳通脉以活肾水之道。本方用于肾之虚证，寓气阴两虚、阴阳两虚共见时，辨证中视其偏颇，重偏轻颇而为之，阴虚精亏为重则重用生地黄、山茱萸，少用附、桂引火归元；气虚、阳虚重用山药、茯苓；下消、肾消重用葛根、猪苓、黄连去泽泻清热生津降糖。

（赵庆 王倩）

医案 17　消渴病

黄某某，女，84 岁。

【病史】患 2 型糖尿病 20 余年，高血压病史 10 余年，胰岛素控制血糖，血糖：空腹 6 mmol/L，餐后 8.8 mmol/L；氨氯地平片降压治疗，血压相对稳定，常因反复感冒出现咳嗽、喀痰、气紧。3 天前又因受凉复发，发热，头痛，咳嗽，咳痰黄稠，口干多饮等症门诊就诊。

【初诊】2012 年 3 月 14 日：患者发热、畏寒，微汗出，咳嗽，咳痰，痰液黄稠，重者兼喘，口干、多饮，口苦腻，口气臭秽，大便干结难解，4 ~ 5 天一次，面色红润，身软乏力，双肺呼吸音粗，舌质暗红，苔黄厚腻干燥，脉弦数。空腹血糖 12 mmol/L，餐后血糖 15 mmol/L；胰岛素诺和灵 30R 12 IU 早、晚餐前皮下注射，定期监测血糖。

【辨证】本病属中医"消渴、咳嗽"。患者久患消渴，肝、肺、胃郁热，耗伤阴津，气阴两虚，阴虚内燥，灼伤津液，则见口干多饮，肝、肺、肾阴不足则阴虚火旺；久病必瘀，瘀血阻络，肌肤失养，则见全身皮肤瘙痒。感受外邪，风寒入里化热，内外合邪，中上焦郁闭，痰湿热郁结，肺热壅盛，肺失宣降，故见咳嗽喀痰，痰液黄稠；肝胃郁热，故见口干、多饮，口苦腻；热结肠腑，肺失通调，故见大便干结难解，舌暗红，苔黄厚腻干燥，脉弦数均为气阴两虚、痰热内蕴征象。病机：气阴两虚，肝肺郁热，肠腑积滞；诊断：消渴；辨证：肝肺郁热，肠腑积滞；治疗：清泻郁热，通腑泄浊，方用大柴胡汤加减。

处方：柴胡 20 g，酒黄芩 30 g，大枣 30 g，法半夏 15 g，生晒参 10 g，炙甘草 20 g，当归 12 g，酒大黄 20 g，麸炒枳壳 15 g，姜厚朴 20 g，燀苦杏仁 20 g，麦冬 20 g，桑叶 20 g。中药 4 剂，每天 1 剂，水煎取汁 300 ml，分 3 次服。

【二诊】2014 年 3 月 20 日：服药后大便通畅，质软，每天 1 次，质软，口干、多饮，口苦腻，口气臭秽，发热、咳嗽减轻，饮食正常，舌质暗红，苔黄厚腻，脉弦滑。空腹血糖 7.3 mmol/L，餐后血糖 10.3 mmol/L，守方稍做加减维持。

处方：柴胡 20 g，酒黄芩 30 g，大枣 30 g，法半夏 15 g，生晒参 10 g，炙甘草 20 g，当归 12 g，酒大黄 10 g，黄连 15 g，麸炒枳壳 15 g，姜厚朴 20 g，燀苦杏仁 20 g，麦冬 20 g，桑叶 20 g，麻黄 15 g。中药 4 剂，每天 1 剂，水煎取汁 300 ml，分 3 次服。

【三诊】2014 年 3 月 28 日：上方服后诸症减轻，舌质暗红，苔黄厚腻干燥，脉弦滑。以上方治疗，每周 2 剂，调治月余，血糖稳定。

该患者因年老，素患消渴，饮食起居不慎，每因感冒或大便干结而复发上述症状，证脉如上，每用显效，便通热去，咳嗽自消，体现肺与大肠相表里，腑通脏安。

●按语

《灵枢·本脏》指出："肝脆则善病消瘅易伤。"最早提出了消渴与肝的关系。其后刘河间《三消论》云："五志过极，皆从火化，热盛伤阴，致令消渴"，叶天士在《临证指南医案》中云："心境愁郁，内火自燃，乃消症大病"，皆指出情志失调是本病发生的重要因素。清代黄元御在《四圣心源·消渴》中说："消渴者，足厥阴之病也"，认为消渴（糖尿病）主要是由于肝失疏泄，郁而化火，灼伤津液而成，明确指出肝在消渴（糖尿病）发病中的地位。糖尿病的发生发展与肝的疏泄功能失调有着内在的联系。中医认为肝主疏泄，调畅全身气机，促进血液津液的运行输布，促进脾胃运化和胆汁的分泌排泄以及调畅情志。本病以大柴胡汤加减，疏肝胆之气郁，使肝气得以条达，大柴胡汤源于《金匮要略》："按之心下满痛者，此为实也，当下之，宜大柴胡汤。"此方具有和解少阳、内泻热积之功，即重在攘内以安外，必得"下之则愈"。

（赵庆　王倩）

医案 18　消渴病、眼病

田某某，男，60 岁，泸州市龙马潭区居民。

【病史】患者于 10 余年前体检发现血糖升高，无相关症状。1 年出现视物不清，无畏光、流泪、重影等。1 月余前，患者无明显诱因伴现左上肢麻木、口干、多饮，偶有头晕，尿多泡沫，无头痛、意识不清、口眼歪斜、恶心、呕吐、肢体乏力疼痛、尿量改变，空腹血糖 12 ～ 14 mmol/L，餐后 2 小时血糖 14 ～ 18 mmol/L，前来就诊。

【初诊】2016 年 5 月 19 日：患者视物模糊，口苦，口干、多饮，左上肢麻木，无恶心、呕吐、腹胀、腹泻及尿量改变，饮食可，睡眠尚可，二便正常。舌质暗红，苔薄白微黄，脉滑。

【辨证】患者因先天禀赋不足，肾阴亏虚；后天饮食不节，嗜食肥甘厚腻，脾胃受损，燥热内生，阴虚燥热，发为消瘅，血糖高而无症状；日久脾健运失常，气血生化乏源，气血亏虚；脾运失司，湿浊中阻，气机郁滞，湿热蕴结中焦，肝胆枢机不利；辨证：气阴两虚，湿热蕴结，汤剂予枸菊地黄汤加葛根芩连汤加减以益气养阴，清热除湿。西医诊断：2 型糖尿病，口服降糖西药控制血糖。

处方：枸杞 20 g，菊花 30 g，山药 30 g，山萸肉 15 g，制黄精 15 g，茯苓 15 g，牡丹皮 10 g，泽泻 15 g，当归 10 g，酒川芎 10 g，白芍 20 g，葛根 40 g，黄芩 15 g，黄连 30 g，炙甘草 10 g。中药 10 剂，每天 1 剂，水煎取汁 450 ml，分 3 次服。

【二诊】2016 年 6 月 2 日：上方连续服用 10 剂，患者自诉视物模糊、口苦、口干、多饮好转，但见双足发凉。舌质暗红，苔薄白腻、中心微黄，脉弦滑。辨证为厥阴证予乌梅丸以清上温下。

处方：乌梅 40 g，酒黄连 30 g，黄柏 15 g，附子（先煎）15 g，桂枝 15 g，细辛 10 g，花椒 5 g，人参 10 g，当归 15 g，葛根 40 g。中药 15 剂，每天 1 剂，煎药机煎药，取汁 450 ml 分 3 次服。

【三诊】2016 年 7 月 24 日：上方连续服用 10 剂，诸症好转，血糖稳定为 7 ~ 9 mmol/L，舌质暗红，苔薄白腻、中心微黄，脉弦滑。建议继服上方调理；每周 3 剂，正规服用西药降糖等治疗。

● 按语

本例患者血糖升高，口干、多饮，属消渴之主要临床特征，故本例疾病为"消渴"。而据本例患者视物模糊，肢体麻木，考虑为因肾阴不足，后天饮食不节，嗜食肥甘厚腻，长久致脾胃受损，燥热内生，耗损肺胃阴津；脾健运失常，气血生化乏源，气血亏虚；湿热蕴结中焦，肝胆枢机不利所致。"舌质暗红，苔薄白微黄，脉滑"为气阴两虚，湿热蕴结之象。因此，本例病机为气阴两虚，湿热蕴结。故本病证应属消渴之中、下消，即脾肾不足证。《医学心悟》曰："治中消者，宜清其胃，兼滋其肾；治下消者，宜滋其肾，兼补其肺。"治疗以益气养阴、清热除湿为主。方选枸菊地黄汤加葛根芩连汤加减。方中枸杞、菊花养肝明目，山药、山茱萸、制黄精滋补脾肾之阴，茯苓、泽泻、丹皮清泻湿热，葛根、黄芩、黄连、甘草清热利湿，酌加当归、川芎、白芍以活血。二诊时，患者自诉视物模糊好转，但双足发凉，诊之舌质暗红，苔薄白微黄，脉弦滑，辨证为厥阴证予乌梅丸以清上温下，服用 15 剂后，诸症好转。

（赵庆 王倩 吴榆可）

医案 19 消渴病、痈疽病

王某某，男，60 岁，泸州市叙永县居民。

【病史】1 月前患者洗浴时发现上背部肿块，疼痛，未予以治疗，肿块逐渐长大如半拳大小，伴红肿热痛，口干多饮、多尿，无发热，肿块无流脓、渗液、渗血，至当地诊所测得随机血糖为 17.5 mmol/L 前来就诊并住院治疗。

【初诊】2015 年 6 月 10 日：患者发现血糖高，背部肿块 4 cm × 5 cm 大小，质地中等，中心无波动感，红、肿、热、痛，口干多饮、多尿，面红，舌质暗紫，苔黄腻，脉弦滑。

【辨证】由于素体阳热，肝肾不足，后天饮食不节，嗜食肥甘，脾胃受损，膏浊内生，燥热内生，致痰湿内蕴，日久化热，热盛成痈。病机为气阴两虚，痰湿蕴结。治疗：益气养阴，化痰除湿。中药汤剂予参麦散合小陷胸汤加减；西药胰岛素降糖、抗生素抗感染治疗。

处方：北沙参 20 g，麦冬 30 g，五味子 15 g，炒瓜蒌子 30 g，法半夏 30 g，酒黄连 30 g，醋乳香 10 g，炒没药 10 g，赤芍 30 g，生大黄 10 g，山银花 20 g，皂角刺 15 g，白芷 10 g。中药 4 剂，每天 1 剂，水煎取汁 450 ml，分 3 次服。

【二诊】2015 年 6 月 15 日：患者未诉明显不适，背部包块疼痛红肿减轻，质地变软，无脓液，口苦，口干，不欲饮水，舌质暗红，苔黄腻，脉弦滑，证属气阴两虚、痰湿血瘀证，予参麦散合小陷胸汤加味以益气养阴，清热化痰，活血化瘀，加干姜反佐黄连等苦寒以护胃。

处方：北沙参 20 g，麦冬 30 g，五味子 15 g，炒瓜蒌子 30 g，法半夏 30 g，酒黄连 30 g，醋乳香 10 g，燀桃仁 10 g，炒没药 10 g，赤芍 30 g，生大黄 10 g，生山楂 15 g，山银花 15 g，皂角刺 15 g，白芷 10 g，干姜 8 g。中药 4 剂，每天 1 剂，煎药机煎药，取汁 450 ml，分 3 次服。

【三诊】2015 年 6 月 20 日：患者未诉明显不适，背部肿块无疼痛，较前缩小，中心变软，脓已成，舌质暗红，苔稍腻，脉弦滑，证属气阴两虚、痰湿血瘀证，守方益气养阴，清热化痰，活血化瘀，加天花粉、白芥子解毒排脓；局部切开引流。

处方：北沙参 20 g，麦冬 30 g，五味子 15 g，炒瓜蒌子 30 g，法半夏 15 g，酒黄连 30 g，醋乳香 10 g，炒没药 10 g，赤芍 30 g，生山楂 15 g，皂角刺 15 g，白芷 10 g，燀桃仁 10 g，天花粉 30 g，白芥子 15 g。中药 4 剂，每天 1 剂，水煎取汁 450 ml，分 3 次服。

守方加减并继续西药降糖维持治疗，治疗 1 月后，血糖稳定，局部肿块脓尽、愈合出院，嘱定期复查。

●按语

本案例属消渴伴痈疽，患者阳热体质，湿热内盛，血糖高易发疮痈。而据本例患者多尿，背部肿块，考虑为患者素体肝肾不足，后天饮食不节，脾胃受损，燥热内生；肾阴亏虚，肾气不固，症见尿频及多尿；嗜食肥甘，膏浊内生，痰湿内蕴，日久化热，热盛肉腐所致，发为痈疽疮痈，舌质紫暗，苔黄腻，脉弦滑为痰湿内蕴之象，且病程日久，出现瘀血阻络之征。本案为消瘅、消渴期常见并发症。病机为气阴两虚，痰湿蕴结，病位在脾、肾，故本病证应属消渴之中、下消，即脾肾不足证。《医学心悟》曰："治中消者，宜清其胃，兼滋其肾；治下消者，宜滋其肾，兼补其肺。"治疗以益气养阴、化痰除湿为主。方选参麦散合小陷胸汤加减。方中北沙参、麦冬、五味子益气养阴，黄连、法半夏、瓜蒌清热化痰，酌加乳香、没药、赤芍活血行气，大黄、山银花、皂角刺、白芷清热利湿，消肿解毒，山楂健脾胃之气。诸药合用，共奏清热利湿，养阴益气之功。二诊，诊之患者舌质暗红，苔黄腻，脉弦滑，证属气阴两虚、痰湿血瘀证，予参麦散合小陷胸汤加味以益气养阴，清热化痰，活血化瘀，本方苦寒清热药物较多，加用干姜反佐于苦寒药物，养护脾胃，温运中焦，助其祛痰化湿之用。三诊，考虑患者证属气阴两虚、痰湿血瘀证，续予参麦散合小陷胸汤加味以益气养阴，清热化痰，活血化瘀；患者病证好转。

（赵庆　王倩）

医案 20　消渴病、眼病

吴某某，男，85岁，山西省乡宁县居民。

【病史】患者于6年前因视力下降，发现左眼黄斑变性，怀疑糖尿病视网膜病变，当时测得随机血糖为15 mmol/L左右，伴口干、多饮、多尿，视物模糊，无明显多食易饥、消瘦、四肢麻木等症状。半月前患者测得空腹血糖1.9～3.4 mmol/L，餐后血糖5.3～6 mmol/L，患者仍有口干、多饮、多尿、四肢麻木、视物模糊就诊。

【初诊】2015 年 4 月 14 日：患者口干口苦，多饮、多尿、四肢麻木、视物模糊，咽痒咳嗽，痰不易咯出，活动后心悸心累气短，大便干结，两日未解大便，右侧肩部、髋部、背部疼痛、麻木不适，不伴有四肢放射痛，患病以来体重无明显变化。舌质暗红，苔薄白微黄，脉滑。

【辨证】因年老肝肾亏虚，加之后天饮食不节，嗜食肥甘厚腻，长久致脾胃受损，燥热内生耗损肺胃阴津，肾气亏虚，固摄失常，肝胆枢机不利，湿热蕴结；脾虚健运失常，痰湿蕴肺；病机为气阴两虚，痰湿蕴结；中药汤剂予桂枝加厚朴杏仁合小陷胸汤以调和营卫，祛湿化痰。

处方：桂枝 15 g，白芍 15 g，姜厚朴 20 g，燀苦杏仁 15 g，炒瓜蒌子 30 g，大枣 20 g，赤芍 15 g，干姜 10 g，川射干 15 g，制何首乌 30 g，黄连 10 g，生大黄 3 g，炒牛蒡子 15 g，炙甘草 10 g。中药 4 剂，每天 1 剂，水煎取汁 450 ml，分 3 次服。

【二诊】2015 年 4 月 18 日：患者自述右侧肩部、髋部、背部疼痛、麻木不适。舌质暗红，苔薄白微黄，脉滑。汤剂予桂枝加厚朴杏仁加小陷胸汤以调和营卫，祛湿化痰。

处方：桂枝 15 g，白芍 15 g，姜厚朴 20 g，燀苦杏仁 15 g，炒瓜蒌子 30 g，大枣 20 g，赤芍 15 g，干姜 10 g，川射干 15 g，制何首乌 30 g，生大黄 6 g，炒牛蒡子 15 g，炙甘草 10 g。中药 6 剂，每天 1 剂，水煎取汁 450 ml，分 3 次服。

【三诊】2015 年 4 月 25 日：患者仍有咳嗽咯痰，汗出，失眠，舌质暗红，苔腻微黄，脉弦滑，中药汤剂守原方桂枝加厚朴、杏仁，加黄连、酸枣仁清热除烦安神。

处方：桂枝 15 g，白芍 15 g，姜厚朴 20 g，燀苦杏仁 15 g，炒瓜蒌子 30 g，大枣 20 g，赤芍 15 g，干姜 10 g，川射干 15 g，制何首乌 30 g，生大黄 3 g，炒牛蒡子 15 g，酒黄连 20 g，炒酸枣仁 30 g。中药 10 剂，每天 1 剂，水煎取汁 450 ml，分 3 次服。

半月后每周复查，病情稳定。

●**按语**

本例患者口渴、多饮、多尿，属消渴之主要临床特征，故本例疾病为"消渴"。而据本例患者四肢麻木，视物模糊，心累气短，考虑为因年老肝肾亏虚，加之后天饮食不节，嗜食肥甘厚腻，长久致脾胃受损，燥热内生，耗损肺胃阴津，肾气亏虚，固摄失常，肝胆枢机不利，湿热蕴结；脾虚健运失常，痰湿蕴肺；心气不足，久病入络，瘀血痹阻所致。舌质暗红，苔薄白微黄，脉滑为气阴两虚，痰湿蕴结之象。因此，本例病机为气阴两虚，痰湿蕴结证，病位在脾、肾，故本病证应属消渴之中、下消，即脾肾不足证。治疗以调和营卫、祛湿化痰为主。方选桂枝加厚朴杏仁加小陷胸汤加减。方中桂枝、白芍、干姜、大枣调和营卫，黄连、瓜蒌清热化痰，酌加厚朴行气，杏仁、射干宣肺止咳化痰，大黄泻热，赤芍养阴活血，制首乌补益肝肾。诸药合用，共奏调和营卫、祛湿化痰之功。二诊，治疗同前，原方加减续用。三诊，患者仍有咳嗽咯痰，汗出，失眠，诊之舌质暗红，苔腻微黄，脉弦滑，中药汤剂守原方桂枝加厚朴、杏仁，加黄、连酸枣仁清热除烦安神。10剂后，患者病证好转。

（赵庆 王倩 吴榆可）

医案21 消渴病肾病、眼病

罗某某，女，81岁，四川省泸州市江阳区人。

【初诊】2012年2月10日：素患糖尿病20余年，糖尿病肾病5年，精神欠佳，咽干、咽痛，咳嗽，痰黏难咯，口干、多饮，头晕，活动后心累、气紧，腰痛，双膝关节疼痛，双眼视力下降，左眼仅有光感，纳眠差，小便急，夜尿5～6次，大便5日未解。舌质淡红，苔白腻、中心泛黄，少津，结脉。

【辨证】患者血糖升高伴咳嗽、咯痰、乏力、纳差，中医诊断：消渴病肾病，伴外感风寒。患者素体肥胖，嗜食肥甘厚味，湿热蕴结，阻滞脾胃，热伤中焦，耗损津液，阴虚燥热，发为消渴；脾肾两虚，水湿不化，痰湿内阻，犯及胸阳；胸阳痹阻，气血不通，血脉瘀阻，心脉失养，故见心脉不一、强弱快慢不等，脉结或代。肾主水，司开阖；肾气不足，开阖失司，水液不循常道，泛溢肌肤，则水肿。久病耗气，正气亏虚，卫外不固，易感外邪，风寒之邪从皮毛、口鼻而入，寒邪袭肺，肺气失宣，故咳嗽、咯痰。气阴两虚，见纳差、乏力。综上，本病病位在脾、肺、肾，病机概括为气阴两虚、痰湿蕴结，病性以虚为主。治法：表里、上下同治；中药汤剂予麻黄汤散寒解表，合参芪地黄汤益气温阳治下。

处方：党参 20 g，黄芪 20 g，生地黄 20 g，山药 10 g，茯苓 20 g，泽泻 20 g，白术 30 g，麻黄 12 g，桂枝 12 g，杏仁 10 g，甘草 6 g。中药 6 剂免煎剂，每天 1 剂，调水取汁 300 ml 分 3 次服。

【二诊】2012 年 2 月 16 日：咳嗽，咯痰，腰痛好转，腹胀，大便干结，舌质淡红，苔白腻，少津，结脉。为风寒渐散，痰湿瘀血互结较重，治疗宜益气养阴、活血化瘀、通腑泄浊，上方调整加大黄、厚朴、半夏为治。

处方：党参 20 g，黄芪 20 g，生地黄 20 g，山药 10 g，茯苓 20 g，大黄 10 g，厚朴 20 g，半夏 15 g，麻黄 12 g，桂枝 12 g，杏仁 10 g，甘草 6 g。中药 3 剂，每天 1 剂，调水取汁 300 ml，分 3 次服。

【三诊】2012 年 2 月 22 日：纳眠尚可，小便正常，大便通，诸症减轻，血糖、血压控制尚可，舌质微红，苔白微腻，遵从益气养阴、活血化瘀、清热利湿，上方调整减去止咳药物，加黄连。

处方：黄芪 60 g，熟地黄 30 g，牡丹皮 15 g，山萸肉 30 g，猪苓 30 g，茯苓 45 g，盐泽泻 30 g，陈皮 15 g，酒大黄 5 g，黄连 15 g，炙甘草 10 g，大枣 30 g，麻黄 20 g。中药 10 剂，每天 1 剂，煎药机煎药取汁 450 ml，分 3 次服。

【四诊】2012 年 3 月 3 日：精神可，咳嗽逐渐缓解，仍有心累、口干、口渴不适，饮食欠佳，睡眠可，小便通畅，大便约 3 日 1 次，双下肢轻度凹陷性水肿。舌质红，苔黄，结脉。气阴两虚，湿热蕴结，中药汤剂予参芪地黄汤加减以益气养阴、清热利湿。

处方：生地黄 12 g，山萸肉 12 g，山药 15 g，麦冬 15 g，天花粉 15 g，黄芪 20 g，当归 12 g，粉葛 30 g，升麻 12 g，柴胡 12 g，茯苓 15 g，法半夏 8 g，人参 10 g。中药 10 剂，免煎颗粒，每天 1 剂，分 3 次温服，开水冲服。

门诊随访，病情稳定，继续西医降糖等药物治疗。

●按语

糖尿病肾病是现代医学病名，糖尿病属中医学"消渴"范畴，中医文献中虽无糖尿病肾病的病名记载，但是却有关于"消渴"并发水肿的记载。《圣济总录》指出："消渴病久，肾气受伤，肾主水，肾气虚衰，气化失常，开阖不利，能为水肿。"现代医家多认为本病属中医肾消、下消范畴。大多学者通过此型的深入研究，认为其病位在肾，故把消渴病日久出现的水肿、胀满、尿浊、关格等统归类于消渴病肾病。中医学认为，消渴日久耗气伤阴，而导致气阴两虚；脾病及肾而致消渴病肾病。早期消渴病肾病是在消渴病基础上发展来的，消渴燥热伤津致气阴两虚而伤及脾肾，致脾气下脱，肾气开阖失司，固摄失权，水谷精微直趋下泄为小便而出，故脾肾气阴两虚是早期消渴病肾病产生的主要病机。此外，久病入络，或气虚不运，或阴精脱失，均可使血黏不畅而致瘀血。故在 2 型糖尿病中瘀血既作为病理产物，又是导致本病发生、发展的一个重要因素，且贯穿于本病的发展过程。从尿中出现微量蛋白直到终末期肾衰竭，在如此绵长的病程中出现的尿浊、水肿、胀满、关格等一系列表现均属于肾病范畴，而这种肾病是继发于消渴病，故中医定名为"消渴病肾病"较为合理。

本病的病机为消渴病治不得法，阴津持续耗伤，加之肾元禀赋有亏，终致真元虚损。肾水不足，肝木失养，肝肾阴虚，阴虚阳亢，肾元封藏无权，肾气不固，精微外泄，阴损及阳，阴阳两伤，水液停滞。病情继续发展，肾体劳损，肾用失司，气血俱伤，脾肾失养，血脉不活，浊毒内停，诸症蜂起。最终使肾元衰败，五脏受损，三焦受阻，升降失常，水湿泛滥，以气阴两虚，脾肾两虚为主，兼有瘀血内停，《医学心悟》曰："治下消者，宜滋其肾，兼补其肺……地黄汤"，故辨证治疗应以益气养阴，健脾补肾为法，兼以活血化瘀。故以加味参芪地黄汤为主要治方。

（李小军　吴榆可　江玉）

医案 22　消渴病肾病、瘿劳

马某某，男，69 岁，湖北潜江人。

【病史】患者 12 年前无诱因出现口渴、多饮、多尿、乏力，夜尿增多，体重减轻。查空腹血糖 12 mmol/L，餐后血糖 19 mmol/L，诊断为 2 型糖尿病。8 年前患者上述症状加重，查空腹血糖 17 ~ 18 mmol/L，餐后 2 小时血糖 20 mmol/L。7 月前无诱因出现双侧踝关节凹陷性水肿，水肿逐渐加重，伴双侧手足麻木，劳力性心累气促。1 月前水肿症状加重，出现全身水肿、阴囊水肿，伴少尿，动辄心累气促，纳差、腹胀、少尿等症就诊。查尿素氮 20.5 mmol/L，血肌酐 300 μmol/L，血红蛋白 83.7 g/L，糖化血红蛋白 9.6%。肝功能：血浆白蛋白 28.6 g/L。甲状腺功能：甲状腺激素：1.75 pg/ml，血清游离甲状腺素 0.41ng/dl，促甲状腺激素 >100 μIU/ml，心脏彩超提示左房增大。中医诊断：消渴病肾病，瘿劳；西医诊断：糖尿病肾病，甲状腺功能减退症。

【初诊】2012 年 3 月 22 日：口渴、多饮、多尿、消瘦，乏力，双眼视物模糊，全身重度水肿，少尿，劳力性心累气促，舌质淡，舌体胖大，苔白腻，脉沉弦。

【辨证】患者以口渴、水肿、面色无华、血肌酐升高为表现，中医诊断为消渴病肾病。患者平素饮食不节，嗜肥甘厚味、辛辣食物，湿热蕴结中焦，损伤脾胃，津液水湿运化失常，肝肾不足，脾肾气虚，日久阴津伤损，阴虚燥热，发为消渴；脾胃受损，脾胃受燥热所伤，胃火炽盛，脾阴不足，火热伤津则口渴多饮；消渴日久，脾肾俱损，阴损及阳，脾肾阳虚，水液运化失常，泛溢肌肤则症见下肢及颜面水肿；脾气亏虚，气血生化乏源则症见面色无华，肾阳温煦失司则四肢不温，瘀阻络脉，则见肢端麻木。舌质淡，舌体胖大，苔白腻，脉沉弦为阳虚水停征象。病机为脾肾阳虚，水湿停聚，病性属本虚标实。病位在肝、脾、肾，治疗宜温阳补肾，利水渗湿，选方桂附地黄汤合真武汤。静脉输注灯盏花素、舒血宁注射液活血化瘀通络。西医治疗：正规西药胰岛素降糖控制血糖，甲状腺素补充替代治疗。

处方：白附片（先煎）15 g，茯苓30 g，白术30 g，山药60 g，赤芍30 g，干姜30 g，盐泽泻70 g，烫水蛭6 g，大腹皮15 g，黄芪90 g，木香10 g，酒大黄20 g。中药4剂，每天1剂，水煎取汁300 ml，分3次服。

【二诊】2012年3月27日：患者诉腹胀，气紧较前有所缓解，小便600 ml/d，纳眠差，大便4日未解。查体：口唇紫绀，呼出尿素气味。颜面水肿，中度贫血貌，睑结膜苍白，左眼球结膜出血，左眼眶可见皮肤瘀斑，胸廓无畸形，胸壁水肿，双下肺叩诊浊音，语颤减弱，呼吸音减低，未闻及干湿啰音。以温阳利水、攻下泻浊为法，稍效，守方调整加木香、枳壳配大黄理气通腑泄浊。

处方：茯苓30 g，白术30 g，山药60 g，白附片（先煎）30 g，赤芍30 g，干姜30 g，盐泽泻70 g，烫水蛭12 g，大腹皮15 g，黄芪90 g，酒大黄20 g，木香10 g，麸炒枳壳10 g。中药3剂，每天1剂，水煎取汁300 ml，分3次服。

【三诊】2012年4月2日：患者诉腹部胀满有所缓解，仍活动后心累、腹胀，纳差，眠可，大便通，小便量1 300 ml/d。血糖：空腹12.2 mmol/L，餐后20.1 mmol/L，嘴唇仍紫绀，睑结膜苍白，颜面轻度水肿，胸腹壁无水肿，双肺未闻及湿啰音及哮鸣音，右下肺呼吸音减低，腹部软，移动性浊音阳性，双下肢中–重度水肿，按之如泥，右侧更甚。以温阳利水，补益脾肾为法，中药汤剂给予真武汤加减。调整胰岛素用量。

处方：茯苓皮30 g，白术30 g，山药60 g，白附片（先煎）30 g，赤芍30 g，盐泽泻70 g，大腹皮15 g，黄芪90 g，酒大黄20 g，生地黄30 g，粉葛

30 g，太子参30 g，当归12 g，麸牵牛子15 g。中药10剂，每天1剂，水煎取汁300 ml，分3次服。

【四诊】2012年4月12日：患者诉腹胀、心累减轻，纳差，眠可，大便稀溏，小便量2 000 ml/d。嘴唇仍紫绀，睑结膜苍白，颜面及下肢无水肿。水肿明显消退，治疗有效，继续以温阳利水，补益脾肾为法，中药汤剂继续真武汤合肾气丸加减，大黄减量。血糖：空腹10 mmol/L，餐后14 mmol/L。

处方：茯苓30 g，白术30 g，山药60 g，白附片（先煎）30 g，赤芍30 g，盐泽泻30 g，黄芪90 g，酒大黄6 g，生地黄30 g，粉葛30 g，山茱萸30 g，当归12 g，人参15 g。中药10剂，每两天1剂，水煎取汁300 ml，分3次服。

【五诊】2012年4月30日：患者偶感风邪出现咳嗽，咯痰难出，偶有黄色黏痰，心累，腹胀消失，二便正常。口唇轻度发绀，睑结膜较前红润，胸廓无畸形，胸壁无水肿，双肺呼吸音粗，双肺底可闻及少量湿啰音，腹软，腹壁无水肿，双下肢水肿消退。舌质暗红，苔白微腻，脉浮滑。阳气渐复，水饮渐去，外感风邪，肺失宣降，治法：宣肺止咳化痰，方选麻杏石甘合二陈汤加减。

处方：炙麻黄12 g，燀苦杏仁12 g，石膏（先煎）30 g，瓜蒌皮30 g，酒黄芩15 g，蜜款冬花15 g，蜜桑白皮15 g，桔梗10 g，法半夏12 g，陈皮12 g，茯苓皮30 g，酒川芎15 g，生大黄15 g，炙甘草10 g。中药3剂，每天1剂，水煎取汁300 ml，分3次服。

【六诊】2012年5月4日：患者神志清，精神可，诸症好转，仅见双下肢（脚踝及以下）轻度水肿，大便已解，小便1500 ml/d。查体：口唇轻度发绀，睑结膜红润，胸廓无畸形，双肺呼吸音粗，未闻及干湿啰音，腹软，腹壁无水肿，脚踝及以下轻度水肿。舌质胖嫩，苔白腻，脉沉弦。患者年老脾肾阳虚，气化无权，水气易反复，温肾健脾，化气行水调理为佳，方用参芪合肾气丸常服。

处方：黄芪120 g，白术60 g，陈皮12 g，法半夏15 g，人参15 g，姜厚朴20 g，茯苓45 g，黄连20 g，山茱萸60 g，生大黄15 g，附片30 g。中药10剂，每三天1剂，水煎取汁600 ml，分3次服。

●按语

在祖国医学中，糖尿病肾病既属"消渴病"范畴，又属"肾病"范畴，故被称为"消渴病肾病"。甲状腺功能减退症属"瘿劳"范畴，根据消渴病肾病与瘿劳合并症的临床表现而言，又把它归入"水肿""消渴""肾消""眩晕""腰痛""虚劳""癃闭"及"瘿病""瘿瘤""劳瘿""忧瘿""泥瘿"等范畴。消渴病久，由于阴损及阳，阳虚则不能化气行水，易致水湿内停。加上贯穿糖尿病肾病始终的瘀血，出现阳虚兼有血瘀的少阴阳虚证。常见尿少、尿浊、肿满、畏寒、倦怠乏力，甚至关格等表现。与《伤寒论》少阴病篇的"少阴之为病，脉微细，但欲寐"的少阴病阴阳两虚以阳虚为主的病机相符。故将糖尿病肾病临床期与《伤寒论》少阴病相结合，采用以温阳活血利水法为代表的加味真武汤。《圣济总录》指出"消渴病久，肾气受伤，肾主水，肾气虚衰，气化失常，开阖不利，能为水肿"。临床发现该病Ⅰ、Ⅱ期多为肾阳虚衰夹瘀型，并常见于中老年糖尿病肾病患者。本病之瘀血是在肾阳虚衰的基础上发展而成的，肾阳虚衰同时兼有肾阴之不足，致肾气阴两虚与瘀血内结，使本病迁延不愈。根据上述认识，拟定加味真武汤，以治肾为主，重视活血化瘀。真武汤来源于《伤寒论》，为温阳利水之名方，主治各类阳虚水泛证。方中附子为君药，味辛，大热，温壮肾阳、散寒、促肾化气行水；白术健脾燥湿、利水渗湿；赤芍为佐药，利小便而益阴，且调和附子的燥烈之性；干姜辛温，助附子温阳散寒，又合白术宣散水湿。全方共奏温阳散寒、化气利水之功效。笔者在真武汤基础上加入了黄芪、大腹皮、酒大黄、泽泻、山药、木香几味中药，黄芪归脾肾，利尿降压；酒大黄活血祛瘀；泽泻归膀胱、肾经，利水渗湿泄热；木香行气，既可加强活血，又可加强利水作用。

本病案消渴伴瘿劳，临床较为常见，病机在肾，肾藏精，为先天之本，在疾病发展过程中一系列表现均与肾有关。初期阴虚燥热，中期气阴两虚，湿热兼痰浊，后期阳阳两虚，寒水搏结，络脉瘀阻，血瘀停着贯穿其进展的全程，发展到后期，则在气阴两虚的基础上累及脾肾，导致肾不主水，脾失健运，故而引起水湿之证。患者出现阳气虚衰的证候，故而该阶段以脾肾阳虚为主要病机，其中脾肾阳虚是本，水湿内聚为标。辨证施治、标本兼治是治疗的契机，故采用健脾益肾、温阳利水、活血通络、通腑泄浊治法，多方合用，方能奏效。

（郑春梅　胡琼丹　江玉）

医案 23　消渴病

牟某某，男，66 岁，四川省合江县人。

【病史】患者 6 年前因感冒后出现口渴、多饮、多尿，每日饮水量约 2 000 ml，夜尿 3 ～ 4 次，测空腹血糖 9.5 mmol/L 左右。1 周前患者因受凉后出现口渴、多饮、多尿复发加重，伴四肢乏力、发热、汗出、嗜睡等症，测空腹血糖 14 mmol/L。

【初诊】2013 年 6 月 24 日：口渴、多饮、多尿，伴四肢乏力、发热、汗出、嗜睡，不伴头晕、头痛、心悸、恶心、反酸、嗳气等不适。有明确糖尿病病史。舌质淡红，苔薄黄少津，脉弦细。

【辨证】结合舌、脉、症，四诊合参，该患者以口渴、多饮、多尿、消瘦为主要表现，属于祖国医学"消渴"范畴。因患者久病，气阴耗伤，脾气亏虚不能运化水湿，痰湿内阻；胃阴亏虚，胃津耗伤，故口渴、多饮；肾气不足，肾失封藏，故多尿。舌质淡红，苔薄黄少津，脉弦细属气阴两虚之征象。病机为气阴两虚，病位在脾、肾、肝，病性属本虚标实。方选玉女煎加减。正规口服降糖药物治疗。

处方：生石膏 30 g，生地黄 20 g，知母 10 g，茯苓 30 g，酒黄芩 10 g，陈皮 12 g，炒栀子 10 g，丹参 10 g，酒川芎 12 g，甘草 6 g，中药免煎剂 4

剂，每天 1 剂，调水，取汁 300 ml 分 3 次服。

【二诊】2013 年 6 月 28 日：患者精神尚可，无特殊不适。舌淡红，苔薄黄，脉细，空腹血糖 6.8 ～ 7.4 mmol/L，餐后血糖 7.5 ～ 11 mmol/L。血糖、血压稳定。证属气阴两虚之征象，方选玉女煎加减清热养阴。

处方：生石膏 30 g，生地黄 20 g，知母 10 g，茯苓 30 g，酒黄芩 10 g，陈皮 12 g，炒栀子 10 g，丹参 10 g，酒川芎 12 g，甘草 6 g。中药免煎剂 10 剂，每天 1 剂，调水，取汁 300 ml 分 3 次服。

患者病情稳定，血糖控制在正常范围，继续上方调整治疗。

●按语

糖尿病属于中医"消渴"范畴。中医文献对消渴病的记载比较丰富，如《黄帝内经》有"消瘅""肺消""膈消""消中"等，《素问·奇病论》曰："此人必数食甘美而多肥也，肥者令人内热，甘者令人中满，故其气上溢，转为消渴。"《素问·气厥论》则有"肺消者饮一溲二，死不治"及《灵枢·五变》有"五藏皆柔弱者，善病消瘅"。汉代张仲景在《金医要略》中有"男子消渴，小便反多，以饮一斗，小便一斗……"在《外台秘要》记载了"渴而饮水多，小便数，有脂似麸片甘者，皆是消渴病也"。消渴病的病因病机比较复杂，其中胃肠热结、耗伤津液是消渴发病的主要机理之一，如《素问·阴阳别论》谓："二阳结谓之消。"汉代张仲景《金匮要略》将消渴病发病机理归结于胃热肾虚，认为"营气不足，燥热内生""胃热亢盛，耗伤津液"，并有消渴并发肺痿等证的记载。宋代王怀隐等在《太平圣惠方·三消论》依据《外台秘要》所论明确提出了"三消"一词，谓："夫三消者，一名消渴，二名消中，三名消肾。"为后世上、中、下三消划分提供了依据，同时详细描述了"三消"的证型特点及治法方药。金元时期刘河间、张子和等发展了三消理论，提倡三焦燥热学说。明代进一步强调脾肾不足，肾阴亏虚、脾阴不足是消渴病发病的重要机制，代表医家有戴元礼、楼英、李木延、赵献可、周慎斋等。

本病日久，燥热不除伤津，必致气耗，气阴耗伤，且食入之物质不能化生气血而多从小便排出，精微物质日渐消耗，本有阴精亏损，气失之化生基础，日久必虚，气虚化生无权，阴精更少，遂成气阴两伤之候。脾气亏虚不能运化水湿，痰湿内阻；胃阴亏虚，胃津耗伤，故口渴多饮；肾气不足，肾失封藏，故多尿。病机为气阴两虚，病位在脾、肾、肝，病性属本虚标实。故治疗采用清胃热补肾阴的方法。《脾胃论》中云："脾胃气虚，则下流于肾，阴火得以乘其土位"，说明肾与胃之间存在相辅相克的关系。根据肾胃这一辨证关系，以玉女煎加减清胃热，滋肾阴和活血化瘀的功效，对本病有很好的针对性。方中石膏、知母清阳明有余之火为君；地黄补少阴不足之水，茯苓健脾，利水渗湿，具有"养阴清胃泻火以除阴虚内热"的药效，同时方中又加入大量活血化瘀之品，共奏其效。胃气畅通无阻，则胃自然发挥其水谷之海的作用；脾胃腐熟、运化无碍则水谷精微不断；水火既济，肾阴得补，精气不泻，各病也更易痊愈。

（郑春梅　胡琼丹　江玉）

医案 24　消渴病、经络痹病

欧某某，女，66 岁，四川省泸州市人。

【病史】患者 11 年前出现口渴、多饮、多尿，每日饮水量约 1 000 ml，伴多食易饥，小便量多，测得空腹血糖 17 mmol/L。5 年前无明显诱因出现双下肢水肿，足踝部甚，按之凹陷，伴双下肢麻木不适，时有针刺样疼痛。1 月前再次出现多饮、多食、多尿、麻木症状加重，伴头昏不适，偶有头痛，活动后心累，体重下降约 20 kg 就诊。

【初诊】2012 年 8 月 1 日：头昏，乏力，多食易饥，消瘦，口渴，多饮，多食，多尿及双下肢麻木，不伴突眼、烦躁易怒及胸闷、胸痛。舌尖红，苔剥脱，脉沉细。空腹血糖 15 mmol/L。血压 172/98 mmHg。

【辨证】四诊合参，该患者以口渴多饮、多尿、多食，消瘦为主症，属于祖国医学"消渴"范畴。因患者久病，脾胃损伤，脾虚生化乏源，日久则见消瘦；胃阴亏虚，胃津耗伤，故口渴多饮；胃火炽盛，腐熟水谷力强，所食之物随火而化，故易饥多食；肾气不足，肾阴亏虚，膀胱气化不利，故多尿。综上，本病病机为气阴两虚，气虚血瘀，胃热炽盛；病位在脾、肾，病性属本虚标实。治疗：益气养阴，清胃生津，方选玉女煎合桃红四物汤加减。西医诊断：2型糖尿病、高血压病3级。长效胰岛素兼口服降糖药物调整血糖，左旋氨氯地平片、氯沙坦等降压治疗。

处方：石膏30 g，知母10 g，麦冬10 g，茯苓30 g，太子参15 g，桃仁20 g，红花20 g，赤芍20 g，白术10 g，甘草6 g，炒麦芽15 g，大黄6 g，夏枯草30 g。中药4剂，每天1剂，水煎取汁300 ml，分3次服。

【二诊】2012年8月5日：患者诉头昏、乏力，伴呕吐，大便干结，血压172/98 mmHg，口苦，口干心烦，面红，舌质淡暗，苔少，脉弦细，辨证属气阴两虚，予玉女煎合桃红四物汤加减益气养阴、活血化瘀。

处方：石膏30 g，知母10 g，天花粉10 g，北沙参10 g，麦冬10 g，生地黄30 g，茯苓30 g，白术10 g，桃仁20 g，红花15 g，酒川芎12 g，酒大黄12 g，枳实15 g，夏枯草30 g，甘草6 g。中药4剂，每日1剂，水煎取汁300 ml，分3次口服。

【三诊】2012年8月10日：患者诉无头昏，双下肢仍麻木、乏力，但较前缓解，左下肢活动稍受限，左上臂疼痛，活动加重，无恶心、呕吐、腹痛、腹泻，纳眠可，大便未解。舌淡暗，苔薄白，脉沉细。中医辨证属气阴两虚，瘀血阻络，继续守方10剂；金黄散外敷左上臂通络止痛，中药汤剂桃红四物汤加减浴足活血化瘀通络。血糖、血压下降至正常范围。

处方：当归20 g，酒川芎20 g，赤芍20 g，燀桃仁20 g，红花20 g，伸筋草30 g，桂枝20 g，细辛9 g，川木通15 g，鸡血藤30 g，川牛膝20 g，威灵仙30 g，地龙20 g，黄芪30 g，生地黄30 g。中药6剂，每天1剂，煎药机煎药，取汁500 ml浴足。

【四诊】2012年8月20日：患者今晨轻度头昏，左上臂疼痛明显减轻，双下肢乏力、双足麻木有所缓解，大便已解，舌淡红，苔薄白，少许剥脱，脉沉细，中医辨证属脾肾气虚，继续香砂六君子汤加减健脾益气。

处方：木香12 g，砂仁9 g，太子参20 g，茯苓30 g，白术20 g，炒麦芽30 g，生大黄9 g，枳壳10 g，玉竹10 g，山茱萸20 g，葛根30 g，桃仁30 g，酒川芎12 g，甘草6 g。中药10剂免煎剂，每天1剂，泡水，取汁300 ml，分3次服。

上方调治2月余，患者诉乏力、多饮、多食、多尿及下肢麻木明显好转，余无其他不适。

●按语

本病属祖国医学"消渴"范畴，主要表现为多饮、多食、多尿和体重减轻。初期以燥热为主，病在中焦脾胃，病程较长者迁延伤阴，导致阴虚阳亢。由于本病系肾阴精不足，虚火游离，上灼肺胃所致，阴虚燥热，互为表里。内热是其主要病机，同时伴有阴虚和瘀血，病理属性为本虚标实，其病位在肺、胃、肾。《黄帝内经》认为"精气并与脾，热气留于胃，胃热则消谷，谷消故善饥"，此为中消多食之因。气虚则津液转输失常，津停血阻，阴虚生内热，虚火灼津熬血，势必"因虚致瘀"。《金匮要略·虚劳病》明确提出，消渴病属虚劳病精血亏虚证。原文说："男子面色薄者，主渴及亡血"。消渴久病伤及肝肾，经络瘀阻，气血不能达于四肢，肌肉筋脉失于濡养，以致肢体麻木不仁，疼痛，手足痿软。遵循"谨守病机"和"因人制宜"的原则。方选玉女煎合桃花四物汤加减。玉女煎最早见于《景岳全书》之"新方八阵"，其用药讲究，方中之药各有功效而又互为补充，清胃热的同时联合补肾之阴虚，滋养胃中元气，促进胃之和降。相关研究表明，消渴之胃热炽盛证，即2型糖尿病病因复杂，中医认为其病在中焦，久之可迁延伤阴；玉女煎加减方具有清胃热、滋肾阴和活血化瘀的功效，对本病有很好的针对性。方中石膏、知母清阳明有余之火为君，佐以麦冬清热养阴，太子参益气养阴，用为佐使。诸药配伍，共奏清胃热、滋肾阴之功。清热与滋阴共进，虚实兼治，加入大量活血化瘀之品的桃红四物汤，共奏其效。桃仁、红花、赤芍活血化瘀，补血活血，诸药合用，是治疗"消渴"类病症的常用中药。复诊考虑到脾肾气虚，方选香砂六君子汤加减健脾益气。糖尿病的发生，与体质因素关系最为密切，脏腑中肾、脾的损伤至为关键，因此重在调理脾肾。

（郑春梅　胡琼丹　江玉）

医案 25　消渴病、眼病

杨某某，男，63 岁，四川泸州市蓝田镇居民。

【病史】患者 10 余年前体检发现血糖升高，无口干、多饮、多尿、四肢麻木、视物模糊等症状。1 年前无明显诱因出现视物不清，无畏光、流泪、重影。1 月余前在上述症状基础上出现左上肢麻木，口干、多饮，头晕，尿量正常就诊。空腹血糖 8.8 mmol/L，餐后血糖 10.2 mmol/L，小便常规正常。

【初诊】2015 年 10 月 21 日：患者口干、多饮，视物模糊，左上肢麻木，饮食可，睡眠尚可，二便正常，舌质暗红，苔薄白微黄，脉滑。

【辨证】患者以口干、多饮、视物模糊、肢体麻木为主症，血糖高，中医诊断消渴病。患者因饮食不节，嗜食肥甘厚腻，长久致脾胃受损，燥热内生，阴虚燥热发为消渴，燥热耗损肺胃阴津，则见口干、多饮。脾健运失常，气血生化乏源，气血亏虚，肢体失荣，症见肢体麻木。湿热蕴结中焦，肝胆枢机不利则见口苦咽干。舌质暗红，苔薄白微黄，脉滑为气阴两虚、湿热蕴结之象。病位在脾、肾，病机为气阴两虚、湿热蕴结，病性属虚实夹杂。方选参芪地黄汤合葛根芩连汤加减以益气养阴，清热除湿。继续口服降糖药物。

处方：党参 20 g，黄芪 30 g，山药 30 g，山萸肉 15 g，制黄精 15 g，白术 10 g，茯苓 15 g，牡丹皮 10 g，泽泻 15 g，当归 10 g，酒川芎 10 g，白芍 20 g，葛根 40 g，黄芩 15 g，黄连 30 g，炙甘草 10 g。中药 6 剂，每天 1 剂，水煎取汁 450 ml，分 3 次服。

【二诊】2015 年 10 月 26 日：视物模糊、左上肢麻木如前，口干、口苦，饮水减少，空腹血糖 8 mmol/L，餐后血糖 9.4 mmol/L。舌质暗红，苔薄白，脉弦滑。辨证为气阴两虚，湿热蕴结，守方微调。

处方：党参 20 g，黄芪 30 g，山药 30 g，山萸肉 15 g，制黄精 15 g，白术 10 g，茯苓 15 g，牡丹皮 10 g，泽泻 15 g，当归 10 g，酒川芎 10 g，白芍 20 g，葛根 40 g，黄芩 15 g，黄连 20 g，炙甘草 10 g。中药 10 剂，每天 1 剂，水煎取汁 450 ml，分 3 次服。

【三诊】2015 年 11 月 10 日：视物模糊，左上肢麻木，腰痛，右下肢肌肉胀痛、麻木、烧灼感，舌质暗红，苔薄白，脉弦滑；辨证为气阴两虚，气虚血瘀，络脉痹阻。湿热去除，气虚血瘀显露，中药汤剂予参芪地黄汤合四物汤益气养阴，活血化瘀。加川乌温经通络、开痹止痛，治疗神经、血管病变等。

处方：党参 20 g，黄芪 30 g，山药 30 g，山萸肉 30 g，茯苓 15 g，泽泻 15 g，酒川芎 10 g，赤芍 30 g，葛根 40 g，黄连 30 g，川乌（久煎）15 g，炙甘草 10 g。中药 6 剂，每天 1 剂，煎药机煎药，取汁 450 ml，分 3 次服。

● 按语

本病属于中医学"消渴"范畴，有视物模糊及肢体麻木等并发症。针对消渴病病机，中医学认为糖尿病主要是阴虚为本，燥热为标，叶天士在《临证指南医案》中就提出阴虚为本，燥热为标，已经得到众多医家的肯定。其病机发展规律为：燥热伤津耗气—阴虚或气虚或气阴两虚—阴阳两虚。消渴病变的部位与五脏均有关，但主要在肺、脾、肾，尤以治肾为重。《石室秘录》载："消渴之证虽分上中下，而以肾虚致渴，则无不同也。"消渴之病，若迁延日久不愈，常可累及五脏，致精血枯竭，阴阳俱衰，燥热内蕴而诸生百证。本案消渴并发周围神经、血管病变，主要病机为气阴两虚、湿热蕴结，病性属虚实夹杂。病情日久，阴损及阳，肾阴阳俱虚，脾阳失之温煦；脾肾不足，一方面水湿停滞，痰、瘀、湿积聚体内，这些病理产物能化生毒邪，损伤肾络；另一方面脾肾亏虚，精微不固，气血不生，乃本虚标实之证。可见早期的病机特点为气阴两虚为本，痰、湿、瘀阻于肾络，治疗上应以益气养阴为本，化痰、除湿、活血为标，久病入络，或气虚不运，或阴精脱失，均可使血黏不畅而致瘀血，以气阴两虚，尤为脾肾两虚为主，兼有瘀血内停，则可致视物模糊，眼底出血；久病入络，肢体络脉血瘀，故可见肢体麻木疼痛。辨证治疗应益气养阴，健脾补肾，兼活血化瘀。参芪地黄汤是在经方六味地黄丸的基础上，根据辨证论治的原则，灵活加减而组成的方药。方中以党参补中、益气、生津，黄芪甘温，入手足太阴气分，补气止消渴，前世医家用之甚多，助党参之大补脾肺之气，益气养阴，二者共为君药。参芪补益肺脾之气，使肺、脾、肾三脏均得其助。参芪甘平微温之品，益气亦可补血，强壮体质，改善全身状态。山茱萸滋阴涩精，山药甘平，入肺、脾、肾三经，补脾阴之力著。明代周慎斋有"脾阴不足，重用山药"之语。山药与黄芪配合，气阴兼顾，补脾功用益彰。泽泻清泻肾火，葛根、黄芩、黄连与牡丹皮清泻湿热、降糖，并制山茱萸之温，茯苓、白术健脾益气，渗湿利水，以助山药之健运，川芎活血通络。在补益药物之中配以活血祛瘀药，可使补益药物无滋腻壅满之弊，使其充分发挥其作用。本方标本兼顾，全方共奏益气养阴、活血通络、利水化湿之功。再加以葛根芩连汤清利阳明湿热，兼升阳明清气。三诊湿热去除，血糖正常，口干、口苦消失，消渴并发周围神经、血管病变突出，中医辨证气阴虚血瘀，络脉瘀滞，玄府痿痹，守方加减参芪地黄汤合四物汤益气养阴，活血化瘀，荣养络脉，更加川乌温经通络止痛。

（胡琼丹 吴榆 可江玉）

医案 26 消渴病肾病

赵某某，男，55岁，四川省泸州市纳溪区居民。

【病史】患者于12年前无明显诱因出现头昏，不伴口干多饮、多食、多尿，查空腹血糖约为 9 mmol/L。6 天前查尿常规：尿蛋白 ++，尿糖 +-；糖化血红蛋白 7.8%；血脂：甘油三酯 7.2 mmol/L；空腹血糖 12 mmol/L。诉口苦，头昏，解泡沫尿等前来就诊。

【初诊】2016 年 3 月 9 日：晨起口苦，口干，轻微头昏，解泡沫尿。舌质淡红，苔白腻，少津，脉弦。

【辨证】患者以反复头昏、泡沫尿为主要表现，无典型口干多饮，多食，消瘦等症，为常见 2 型糖尿病发病特点，但结合血糖升高，仍按中医诊断"消渴"。患者先天禀赋不足，后天饮食不节，嗜甜食，损伤脾胃，脾肾气虚；脾气虚，津液水湿运化失常，郁而化热，湿热蕴结中焦，热伤津液，郁而化热，发为消渴；脾失健运，湿浊内生，清阳不升则见头昏；肾气虚，不能固摄，精微物质自小便而出，故尿中有泡沫。本病病位在脾、肾，病机为气阴两虚、湿浊内蕴，病性属虚实夹杂。治疗宜益气养阴，健脾益肾，久病必瘀，辅以活血化瘀，中药汤剂予以玉女煎合桃红四物汤加减。西医诊断：2 型糖尿病，糖尿病肾病；治疗：瑞格列奈控制血糖，如若血糖过高配合胰岛素治疗。

处方：生石膏 30 g，知母 10 g，麦冬 10 g，北沙参 20 g，生地黄 20 g，桃仁 20 g，红花 10 g，赤芍 20 g，玉竹 10 g，甘草 6 g，生山楂 10 g，炒决明子 10 g，野菊花 10 g，荷叶 10 g。中药 6 剂，每天 1 剂，水煎取汁 300 ml，分 3 次服。

【二诊】2016 年 3 月 16 日：晨起口苦减轻，头昏，泡沫尿有好转。舌质淡红，苔白腻，少津，脉弦。尿蛋白定量 569 mg/24 h，空腹血糖 11 mmol/L。患者因拒绝胰岛素治疗，继续上方加减治疗。

处方：生石膏 30 g，知母 10 g，麦冬 20 g，北沙参 20 g，生地黄 20 g，桃仁 20 g，红花 10 g，赤芍 20 g，玉竹 20 g，甘草 6 g，生山楂 15 g，炒决明子 10 g，野菊花 10 g，黄芪 30 g，桂枝 15 g。中药 10 剂，每天 1 剂，水煎取汁 300 ml，分 3 次服。

上方调治 2 月，病情稳定，尿蛋白减少到 100～200 mg/24 h，无特殊不适，病情稳定。

● **按语**

《灵枢·五变》指出"五脏皆柔弱者，善病消瘅"，消渴病多饮、多食、多尿及身体消瘦等三多一少症状为主症，基本病机都是由于阴虚燥热。燥热伤于肺，肺阴亏虚，则虚热灼津，津液不能上承则口渴多饮明显。中焦热盛，胃阴不足，虚火消食，则消谷善饥。下焦热盛，伤及肾阴，热迫膀化，见小便频数、量多或小便混浊如膏脂。

临床上，消渴病"三多一少"持续的时间多短暂，多数继以倦怠乏力和气短懒言为主要症状。因热邪炽盛，阴津损伤，化气不足，加上虚火灼气，耗气更多，病机向气虚的方向转化，继而进入气阴两虚的阶段。气虚日久，渐损及阳，而后出现阴阳两虚的病机转化。在病机的转化过程中，出现心、肝、脾、肺和肾五脏虚损的表现，但根本在脾肾，同时也可出现痰、湿、瘀等病理产物。因此，针对气阴两虚，以沙参、麦冬、黄芪益气扶正，显效再以玉女煎合桃红四物汤加减，滋阴清热，活血化瘀，标本兼治。

（郑春梅　胡琼丹　江玉）

医案27　消渴病、消渴病足病

郑某某，男，80岁，合江县居民。

【病史】患者于20年前无诱因出现多饮、多尿、夜尿增多、夜尿2~3次，多食易饥，无烦躁易怒、下肢水肿及视物模糊。查空腹血糖11 mmol/L，诊断为糖尿病。10月前出现左足第二足趾第一趾骨间关节内侧皮肤溃烂，经久不愈，溃烂处阵发性疼痛、渗液，伴足端苍白、发凉及颜色紫暗，左足跛行，不伴下肢水肿，无流脓、发热，经当地医院抗感染、降糖、扩血管等治疗好转。4月前无诱因出现纳差加重，厌油，身软乏力，无腹胀、腹痛等。现因上症加重前来就诊。

【初诊】2016年3月9日：患者多饮、多尿、夜尿增多，纳差，伴恶心、呃逆、乏力、身软乏力，大便干结，眠差。舌质红，苔黄腻，脉弦滑。

空腹血糖 10 mmol/L，餐后血糖 12 mmol/L，眼科会诊见眼底病变；肝功能、血常规正常；肌酐 156 μmol/L，尿素氮 16 mmol/L。西医诊断：糖尿病伴多并发症，糖尿病眼底病变，周围血管神经病变，糖尿病肾病，肾功能不全等。

【辨证】患者以多饮多尿、身软乏力、纳差为表现，血肌酐升高，中医诊断消渴病肾病。患者平素饮食不节，嗜肥甘厚味，辛辣食物，湿热蕴结中焦，损伤脾胃，津液水湿运化失常，肝肾不足，脾肾气虚，日久阴津伤损，阴虚燥热，发为消渴；脾胃亏虚，湿热中阻，症见纳差。迁延日久，气血耗伤，正虚邪恋，阴损及阳，阴阳两虚，阳气不能敷布温煦，致肢端阴寒凝滞，症见肢端苍白发凉。病机属气阴两虚、痰湿内蕴及脾肾气虚。病性属本虚标实。病位在肝、脾、肾。治疗：补益脾肾、祛风通络、活血化瘀；方选香砂六君子汤加减益气健胃。血糖控制不佳，但老年患者血糖不宜控制过低，以防低血糖发生，米格列醇适合肾功能不全、血糖不太高的患者。

处方：木香 10 g，砂仁（后下）10 g，薏苡仁 30 g，麸炒枳实 15 g，佛手 15 g，党参 20 g，山药 30 g，白术 30 g，干姜 20 g，鸡血藤 30 g，茯苓 10 g，盐菟丝子 30 g，酒大黄 20 g。中药 6 剂，每天 1 剂，水煎取汁 300 ml，分 3 次服。注意休息，忌肥甘厚味。

【二诊】2016 年 3 月 15 日：多饮、多尿，纳差，恶心、呃逆。高血压。舌质红，苔黄腻，脉弦滑。病情如前，效不更方，调整上方后加黄连清热燥湿安胃为治。

处方：木香 12 g，砂仁（后下）10 g，太子参 30 g，茯苓 30 g，白术 30 g，苍术 30 g，白芍 30 g，麦芽 30 g，干姜 30 g，黄连 15 g，大枣 10 g，甘草 10 g。中药 4 剂，每天 1 剂，水煎取汁 300 ml，分 3 次服。

【三诊】2016 年 3 月 19 日：食欲好转，无腹胀等，大便干燥，舌质红，苔黄腻，脉弦滑。中医辨证为脾肾气虚，治以补益脾肾，中药汤剂予香砂六君子汤加减。

处方：木香 12 g，砂仁（后下）10 g，太子参 30 g，茯苓 30 g，麸炒白术 30 g，麸炒苍术 30 g，白芍 30 g，炒麦芽 30 g，陈皮 10 g，酒黄连 8 g，大枣 10 g，黄芪 12 g，甘草 10 g。中药 6 剂，每天 1 剂，水煎取汁 300 ml，分 3 次服。

【四诊】2016 年 3 月 24 日：神清，双眼视物模糊，偶头晕，胃脘部不适，舌红苔黄腻，脉滑，考虑为肾气亏虚，故方用六味地黄丸加减以补益肾气，佐以明目之品。

处方：当归 12 g，党参 20 g，黄芪 30 g，生地黄 15 g，山萸肉 12 g，山药 15 g，牡丹皮 15 g，盐泽泻 12 g，升麻 12 g，柴胡 12 g，密蒙花 30 g，炒青葙子 30 g，莪术 12 g，酒川芎 12 g，甘草 6 g。中药 10 剂，每天 1 剂，水煎 450 ml，分 3 次服。

【五诊】2016 年 4 月 15 日：双下肢乏力，偶有咳嗽，咯白色黏痰，纳差，眠差，面色萎黄，二便调。辨证为气阴两虚、痰瘀阻络及脾肾气虚。治宜补益脾肾，除湿化痰，温阳化气，中药方剂予附子理中汤。

处方：桂枝 30 g，法半夏 20 g，附片 15 g，茯苓 45 g，白术 45 g，草豆蔻 20 g，干姜 20 g，砂仁 20 g，黄芪 30 g，盐泽泻 30 g，炙甘草 20 g。中药 10 剂，每天 1 剂，水煎取汁 300 ml，分 3 次服。

【六诊】2016 年 4 月 30 日：双下肢乏力较前有所缓解，已无咳嗽、咯黄色黏痰，纳可，眠佳，二便调，面色萎黄，舌质红，苔白，脉沉细。证属脾肾阳虚，应温中、补益脾肾，方选附子理中汤加减。

处方：桂枝 30 g，法半夏 20 g，制白附片 15 g，茯苓 45 g，白术 45 g，草豆蔻 20 g，干姜 20 g，砂仁 20 g，黄芪 30 g，盐泽泻 40 g，炙甘草 20 g。中药 10 剂，每天 1 剂，水煎取汁 300 ml，分 3 次服。

●按语

早在《黄帝内经》中就有"脾瘅"记载。《素问·奇病论》云："帝曰：有病口甘者，病名为何？何以得之？岐伯曰：此五气之溢也，名曰脾瘅。夫五味入口，藏于胃，脾为之行精气，津液在脾，故令人口甘也。此肥美之所发也。此人必数食甘美而多肥也，肥者令人内热，甘者令人中满，故其气上溢，转为消渴。"提出了肥甘厚味，脾不能为胃行精气，内热致消的机制。《素问·藏气法时论》曰："脾病者，身重善饥。"《灵枢·邪气脏腑病形》曰："脾脉微小为消瘅。"王叔和《脉经》曰："消中脾胃虚，口干饶饮水，多食亦脾虚。"赵献可《医贯·消渴论》曰："脾胃既虚，则不能敷布津液，故渴。"周之干《周慎斋遗书·渴》曰："盖多食不饱，饮多不止渴，脾阴不足也。"叶天士《临证指南医案》亦云："人之饮食入胃，赖脾气以运之，命阳以腐之，譬犹造酒蒸酿者然……"近代张锡纯也指出糖尿病是由于"元气不升，大气下陷，脾不散精"。

中医学认为脾为后天之本，气血生化之源，水谷精微的化生有赖于脾胃的收纳腐熟、运化转输。《素问·厥论》曰："脾主为胃行其津液者也。"脾脏运化散精的功能健全与否是糖尿病发生的关键。《灵枢·本脏》云："脾脆则善病消瘅易伤。"

本案考虑到脾气虚弱是病机关键所在，突出了"脾为后天之本"的思想在本病发生发展中的始动因素和关键作用，治疗上以健脾运脾扶脾为主，既切合病机又符合临床实际。方选香砂六君子汤益气健脾、行气消痞和活血化瘀。方用党参、黄芪补脾胃之气；白术健运脾胃，助消化；陈皮降气化痰；鸡血藤活血化瘀；木香辛散温通，化滞助运；砂仁理气和胃止呕。除脾虚外，肾虚也是本案病机关键。《灵枢·邪气脏腑病形》曰："肾脉……微小为消瘅"，张仲景注重下焦，发展了肾虚致渴一说。《金匮要略》言："男子消渴，小便反多，以饮一斗，小便一斗，肾气丸主之"，创肾气丸治下元不固之消，开创消渴补肾辨证论治的先河。王焘《外台秘要》云："消渴者，原其发动，此则肾虚所致"，推崇补肾为本的观点的医家较多，如明代张景岳、陈士铎和赵献可等。赵献可极力主张肾虚学说，在《医贯》中提出"治消之法，无分上中下，先治肾为急。"清代陈士铎在《石室秘录》也说："消渴之证，虽分上中下，而肾虚以致渴，则无不同也。故治消渴之法，以治肾为主，不必问其上中下之消也。"故复诊治肾，方选六味地黄汤及附子理中汤加减，切中病机。

（郑春梅 胡琼丹 江玉）

医案 28 消渴病肾病、痒疹

王某某，男，56岁，四川省泸州市龙马潭区人。

【病史】12年前患者无明显诱因出现多食易饥、消瘦，不伴多饮、多尿。偶测空腹血糖波动在 12 ~ 13 mmol/L，以口服降糖药物治疗，血糖控制佳。4年前，因饮酒及感冒后突然出现胸闷、气紧及双下肢凹陷性水肿，测得血肌酐 177 μmol/L，经正规胰岛素治疗后病情稳定，水肿消失，血肌酐正常。半年前患者双下肢水肿复发，伴腰酸痛，无颜面浮肿、尿量减少、心累、气促等不适。3天前，患者不明原因出现胸腹部鲜红色粟粒样丘疹，瘙痒就诊。

【初诊】2016年2月5日：患者口干，消瘦，腰酸痛，双下肢中度凹陷性水肿，胸、腹的鲜红色丘疹，瘙痒，抓痕，尿少黄，便秘，舌质暗红，苔白厚腻，中心泛黄，脉弦滑。

【辨证】患者以多食易饥、双下肢水肿、痒疹为主症，结合血糖、蛋白尿、血肌酐高，属中医"消渴病"范畴，诊断为消渴病肾病。消渴日久，脏腑虚衰，气阴两虚，湿浊蕴结。胃阴亏虚则见多食易饥，气虚不能推动津液、血液运行，湿浊、瘀血内生，湿浊泛溢肌肤，发为水肿、瘀血阻滞，痹阻经络，则见肢体麻木。气虚易感外邪，风湿浸淫血脉，致生疥疮，瘙痒不绝，舌质淡胖，苔白腻，脉浮滑，为气阴两虚，血瘀湿浊，风邪袭表之象。综上，本病病位在脾、肾，病机为气阴两虚、血瘀湿浊证，风邪袭表，病性为本虚标实。中医治疗：益气养阴，祛瘀化湿，养血祛风，清热燥湿，拟院内制剂肾舒胶囊；汤剂以消风散养血祛风，清热燥湿。继续胰岛素控制血糖，监测血糖，调整药物剂量。

处方：麻黄15 g，荆芥15 g，防风15 g，蝉蜕15 g，炒火麻仁15 g，苦参 20 g，麸炒苍术 15 g，茯苓 15 g，姜厚朴 15 g，羌活 10 g，酒川芎 15 g，炒蜂房 15 g，地肤子 15 g，白鲜皮 15 g，甘草 6 g。中药 6 剂，免煎剂，每天 1 剂，分 3 次服，开水冲服。

【二诊】2016 年 2 月 12 日：患者诉皮肤瘙痒较前减轻，双下肢凹陷性水肿，纳眠可，小便量多，约 3 000 ml，大便正常。查体：血压 156/76 mmHg，胸腹部丘疹数量较前有所减少，颜色较前变淡，高出皮肤，压之不褪色，双下肢水肿消退，舌淡胖，苔白腻，脉浮滑。辅助检查：24 小时尿蛋白定量 6 199.86 mg/24 h（总尿量 3 820 ml）；大便常规未见异常。中医辨证：气阴两虚、血瘀湿浊证，风邪袭表。急则治其标，中药汤剂予麻黄连翘赤小豆汤合荆防四物汤加减。

处方：麻黄 20 g，连翘 15 g，赤小豆 30 g，荆芥 15 g，防风 15 g，赤芍 30 g，当归 15 g，酒川芎 15 g，生地黄 15 g，蜜桑白皮 15 g，地肤子 15 g，炒蜂房 15 g。中药 4 剂，每天 1 剂，开水冲服，取汁 450 ml，分 3 次服。

●按语

糖尿病肾病属于中医的"肾消、消肾、水肿、尿浊"等范畴。本证因气虚不能推动津液、血液运行，湿浊、瘀血内生，如湿热不得表解，郁蒸于肺，失于通调水道之职，水气泛滥，可导致水肿。湿热熏蒸，还常见皮肤发痒等症，根据急者治标的治疗原则，方选麻黄连翘赤小豆汤合荆防四物汤加减治疗皮肤痒疾及水肿。

仲景论湿邪在表采用汗法治疗当用微汗之法，如《金匮要略·痉湿暍病脉证治第二》第 18 条曰："风湿相搏，一身尽疼痛，法当汗出而解，值天阴雨不止，医云此可发汗。汗之病不愈者，何也？盖发其汗，汗大出者，但风气去，湿气在，是故不愈也。若治风湿者，发其汗，但微微似欲出汗者，风湿俱去也。"邪在表当汗出而解，但不可太过，特别是挟有湿邪时尤当注意。湿为阴邪，其性黏腻，难以骤化。

《金匮要略》载："风水相搏，身体弥肿，汗出乃愈"，说明用宣肺发汗之法能治疗水肿之疾，开鬼门，洁净府，强调通腑的重要性。治宜宣肺渗湿利水，运用麻黄连翘赤小豆汤加减，麻黄连翘赤小豆汤证见于《伤寒论》第262条："伤寒，瘀热在里，身必黄，麻黄连翘赤小豆汤主之。"虽为《伤寒论》治疗湿热黄疸证的经典方剂，但现代中医运用本方并非以治身黄为主，广泛用于治疗肾疾病之水肿、皮肤瘙疾及过敏性疾病等。方中麻黄具有宣肺利水消肿作用，赤小豆具有利水作用，连翘具有清热解毒作用。此方不但可以解表散热，还可以发挥清热利湿解毒的效果，轻用麻黄以取微汗，令湿邪徐徐外出，湿去则热孤。

成无己《注解伤寒论》云："湿热相交，民多病瘅。瘅，黄也。伤寒为寒湿在表，发黄为瘀热在里，与麻黄连翘赤小豆汤除热散湿。"成氏所论主要认为本证为内外邪气杂合而成，内有瘀热，外来之邪或寒，或湿，或为温热之邪，不可圊之，因此本证中麻黄连翘赤小豆汤的使用与其病因病机不谋而合。

（郑春梅　胡琼丹　江玉）

医案 29　消渴病、肾囊肿

张某某，男，70 岁，泸州市江阳区居民。

【病史】发现血糖升高 2 年，发现肾囊肿 1 年。空腹血糖 9 mmol/L，口干、多饮、多尿、多食易饥、体重减轻，不伴烦躁易怒、心悸手抖、突眼、颈部肿大等症。1 月前复查彩超示右肾囊肿（7.1 cm×5.4 cm）。神志清楚，精神可，皮肤瘙痒，偶有心悸，活动后心累，尿淋漓不尽，大便正常。因右肾囊肿住院治疗。

【初诊】2017 年 4 月 12 日：口干、多饮、多尿、多食易饥，心悸，心累，下肢浮肿，尿淋漓不尽，舌质淡红，苔白，脉弦。空腹血糖 9.8 mmol/L，餐后 2 小时血糖 13.5 mmol/L，糖化血红蛋白 7.2%。

【辨证】中医诊断：消渴病、肾囊肿。患者久病耗伤气阴，气阴两虚，气虚不化，水湿停聚，水气凌心则见心累、气促，水湿聚于肾府，聚而成形，发为囊肿；气虚推动无力，精血不能濡养头窍脏腑与肌肤，故见皮肤瘙痒；舌质淡，苔白，脉弦，均为气阴两虚、湿浊内蕴之征象。病机为气阴两虚，湿热蕴结。治以益气养阴，活血化瘀，除湿泻浊，中药汤剂予参芪地黄汤合二陈汤加减益气养阴，清热除湿。西医诊断：2 型糖尿病，右肾肾囊肿。因无明确并发症，血糖不甚高，口服降糖药物治疗。

处方：党参 30 g，黄芪 60 g，生地黄 20 g，山药 30 g，牡丹皮 10 g，茯苓 20 g，盐泽泻 15 g，山萸肉 30 g，陈皮 15 g，法半夏 15 g。中药 4 剂，每天 1 剂，煎药取汁 450 ml，分 3 次服。

【二诊】2017 年 4 月 16 日：患者咳嗽，气紧，咯少量白色稀痰，舌红，苔薄白，脉浮滑；辨证属风寒袭肺，肺气不宣，急则治其标，中药予射干麻黄汤加减宣肺祛痰，下气止咳。

处方：川射干 15 g，麻黄 10 g，细辛 12 g，款冬花 15 g，紫菀 15 g，百部 15 g，姜半夏 15 g，桔梗 15 g，苦杏仁 10 g，甘草 9 g。中药 4 剂，每天 1 剂，免煎剂，开水冲服，取汁 450 ml，分 3 次服。

【三诊】2017 年 4 月 20 日：咳嗽、气紧好转，痰液减少。疏风散寒，止咳显效。餐前血糖 8.7 mmol/L，餐后血糖 13 mmol/L。尿常规：葡萄糖++。继续上方调理，射干麻黄汤加减宣肺祛痰，下气止咳。格列美脲降血糖等治疗。

处方：川射干 20 g，麻黄 15 g，细辛 12 g，款冬花 20 g，紫菀 20 g，百部 20 g，姜半夏 15 g，桔梗 15 g，苦杏仁 15 g，荆芥 15 g，炙甘草 20 g。中药 4 剂，免煎剂，每天 1 剂，开水冲服，1 日 3 次。

【四诊】2017 年 4 月 23 日：咳嗽等症状消失，餐前血糖 7.2 mmol/L，餐后血糖 9 mmol/L。病情稳定，经 B 超引导下行肾囊肿穿刺固化术后，观察 3 天后出院。嘱继续口服降糖药物治疗，门诊随访。

●按语

本案消渴伴见咳嗽、肾囊肿等合并症。因久病耗伤气阴，五脏受损，易发消渴。《灵枢·五变》指出"五脏皆柔弱者，善病消瘅"。消渴病变与五脏皆有关，但以脾肾为本。东汉医家张仲景认为肾虚是导致消渴病的主要原因，首次提出补肾治消渴。唐代王焘《外台秘要》云："消渴者，原其发动，此则肾虚所致。"明代赵献可极力主张肾虚学说，在《医贯》中提出"治消之法，无分上中下，先治肾为急"。清代费伯雄《医醇賸义·三消》曰："下消者，肾病也。坎之为象，一阳居于二阴之中。肾阴久亏，孤阳无依，不安其宅，于是饮一溲一，或饮一溲二，夹有浊淋，腿股枯瘦，而病益深矣。"清代陈士铎在《石室秘录》有："消渴之证，虽分上中下，而肾虚以致渴，则无不同也。故治消渴之法，以治肾为主，不必问其上中下之消也。"

因气阴两虚，气虚不化，水湿停聚，水气凌心则心累、气促，水湿聚于肾府，聚而成形，发为囊肿；气虚推动无力，精血不能濡养头窍脏腑与肌肤，故见皮肤瘙痒；舌质淡，苔白，脉弦，均为气阴两虚、湿浊内蕴之征象。综上，本病病位在脾、肾，病机为气阴两虚，湿热蕴结，病性属虚实夹杂。中医辨证属湿浊内蕴，气虚不能推动血液运行，瘀血内阻。

由于本案中致病因素具有复杂性、多变性的特点，病程中出现气阴两虚、气虚血瘀，湿浊等因素，故用参芪地黄汤合二陈汤加减益气滋阴，兼补脾肾，从根本上防治糖尿病肾病。方中以党参补中、益气、生津；黄芪补脾益气，生地滋阴生津；山萸肉敛精益阴；茯苓、丹皮、泽泻健脾利湿化浊；半夏、陈皮合用以燥湿化痰。本方标本兼顾，具有益气滋阴治其本，兼补脾肾之功，二陈汤燥湿化痰治其标，达理气和中之功效。本法标本兼顾，扶正祛邪，补虚泻实，故能奏效；因感风寒，咳嗽，气紧，咯少量白色稀痰，舌红，苔薄白，脉浮滑；辨证属风寒袭肺，肺气不宣，急则治其标，中药予射干麻黄汤加减宣肺祛痰，下气止咳治疗有效，体现中医辨病、辨证特点，随病、随证变化施治。

（郑春梅　胡琼丹　江玉）

087

医案 30　消渴病肾病

钟某，男，85岁，龙马潭区洪桥居民。

【病史】10年余前患者体检时发现餐后血糖约12 mmol/L，无口渴、多饮、多食、易饥、消瘦等症状，间断口服降糖药物治疗，血糖控制不佳。5年前患者无明显诱因出现双下肢凹陷性水肿，头晕、头痛、心悸、心累；于我院住院诊断：①2型糖尿病伴多并发症；②糖尿病性肾病，慢性肾功能不全，高钾血症；③高血压病，高血压心脏病，心脏扩大，心功能Ⅲ级；④痛风；⑤双肾囊肿；⑥脑梗死等。予以胰岛素降血糖，活血化瘀、护胃护肾、护心降脂、抗感染，并行血液透析等治疗，患者水肿消退后出院，继续使用门冬胰岛素注射液（早19 IU、中14 IU、晚12 IU餐前皮下注射），空腹血糖约7 mmol/L，餐后2小时血糖12 mmol/L；血糖控制尚可，饮食、起居正常。3天前患者因双下肢水肿复发，尿量正常，无畏寒、发热，无心累、心慌、腹胀等不适，就诊中医治疗。

【初诊】2012年5月16日：患者神清，精神差，双下肢重度凹陷性水肿，双膝关节疼痛不适，左膝关节尤甚，行动不便，纳可，眠差，大小便尚可，舌质淡红，苔薄白，脉细。空腹血糖9.6 mmol/L。小便常规：尿蛋白++。

【辨证】患者血糖升高，伴水肿，多关节疼痛，面色无华，舌质淡红，苔白，脉弦。中医诊断消渴病肾病。患者老年，五脏虚衰，阴阳、气血、津液亏虚，久病消渴，耗伤气阴，气阴两虚，气虚不化水饮，水湿停聚，故见下肢水肿并呈凹陷性；气虚推动无力，精血不能濡养肌肉、关节，故见关节疼痛，活动无力，行动不便；舌质淡，苔白，脉弦，均为气阴两虚、湿浊内蕴之征象。综上，本病病位在脾、肾，病机为气阴两虚，湿热蕴结，病性虚实夹杂。中医辨证属气阴两虚，湿浊内蕴，气虚不能推动血液运行，瘀血内阻。中医治疗：益气温阳，补肾化瘀，予生脉注射液益气，丹参川芎嗪注射液活血化瘀，中药汤剂以金匮肾气丸加减益气温阳，补肾化瘀。西医诊断：2型糖尿病，血糖不高，老年患者，空腹血糖控制8～10 mmol/L，餐后2小时血糖 10 ~ 13 mmol/L，监测血糖。

处方：附子 15 g，肉桂 5 g，生地黄 15 g，山萸肉 20 g，山药 30 g，泽泻 15 g，茯苓 30 g，猪苓 15 g，甘草 6 g，黄芪 30 g，党参 15 g，陈皮 15 g，大腹皮 15 g，丹参 15 g。中药 4 剂，免煎剂，每天 1 剂，温开水冲服。

【二诊】2012 年 5 月 20 日：患者神志清楚，精神欠佳，诉双膝关节疼痛不适，但较前有所缓解，偶有咳嗽，纳、眠尚可，大便调，小便 2 100 ml。血糖 6.6 ~ 12.7 mmol/L，颜面轻度水肿，呼吸稍促，双肺呼吸音粗，无干湿啰音；心界长大，心率 79 次 / 分，律齐，各瓣膜听诊区未闻及病理性杂音；腹部膨隆，双下肢重度凹陷性水肿，双膝关节皮温稍高。调整胰岛素剂量；中药予金匮肾气丸加减益气温阳，补肾化瘀。

处方：附子 15 g，肉桂 9 g，生地黄 15 g，山萸肉 20 g，山药 30 g，泽泻 15 g，茯苓 30 g，猪苓 15 g，甘草 6 g，黄芪 30 g，党参 15 g，陈皮 15 g，酒大黄 6 g，生石膏 30 g，黄柏 15 g，薏苡仁 30 g。中药 4 剂，每天 1 剂，免煎剂，温开水冲服。余治疗同前，观察患者病情变化。

【三诊】2012 年 5 月 25 日：患者神志清楚，精神尚可，膝关节疼痛不适，纳眠尚可，大便调，小便次数较前减少，余未诉特殊不适。空腹血糖 6.2 mmol/L，血压 172 ~ 138/73 ~ 60 mmHg，尿量 1 500 ml。辅助检查，肝功能：谷草转氨酶 44 U/L，前白蛋白 175 mg/L，血浆总蛋白 54.7 g/L，白蛋白 31.3 g/L；肾功能：肌酐 179 μmol/L，尿酸 467 μmol/L；血常规：红细胞 3.16 × 10^{12}/L，血红蛋白 85 g/L；男性泌尿系统超声：左肾囊肿，排尿后膀胱内尿量约 36 ml，前列腺钙化灶。患者血尿酸较前明显下降；中药继续益气温阳，补肾化瘀，予金匮肾气丸加减维持治疗。

处方：附子 15 g，肉桂 12 g，生地黄 20 g，山萸肉 20 g，山药 30 g，泽泻 15 g，茯苓 30 g，猪苓 15 g，甘草 6 g，黄芪 30 g，人参 15 g。中药 4 剂，每天 1 剂，免煎药物，开水冲服。

●按语

本案为老年患者，消渴病肾病（糖尿病肾病），属中医学"消渴、消肾、腰痛、水肿、尿浊"等范畴，是由于消渴病即糖尿病迁延不愈而并发，认为本病与肾虚关系密切。东汉医家张仲景就已经提出肾虚是导致消渴病的主要原因。隋代巢元方在《诸病源候论》中说："消渴其久病变，或发痈疽，或成水疾。"宋代赵佶在《圣济总录》中说："消渴病久，肾气受伤。肾主水，肾气虚衰，气化失常，开阖不利，发为水肿""消肾，小便白浊如凝脂，形体羸弱"。明代张景岳《景岳全书·三消干渴》中指出"阳不化气，则水精不布，水不得火则有降无升，所以直入膀胱，而饮一溲二，以致泉源不滋，天壤枯涸者，是皆真阳不足，火亏于下之消证也"，又云："阳虚之消，谓宜补火，则人必不信，不知釜底加薪，氤氲彻顶，槁禾得雨。生意归巅，此无他，皆阳气之使然也，亦生杀之微权也。余因消证多虚，难堪剥削，若不求其斫丧之因而再伐生气，则消者愈消，无从复矣。"清代陈士铎《石室秘录》云："消渴之证，虽有上中下之分，其实皆肾水不足也。"任继学教授认为，消渴病久者，必然本原大伤，久病入络，络病瘀血，血瘀痰生，热结毒生，毒伤肾络，肾络瘀塞，损伤体用。五脏之伤，穷必及肾，消渴日久，肾气虚衰，不能蒸化水液，水液潴留，故演变成水肿。治疗以金匮肾气丸加减益气温阳，补肾化瘀。该方是仲景在《金匮要略》提出用于肾虚所致消渴病的治疗，开创消渴补肾辨证论治的先河。推崇补肾为本的观点的医家，还有明代的张景岳、陈士铎和赵献可等。明代李梴《医学入门·消渴》中谓肾气丸为消渴良方。清代叶天士《临证指南医案·消渴》按语说："考古治法，惟仲景之肾气丸，助真火益化源，上升津液……万世准绳矣。"该方中地黄为君，重在滋阴补肾、益精填髓，补益先天之本。山茱萸补养肝阴、益肾敛精。山药健脾补虚、益气固肾，针对后天之本。茯苓和泽泻益气健脾、渗泄水湿。丹皮泄浊降相火。附子和桂枝鼓动肾气，温通血脉，助阳化气，合《黄帝内经》"少火生气"之宗旨，是《医宗金鉴》所说的"此肾气丸，纳桂、附于滋阴剂中十倍之一，意不在补火，而在微微生火，即生肾气也。故不曰温肾，而名肾气。"张山雷也说："仲师八味，全为肾气不充，不能鼓舞真阳……方名肾气，所重在一个'气'字，故桂附极轻，不过借其和煦，吹嘘肾中真阳，使溺道得以畅通。"全方利水湿、畅气机、活血脉、助气化，通补开阖、调阴阳。

（郑春梅　胡琼丹　江玉）

医案 31　消渴病、眼病

周某某，女，62 岁，泸州市龙马潭区居民。

【病史】患者于 20 年前因皮肤瘙痒、溃烂，随机血糖 20 mmol/L，伴口渴、多饮等症，经口服降糖药等治疗后病情稳定。10 年前自觉视物模糊，伴飞蚊症。半年前无明显诱因四肢肘、膝关节以下出现疼痛、麻木不适，呈对称性就诊住院。

【初诊】2013 年 9 月 20 日：精神差，四肢麻木疼痛，轻微口渴、多饮，飞蚊症、四肢乏力、头晕、爬坡及爬楼后心累、气短，二便调，舌质暗红，苔白腻，脉弦细；入院空腹血糖 18 mmol/L，餐后 2 小时血糖 21 mmol/L。

【辨证】患者以血糖升高、四肢麻木疼痛、头晕、心累、气短等为主症，西医诊断为 2 型糖尿病伴多并发症，中医诊断为消渴。病机：禀赋不足，先天肾精亏虚，五脏柔弱，易发消渴。平素恼怒惊恐，忧思过度，气机郁结，久则化火，消灼肺胃阴津，阴虚燥热，故见口渴、多饮；久病气阴两虚，气虚无以推动血行，故见瘀血阻络，故见四肢麻木疼痛，且肺肾阴虚，可见少气、胸闷不适，精血不能上荣耳目，故见视物模糊、飞蚊症等。舌质暗红，苔白腻，脉弦细为浊瘀互结。本病病位在脾、肾，病机为气阴两虚血瘀，病性属虚实夹杂。治疗：益气健脾，温阳通脉，化湿和中；方选无比山药丸合桃红四物汤；因血糖过高，以诺和灵胰岛素控制血糖，监测血糖，调整药物剂量。

处方：生地黄 12 g，山萸肉 12 g，山药 15 g，党参 20 g，粉葛 30 g，茯

苓 12 g，南沙参 15 g，麦冬 20 g，丹参 12 g，桂枝 15 g，酒黄芩 20 g，莪术 12 g，燀桃仁 12 g，红花 12 g，甘草 6 g。中药 4 剂，免煎剂，每天 1 剂，开水冲服，1 日 3 次。

【二诊】2013 年 9 月 25 日：患者神清，精神差，头晕，下肢皮肤麻木、烧灼样疼痛，患者糖尿病伴多并发症，血糖控制不佳，换用胰岛素降糖。因头晕不慎摔倒，见右侧面颊较左侧表情僵硬，闭眼不对称，头晕、嗜睡，头颅 CT 诊断：脑梗死。结合舌胖大、齿痕舌、暗淡，苔白腻，脉弦细。证属气阴两虚血瘀，痰湿蕴结，治应益气扶正、活血化瘀，输液予以生脉、灯盏花素注射液。中药汤剂参芪地黄汤加桃仁、红花、茯苓、白术、猪苓、葛根、桂枝等药物，益气养阴、活血化瘀、健脾除湿化痰。

处方：酒黄芩 20 g，生地黄 12 g，山萸肉 12 g，山药 15 g，党参 20 g，粉葛 30 g，茯苓 12 g，南沙参 15 g，麦冬 20 g，丹参 12 g，莪术 12 g，燀桃仁 12 g，红花 12 g，甘草 6 g，猪苓 12 g，白术 12 g，薏苡仁 20 g，葛根 20 g，桂枝 12 g。中药 4 剂，免煎剂，每天 1 剂，开水冲服，1 日 3 次。

【三诊】2013 年 9 月 30 日：患者诉双侧肩部疼痛，伴右上肢放射痛，头晕不适，纳眠欠佳，二便调。查体：血压 128/68 mmHg，双肺呼吸音清晰，未闻及湿啰音及哮鸣音。心率 74 次/分，律齐，各瓣膜听诊区未闻及病理性杂音。腹软，双下肢无水肿。舌暗红，苔薄白，齿痕舌。脉缓。结合患者舌苔和脉象，中医辨证为气阴两虚血瘀，中药汤剂予参芪地黄汤加减以益气养阴、活血化瘀。

处方：酒黄芩 20 g，生地黄 12 g，山萸肉 12 g，山药 15 g，太子参 20 g，粉葛 30 g，茯苓 12 g，南沙参 15 g，麦冬 20 g，丹参 12 g，醋延胡索 15 g，莪术 12 g，燀桃仁 12 g，红花 12 g，甘草 6 g，地龙 15 g。中药 4 剂，免煎剂，每天 1 剂，开水冲服，1 日 3 次。

【四诊】2013 年 10 月 6 日：患者精神欠佳，诉肩部仍疼痛不适，但较前有所减轻，食纳尚可，睡眠欠佳，二便通畅。双下肢无水肿。舌暗红，苔薄白，齿痕舌。脉缓。结合患者舌苔与脉象，中医辨证为气阴两虚血瘀，继续上方调整益气养阴、活血化瘀治疗。空腹血糖已控制在 7 ~ 9 mmol/L。上方继续服用，准予出院，门诊随访。

处方：酒黄芩 20 g，生地黄 20 g，山萸肉 12 g，山药 30 g，太子参 20 g，粉葛 30 g，茯苓 30 g，麦冬 20 g，丹参 12 g，莪术 12 g，燀桃仁 12 g，红花 20 g，炙甘草 20 g，地龙 15 g。中药 4 剂，免煎剂，每天 1 剂，开水冲服，1 日 3 次。

● 按语

本案属祖国医学"消渴"范畴。禀赋不足，先天肾精亏虚，五脏柔弱，易发消渴。《灵枢·五变》指出"五脏皆柔弱者，善病消瘅"。消渴病变与五脏皆有关，但主要在肺、脾、肾，尤以肾为重。东汉医家张仲景认为肾虚是导致消渴病的主要原因，首次提出补肾治消渴，并创立了肾气丸治疗消渴病。患者平素恼怒惊恐，忧思过度，气机郁结，久则化火，消灼肺胃阴津，阴虚燥热，故见口渴、多饮；阴津损伤，化气不足，加上虚火灼气使到耗气更多，病机向气虚的方向转化，继而气阴两虚。气虚无以推动血行，故见瘀血阻络，故见四肢麻木疼痛。正如叶氏在《临证指南医案》中说："数月久延，气分已入血分""百日久恙，血络必伤""久发、频发之恙，必伤及络，络乃聚血之所，久病必瘀闭""络脉瘀痹，不通则痛"。针对致病因素具有复杂性、多变性的特点，病程中出现肾虚、阴虚、阳虚、燥热、气滞、血瘀等因素，且相互作用，相互影响，互为标本，致使脏腑经络、气血功能失调，变证蜂起。

本案从整体观念出发，以中医辨病、辨证为主，用参芪地黄汤加减滋肾养阴，从根本上防治糖尿病肾病。方中以党参补中、益气、生津；沙参、麦冬养阴生津；生地滋阴生津；山萸肉敛精益阴；茯苓、白术、猪苓、薏苡仁健脾利湿化浊；桃仁、红花、莪术化瘀通络。本方标本兼顾，具有益气滋阴治其本，兼补脾肾之功，共奏益气活血通络、清热养阴生津、利水化湿消浊之功。通过补益先天之根，重在恢复其阴阳平衡。本法标本兼顾，滋肾养阴，化浊行瘀，扶正祛邪，补虚泻实，通补结合，故能奏效。

（胡琼丹　吴榆可　江玉）

医案 32　消渴病肾病

童某某，女，49 岁，四川省宜宾市长宁县梅白乡。

【病史】10 年前患者无明显诱因出现身软乏力、口渴、多食，伴足趾麻木，明确诊断 2 型糖尿病，常规口服降糖药物治疗，病情稳定。1 年前患者反复出现双下肢浮肿，按之凹陷，伴身软乏力，未进行检查。14 天前患者出现双下肢水肿加重、身软乏力、小便淋漓不尽，门诊治疗疗效不佳。辅检，肾功能：尿素氮 20.24 mmol/L，肌酐 467.3 μmol/L；电解质：钾 4.64 mmol/L；小便常规：潜血 +，白细胞 +++，尿蛋白 +++；血常规：中性粒细胞 76.4%，血红蛋白 76 g/L，血糖 19.44 mmol/L。入院治疗。

【初诊】2016 年 9 月 21 日：反复身软乏力、口渴、多食，双下肢水肿，肢端麻木，小便淋漓，舌质淡嫩，苔白腻，脉弦滑。

【辨证】患者以反复身软乏力、口渴、多食，双下肢水肿为主症，结合血糖、蛋白尿高，中医诊断消渴病肾病。消渴日久，阴血亏虚，阴损及阳，脾肾阳虚，脾不制水，肾失开阖，水液留于体内，外溢肌肤，而致水肿、尿少；阳气不足，故神疲乏力，四肢不温；脾失运化则腹胀纳差；气虚不能推动津液、血液运行，湿浊瘀血内生，阻滞经络，则肢端麻木；湿浊阻滞，津液不能上荣，故口渴。舌质淡嫩，苔白腻，脉滑为阳气虚湿浊之象。病机为阳气虚、血瘀湿浊证，病性为本虚标实。治法：益气温阳，补肾化瘀；尿毒清颗粒解毒泄浊，芪石肾舒胶囊（院内制剂）清热除湿，祛风活血，益气固肾，麝香扶肾散（科内制剂）外敷，舒络固肾，中药汤剂予金匮肾气丸加减益气温阳，补肾化瘀。

处方：白附片（先煎）20 g，肉桂 9 g，生地黄 15 g，山萸肉 15 g，盐泽泻 15 g，山药 20 g，淫羊藿 15 g，黄芪 30 g，当归 15 g，酒大黄 6 g，丹参

15 g。中药 4 剂，每天 1 剂，煎药取汁 300 ml，分 3 次服。

【二诊】2016 年 9 月 24 日：腹泻较前好转，身软乏力，面色无华，睑结膜稍苍白，双下肢水肿，肢端麻木，小便淋漓，大便正常，舌淡苔白腻，脉细；血压 148/84 mmHg，血糖 8.51 mmol/L；肾功能：尿素氮 19.99 mmol/L，肌酐 459 μmol/L；血常规：中性粒细胞 70.1%、血红蛋白 79 g/L；尿常规：蛋白质 +++，白细胞 +，红细胞 5 个 /μl；中医辨证属脾肾阳虚，寒湿内蕴，浊毒蕴结；中药方剂予归芪建中汤加味温中健脾，除湿化痰，通利小便。

处方：当归 15 g，黄芪 30 g，桂枝 15 g，白芍 30 g，干姜 20 g，法半夏 15 g，大枣 15 g，猪苓 20 g，黄芩 20 g，黄柏 12 g，瞿麦 15 g，萹蓄 15 g，炙甘草 15 g。中药 10 剂，免煎剂，每天 1 剂，开水冲服，取汁 450 ml，分 3 次服。

上方调治 3 月余，复查小便常规：蛋白质 +；血糖 6.9 mmol/L；肾功能：尿素氮 12.45 mmol/L，肌酐 309 μmol/L。病情稳定，继续上方调理。

● 按语

该患者病属"消渴"及"水肿"，而水肿系由于消渴日久，阴血亏虚，阴损及阳，脾肾阳虚，脾不制水，肾失开阖，水液留于体内，外溢肌肤而致。结合患者舌苔、脉象，初诊时为阳气虚、湿浊证，故以金匮肾气丸加减。肾与膀胱相表里，《素问·灵兰秘典论》言："膀胱者，州都之官，津液藏焉，气化则能出矣。"膀胱的气化，依赖三焦的通调，肾的气化，若肾虚则气化不利，小便不利，水液输布失司，故而水肿。肾气丸补阴虚以生气，助阳之弱以化水，渗利水湿以护正，乃《金匮要略心典》所言之"补下治下之良剂也"。方中地黄为君，滋补肾阴，填精补髓。正如《本草经疏》中所言："干地黄乃补肾家之要药，益阴血之上品。"臣以山茱萸补肝肾、涩精气。又以附片、肉桂温补肾阳，鼓舞肾气，固肾精。《小儿药证直诀笺正》指出："方名肾气，所重者在一气字。故桂、附极轻，不过借其和煦，吹嘘肾中真阳，使溺道得以畅遂。"此处之"气"及肾中阳气，真阳之气能温煦，蒸腾水液，加速气化，寒湿、水饮得以消散。二诊时患者出现腹泻症状，证属脾胃虚寒，湿浊内蕴，给予归芪建中汤加减以温中健脾，除湿化痰。此方由当归建中汤与黄芪建中汤合方而来，有气血双补之功效。

（郑春梅　胡琼丹　廖慧玲）

医案 33　消渴病、中风

宋某某，男，63 岁，南充市南部县保城乡人。

【病史】患者 20 余年前无明显诱因出现口渴、多饮、多尿，每日饮水量及尿量约 4 000 ml，诊断 2 型糖尿病，药物控制血糖有效。1 年前患者出现双下肢水肿，视物模糊，四肢针刺麻木感，血糖波动较大。1 月前患者出现右侧肢体乏力，CT 报告：颅内多发性腔隙性脑梗死；脑白质脱髓鞘改变，脑萎缩。经当地医院治疗疗效不佳。1 周前患者出现右侧肢体活动障碍，病情加重，无头昏痛、恶心呕吐、意识障碍、语言障碍、大小便障碍等，复查 CT：脑萎缩；右侧侧脑旁、左侧半卵圆中心内斑片状稍低密度影，考虑梗死灶。

【初诊】2013 年 9 月 2 日：口渴，多饮，头昏，乏力，右侧肢体活动障碍，伴视物模糊，双下肢麻木，双下肢高度凹陷性水肿，舌质瘀暗，苔白腻，脉弦细；复查血糖空腹 14 mmol/L，餐后 2 小时血糖 16 mmol/L；胰岛素注射控制血糖，但不规律，饮食未控制。

【辨证】患者属消渴病合并中风、水肿；以口渴、多饮，乏力、右侧肢体活动障碍为主症，结合血糖增高，脑梗死病情，中医诊断为消渴、中风。因平素饮食不节，嗜肥甘厚味与辛辣食物，损伤脾胃，津液水湿运化失常，郁而化热，湿热蕴结中焦，热伤津液，阴虚燥热，发为消渴；脾胃受损，脾胃受燥热所伤，胃火炽盛，阴不足，火热伤津则口渴多饮；病久气阴耗伤，亦致口渴；水谷精微不能濡养肌肉则乏力；痰湿阻络则肢体活动障碍；久病日久，伤及肾阳，阳虚水泛，则水肿；舌质瘀暗，苔白腻，脉弦细为气虚血瘀、络脉痹阻之象；病位在脾、肾与经络，病机为气阴两虚、气血两虚；痰湿内蕴，痰阻经络，病性属虚实夹杂。治法：温阳补肾，宣肺行水，方选五苓散加减。西医诊断：糖尿病伴多种并发症（脑、眼、肾）。西医正规降糖，扩血管，控制血压、血糖等治疗。

处方：桂枝 18 g，白附片 24 g，麸炒白术 10 g，白芍 10 g，泽泻 30 g，猪苓 20 g，莪术 10 g，黄芪 30 g，当归 10 g，麻黄 15 g，地龙 10 g，甘草 10 g。中药 4 剂，每天 1 剂，水煎取汁 300 ml，分 3 次服。

【二诊】2013 年 9 月 6 日：患者诉双下肢水肿较前缓解，感乏力，右侧肢体活动障碍。查体：体温 36.9℃，脉搏 80 次 / 分，呼吸 21 次 / 分，血压 158/96 mmHg，颜面部浮肿，左侧肢体肌力、肌张力正常，右侧肢体肌力 I 级，肌张力正常，病理征未引出。糖化血红蛋白 6.4%。空腹血糖 6.4 mmol/L，全天入量 1 487 ml，总出量 1 600 ml。今继予上方案治疗，复查 24 小时尿蛋白定量为 700 mg/24 h，证机不变，继续守方 6 剂，加用外治中药薰洗浴足。

处方：当归 10 g，炒决明子 15 g，炒蒺藜 15 g，扁枝槲寄生 30 g，盐杜仲 15 g，白芍 30 g，桂枝 10 g，细辛 9 g，川木通 12 g，鸡血藤 30 g。中药 4 剂，每天 1 剂，煎药机煎药，取汁 500 ml 浴足。

【三诊】2013 年 9 月 10 日：患者神清，精神差，24 小时尿量为 850 ml，语言不清，对答切题，无胸闷、胸痛，无心累、气紧，空腹血糖 6.6 mmol/L，餐后血糖为 7.2 ~ 8.8 mmol/L。查体：双肺呼吸音清，未闻及干湿啰音，心界不大，心律齐，心率 80 次 / 分，腹部平软，双下肢凹陷性水肿，右侧肢体肌力 I 级。舌质淡，舌边可见齿痕，脉沉。结合舌、脉象，证属阳虚水泛，以温阳利水为法，方选五苓散合真武汤，辅以活血通络药物。

处方：白附片 20 g，桂枝 18 g，山药 20 g，山萸肉 30 g，酒川芎 12 g，茯苓 20 g，地龙 10 g，黄芪 30 g，赤芍 10 g，泽泻 30 g，猪苓 20 g，麻黄 20 g，葛根 30 g，炙甘草 20 g。中药 4 剂，每天 1 剂，水煎取汁 300 ml，分 3 次服。

【四诊】2013 年 9 月 15 日：患者病情稳定，水肿明显消退；舌质淡红，苔白，脉弦滑；治疗有效，继续上方微调治疗。

● 按语

《素问·汤液醪醴论》云："其有不从毫毛而生，五脏阳以竭也。津液充郭，其魄独居，孤精于内，气耗于外，形不可与衣相保，此四极急而动中，是气拒于内而形施于外"，论述了水肿的病机为"五脏阳以竭"，乃由于五脏功能失调或阳气衰竭，不能温化阴津，水邪充斥肌肤而成水肿。《素问·水热穴论》提出水肿"其本在肾，其末在肺"的机理。而关于水肿的治法，则有"平治于权衡，去菀陈莝，微动四极，温衣，缪刺其处，以复其形。开鬼门，洁净府，精以时服，五阳已布，疏涤五脏。故精自生，形自盛，骨肉相保，巨气乃平"的论述。《伤寒论》提出"若脉浮发热，渴欲饮水，小便不利者，猪苓汤主之"。本例患者初诊为气血两虚、痰阻经络，故选取五苓散加减，方中猪苓、泽泻淡渗利水；黄芪大补元气，以资气血生化之源，当归养血和营，二药相伍，一气一血，一阴一阳，补正气而摄浮阳，使气旺血生，阳生阴长。《本经疏证》曰："桂枝能利关节，温经通脉……盖其用之道有六：曰和营，曰通阳，曰利水，曰下气，曰行瘀，曰补中"，故以桂枝温通经脉，助阳化气。《医学启源》中关于白术有"除湿益燥，和中益气。其用有九：温中一也；去脾胃中湿二也；除胃热三也；强脾胃，进饮食四也；和胃，生津液五也；主肌热六也；治四肢困倦，目不欲开，怠惰嗜卧，不思饮食七也；止渴八也；安胎九也。"的论述，故加白术以健脾益气，燥湿利水。患者乏力、右侧肢体障碍，以辛甘大热之附子补火助阳，《本草汇言》曰："附子，回阳气，散阴寒，逐冷痰，通关节之猛药也。"《本草正义》言："附子，本是辛温大热，其性善走，故为通行十二经纯阳之要药。"三诊时结合舌、脉，辨证为阳虚水泛证候，《素问·生气通天论》曰："阳气者，精则养神，柔则养筋。"今阳虚不能温阳四肢，表里同病，里证为主，故以温肾阳、利水气为治。《伤寒论》言："少阴病，二三日不已，至四五日，腹痛，小便不利，四肢沉重疼痛，自下利者，此为有水气。其人或咳，或小便利，或下利，或呕者，真武汤主之。"肾为水脏，肾阳虚气化失司，水气浸渍四肢，故双下肢水肿，疲乏。本证以肾阳虚衰为本，水气泛溢为标，故治用温阳祛寒、化气利水之真武汤。方中以辛热之附子以壮肾阳，补命门之火，使水有所主；茯苓淡渗，于制水中有利水之用；赤芍活血脉，利小便；加甘平之山药，取其"益肾气，健脾胃，止泻痢，化痰涎，润皮毛"之功效；配伍通经活络之地龙。诸药合之，温肾阳以消阴翳，利水道以去水邪，共奏温阳利水之效。

（郑春梅　胡琼丹　廖慧玲）

医案34　消渴病、中风

彭某某，男，73岁，泸州市龙马潭区居民。

【病史】患者6余年前出现口干多饮、多尿、多食易饥、头晕，夜尿约6次，伴视物模糊、飞蚊症。同年单位体检时查随机血糖21 mmol/L。2天前因头晕不慎踩滑致右侧颞顶部撞击墙壁后跌倒在地，左侧身体先着地，其后出现左侧肢体乏力、活动受限，伴左侧躯体麻木，时有头痛就诊。

【初诊】2012年10月5日：患者诉口干、多饮、多尿、头晕、视力模糊、左侧上下肢体活动障碍，口角歪斜。舌质暗红，苔白腻，脉弦细。

【辨证】四诊合参，患者以多饮、多尿、头晕，左侧肢体活动障碍为主症，属中医"消渴、中风"范畴。年老脾肾俱虚，脾虚失于运化，津液水湿运化失常，郁而化热，湿热蕴结中焦，热伤津液，阴虚燥热，发为消渴；中焦失运，聚湿生痰，痰郁化热，热极生风，风痰互结流窜经络，血脉痹阻，发为中风；脾胃受损，脾胃受燥热所伤，胃火炽盛，阴不足，火热伤津则口渴多饮；病久气阴耗伤，亦致口渴；久病肾阴亏虚，不能濡养肾脏，肾开阖失司，固摄失权，则见多尿；经络不通，气血不濡经脉故肢体拘急或麻木；痰阻中焦，清阳不升，则见头晕；苔白腻，脉弦细为痰湿内盛之象。综上，本病病位在脾、肾、脑，病机属气阴两虚，痰湿内阻，风痰阻络。病性属虚实夹杂。治法为祛风通络，化痰消瘀。方予真方白丸子加减。西医以胰岛素控制血糖等对症治疗。

处方：法半夏10 g，胆南星6 g，白附子12 g，当归20 g，白芍10 g，鸡血藤30 g，石菖蒲12 g，丹参10 g，桃仁10 g，红花10 g，赤芍10 g，钩藤10 g，浙贝母9 g，麻黄20 g。中药4剂，每天1剂，水煎取汁450 ml，分3次服。

【二诊】2012年10月10日：患者左上肢不能抬臂，手握物不稳，下肢能平行移动，诉左侧肢体麻木。记忆力、语言能力尚可。尿管引流通畅，尿色清亮。空腹血糖8.3 mmol/L，血糖控制尚可。大便干结。舌质暗，苔黄腻，脉滑。查体：呈贫血貌，双肺呼吸音清，未闻及干湿啰音，心律齐。四诊合参，患者证属气阴两虚，痰湿阻络，方选补阳还五汤加减益气活血通络。继续予以活血化瘀，改善循环，对症处理。

处方：党参20 g，黄芪30 g，升麻12 g，柴胡12 g，当归10 g，白芍20 g，酒川芎12 g，防风10 g，法半夏10 g，地龙10 g，甘草6 g，桃仁10 g，鸡血藤15 g。中药4剂，每天1剂，水煎取汁450 ml，分3次服。

【三诊】2012年10月15日：患者神志清楚，精神尚可，仍诉左侧肢体麻木，活动障碍，时有头晕，无呕吐、咳嗽等症状，食纳睡眠可，二便调。血压140/80 mmHg，查体同前。骨髓涂片意见：符合继发性贫血骨髓象。复查大便常规未见明显异常。四诊合参，患者证属气虚血瘀，方选桃红四物汤加减活血通络。

处方：桃仁10 g，红花10 g，当归20 g，酒川芎12 g，赤芍10 g，地龙10 g，党参20 g，石菖蒲12 g，炙甘草6 g，桂枝12 g，龙眼肉10 g，炒金樱子肉10 g，桑寄生15 g，盐杜仲10 g，川牛膝10 g，鸡血藤30 g。中药4剂，每天1剂，水煎取汁450 ml，分3次服。

【四诊】2012年10月20日：患者诉左侧肢体麻木，活动障碍，时有头晕、泛酸，无发热、畏寒、呕吐等症状，食纳差，睡眠可，二便调。舌质暗，苔薄黄，脉滑。余查体同前。四诊合参，患者证属气虚血瘀，故予以方药补阳还五汤加减益气活血通络。

处方：黄芪60 g，当归20 g，赤芍10 g，地龙10 g，酒川芎6 g，红花15 g，桃仁10 g，白附片10 g，法半夏15 g，薏苡仁30 g，甘草6 g。中药4剂，每天1剂，水煎取汁450 ml，分3次服。

【五诊】2012年10月20日：患者诉上下肢活动较前好转，但仍有患侧麻木不适感，伴头晕。四诊合参，患者证属气虚血瘀证，中药汤剂予以麻黄桂枝细辛汤合补阳还五汤加减温经通阳，补肾益气，活血通瘀。

处方：麻黄10 g，桂枝30 g，细辛15 g，黄芪80 g，当归10 g，桃仁30 g，赤芍30 g，甘草15 g，白芷18 g，夏枯草10 g，粉葛45 g，枸杞子30 g，盐杜仲30 g。中药4付，每天1剂，水煎取汁450 ml，分3次服。

【六诊】2012年10月25日：患者诉左下肢仍乏力，肢端麻木，但较前缓解，可下床缓慢走动，纳眠可，二便调。四诊合参，辨证为气虚血瘀，脉络瘀阻，中药汤剂予以补阳还五汤合麻黄桂枝细辛汤加减补气活血通络。

处方：黄芪30 g，党参20 g，地龙10 g，酒川芎12 g，桃仁10 g，红花10 g，白芍30 g，赤芍10 g，细辛3 g，桂枝18 g，麻黄10 g，甘草6 g。中药4付，每天1剂，水煎取汁300 ml，分3次服。

【七诊】2012年10月30日：患者神清，精神稍差，诉身软乏力，左侧肢体活动障碍，可下床活动，纳眠可，二便调，余无特殊不适。中医辨证为气虚血瘀证，中药给予补阳还五汤益气活血。

处方：黄芪30 g，桃仁10 g，红花10，赤芍10 g，当归20 g，酒川芎12 g，地龙10 g，川牛膝10 g，盐杜仲10 g，续断10 g，制何首乌10 g，泽泻60 g，天花粉30 g，粉葛15 g。中药7剂，每天1剂，水煎取汁300 ml，分3次服。

2012年11月10日就诊时，患者病情较前好转，继续以中西医降糖、对症；中药予上方加减维持治疗；定期就诊。

●按语

消渴，首见于《素问·奇病论》："此人必数食甘美而多肥也，肥者令人内热，甘者令人中满，故其气上溢，转为消渴。"《外台秘要·消中消渴肾消》云："《古今录验》论消渴病有三：一渴而饮水多，小便数，无脂似麸片甜者，皆是消渴病也；二吃食多，不甚渴，小便少，似有油而数者，此是消中病也；三渴饮水不能多，但腿肿脚先瘦小，阴萎弱，数小便者，此是肾消病也，特忌房劳。"即后世三消证之分类及症状表现概括源于此。《金匮要略》有："厥阴之为病，消渴，气上冲心，心中疼热，饥而不欲食，食即吐，下之不肯止"的论述。而关于消渴的病机与主证，《金匮要略》指出："寸口脉浮而迟，浮即为虚，迟即为劳；虚则卫气不足，劳则荣气竭。趺阳脉浮而数，浮即为气，数即为消谷而大坚；气盛则溲数，溲数即坚，坚数相搏，即为消渴。"初诊以真方白丸子加减。二诊根据症、舌、脉征象，证属气阴两虚，痰湿阻络。《医林改错》卷下补阳还五汤："此方治半身不遂，口眼㖞斜，语言謇涩，口角流涎，下肢萎废，小便频数，遗尿不禁。"方中重用补气药配伍少量活血之品，使气旺血行治其本、祛瘀通络治其标；且补气而不壅滞，活血而不伤正。后患者骨髓涂片示：继发性贫血。故以桃红四物汤加减，以祛瘀为核心，辅以养血、行气。方中以强劲的破血之品桃仁、红花为主，力主活血化瘀；以甘温之当归滋阴补肝；赤芍养血和营，以增补血之力；川芎活血行气、调畅气血，以助活血之功；《本草纲目》言地龙："其性寒而下行，性寒故能解诸热疾，下行故能利小便，治足疾而通经络也"，配伍桂枝以增舒筋通络之功；石菖蒲于《神农本草经》中记载："主风寒湿痹，咳逆上气，开心孔，补五脏，通九窍，明耳目，出音声。久服轻身，不忘，不迷惑，延年。"故以其开窍豁痰、醒神益智。现代研究表明，此方具有抗感染、降血脂、扩血管、抗疲劳等功效，临床上多应用于脑梗死、偏头痛、糖尿病末梢神经炎等疾病。再诊，患者属气虚血瘀，以麻黄桂枝细辛汤加补阳还五汤加减，方中重用甘温纯补之黄芪，补气以行滞，配伍活血补血之当归以增其力；麻黄为治疗风水水肿之要药，《本草纲目》言："散目赤肿痛，水肿、风肿"，配伍桂枝以利水消肿，温通经脉；加活血祛瘀之品桃仁，《神农本草经》云："桃仁，主瘀血"与当归、赤芍等配伍可用于治疗因瘀血阻络所致，症见视物不清、变形，或突然不见；清热明目之夏枯草、粉葛、枸杞子；补肝肾、强筋骨之杜仲。后患者就诊以补阳还五汤加减，补气为主，活血通络为辅，气旺、瘀消、络通，诸症缓解。

（郑春梅　胡琼丹　廖慧玲）

医案 35　消渴病

欧某某，女，66 岁，四川省泸州市居民。

【病史】1 年前无明显诱因出现口渴、多饮、多尿，伴多食易饥，小便量多，不伴突眼、颈部包块、烦躁易怒，随后测得空腹血糖 16 mmol/L。5 年前出现双下肢水肿，足踝部甚，按之凹陷，伴双下肢麻木不适，时有针刺样疼痛。1 月前无诱因出现多饮、多食、多尿、麻木症状加重，伴头昏不适，头痛，活动后心累就诊。

【初诊】2012 年 7 月 14 日：患者诉头昏，乏力，多食易饥，消瘦，口渴，多饮，多食，多尿及双下肢麻木，双踝部轻度水肿，纳眠可，大便干结，2 ～ 3 天 / 次，舌尖红，苔剥脱，脉沉细。

【辨证】四诊合参，该患者以口渴多饮、多尿、多食，消瘦为主症，属于祖国医学"消渴"范畴。因患者久病，脾胃损伤，脾虚生化乏源，日久则见消瘦；胃阴亏虚，胃津耗伤，故口渴多饮；胃火炽盛，腐熟水谷力强，所食之物随火而化，故易饥多食；肠内燥热，津液枯竭，故见大便干结，数日一行；肾气不足，气化无权，水液直下，故多尿。舌尖红，苔剥脱，脉沉细为阴虚火旺之象。综上，本病病位在脾、肾，病性属本虚标实，病机为气阴两虚，气虚血瘀，络脉痹阻；治法为益气养阴，活血化瘀，方选玉女煎合桃红四物汤加减。西医胰岛素加口服药物治疗控制血糖。

处方：石膏 30 g，知母 10 g，麦冬 10 g，茯苓 30 g，太子参 15 g，桃仁 20 g，红花 20 g，赤芍 20 g，白术 20 g，甘草 6 g，炒麦芽 15 g，大黄 6 g。中药 6 剂，每天 1 剂，水煎取汁 300 ml，分 3 次服。

【二诊】2012年7月20日：患者今晨血压125/91 mmHg，诉轻度头昏、乏力，无其他不适。15时50分头昏加重，伴呕吐胃内容物一次，不伴意识障碍、黑蒙等，大便两日未解，查舌质淡暗，苔少，脉弦细，辨证属气阴两虚，予以玉女煎合桃红四物汤加减益气养阴、活血化瘀。

处方：石膏30 g，知母10 g，天花粉10 g，北沙参10 g，麦冬10 g，生地黄50 g，茯苓30 g，白术10 g，桃仁20 g，红花15 g，酒川芎12 g，酒大黄20 g，枳实12 g，甘草6 g。中药4剂，日1剂，水煎取汁300 ml，分3次口服。

【三诊】2012年7月24日：患者诉无头昏，双下肢仍麻木、乏力，但较前缓解，左下肢活动稍受限，左上臂疼痛，活动加重，无恶心、呕吐、腹痛、腹泻，纳眠可，大便已解。舌尖红，苔剥脱，脉沉细；舌脉同前，证机不变。上方不变，再服6剂；外治加以金黄散外敷左上臂通络止痛，汤剂桃红四物汤浴足活血化瘀通络。

处方：当归20 g，酒川芎20 g，赤芍20 g，燀桃仁20 g，红花20 g，伸筋草30 g，桂枝20 g，细辛9 g，川木通15 g，鸡血藤30 g，川牛膝20 g，威灵仙30 g，地龙20 g。中药5剂，每天1剂，水煎取汁1000 ml浴足。

【四诊】2012年7月29日：轻度头昏，早餐进食后好转。左上臂疼痛明显减轻，双下肢乏力、双足麻木有所缓解，诉无其他不适。饮食睡眠可，平素大便干结，舌淡红，苔薄白，少许剥脱，脉弦细。中医辨证属脾肾气虚，予香砂六君子汤加减健脾益气。

处方：木香12 g，砂仁10 g，党参10 g，茯苓30 g，白术20 g，生大黄9 g，玉竹10 g，姜厚朴12 g，桃仁30 g，甘草6 g。中药4剂，每天1剂，水煎取汁450 ml，分3次服。

【五诊】2012年8月3日：患者诉偶有头昏不适，双下肢麻木较前好转，纳眠尚可，余未诉特殊不适。左下肢膝关节畸形，双下肢无水肿。舌质微红，苔薄白，脉滑。中医辨证属阴虚得复、瘀血渐去，显现脾肾气虚，气虚血瘀为本病证基本病机，故用上方加减调服维持。

●**按语**

《素问·奇病论》记载："帝曰：有病口甘者，病名为何？何以得之？岐伯曰：此五气之溢也，名曰脾瘅……此肥美之所发也，此人必数食甘美而多肥也，肥者令人内热，甘者令人中满，故其气上溢，转为消渴。"刘完素《河间六书·宣明论方》云消渴"可变为雀目或内障""夫消渴者，多变聋盲、疮癣、痤痱之类"，指出了消渴常见的合并疾病。王肯堂《证治准绳·消瘅》进一步提出："渴而多饮为上消，消谷善饥为中消，渴而便数有膏为下消。"关于消渴的病因，《灵枢·本脏》云："肾脆则善病消瘅易伤。"《灵枢·五变》亦有"五脏皆柔弱者，善病消瘅"之论。《外台秘要·消渴消中》云："房室过度，致令肾气虚耗，下焦生热，热则肾燥，肾燥则渴。"本病的基本病机为阴虚燥热，《血证论·发渴》论："瘀血发渴者，以津液之生，其根出于肾水……有瘀血，则气为血阻，不得上升，水津因不得随气上布。"而关于其治法，《医学心悟·三消》云："治上消者，宜润其肺，兼清其胃""治中消者，宜清其胃，兼滋其肾""治下消者，宜滋其肾，兼补其肺"。此例初诊及二诊时均为气阴两虚证，以玉女煎合桃红四物汤加减运用。方中石膏辛甘大寒，清阳明胃热而兼生津止渴。知母，《神农本草经》："主消渴热中，除邪气，肢体浮肿，下水，补不足，益气"，《本草纲目》："知母之辛苦寒凉，下则润肾燥而滋阴，上则清肺金而泻火，乃二经气分药也"，此方中知母一助石膏清胃热而止烦渴，二助麦冬清热养阴生津。茯苓为治疗水肿及痰饮要药，《神农本草经》记载："主胸胁逆气，忧恚，惊邪，恐悸，心下结痛，寒热烦满，咳逆，口焦舌干，利小便。久服安魂养神，不饥，延年。"桃仁、红花活血散瘀。赤芍清热凉血、散瘀止痛。白术，《医学启源》论述："除湿益燥，和中益气。其用有九：温中一也；去脾胃中湿二也；除胃热三也；强脾胃，进饮食四也；和胃，生津液五也；主肌热六也；治四肢困倦，目不欲开，怠惰嗜卧，不思饮食七也；止渴八也；安胎九也。"诸药配伍，共奏清胃热、滋肾阴之功。后就诊时，四诊合参，证属脾肾气虚，以香砂六君子加减。香砂六君子汤乃六君子汤加减而来，功在益气和胃、化气化滞。《灵枢·营卫生会》谓："人受气于谷，谷入于胃，以传于肺，五脏六腑皆以受气"，故云脾胃为后天之本，气血生化之源。方中党参，《本草正义》言："力能补脾养胃，润肺生津，健运中气。健脾运而不燥，滋胃阴而不湿，润肺而不犯寒凉，养血而不偏滋腻。"木香、砂仁理气止痛；《世补斋医书》言："茯苓一味，为治痰主药，痰之本，水也，茯苓可以行水。痰之动，湿也，茯苓又可行湿。"白术与茯苓配伍，以健脾利湿。

（郑春梅　胡琼丹　廖慧玲）

医案 36　消渴病、心悸

沈某，女，70 岁，浙江绍兴人。

【病史】13 年前因出现喜食甜食，消瘦，口干多饮，当地医院查随机血糖 29.8 mmol/L，血压 170 ～ 180/100 ～ 110 mmHg。3 年前无诱因出现双下肢踝关节及足背凹陷性水肿，伴劳力性心累、视物模糊、头昏、乏力，夜间不能平卧，查尿常规：尿蛋白 +++，隐血 +；尿蛋白定量 1501 mg/24 h；心电图：异位心律，快速型心房纤颤，提示完全性右束支传导阻滞；血红蛋白 91 g/L；B 超提示：双侧胸腔积液；心脏彩超：双房增大、主动脉钙化、三尖瓣反流（轻度）、肺动脉高压（轻度）、心律失常。5 天前无诱因出现双下肢阵发性胀痛，偶有痉挛。

【初诊】2013 年 6 月 19 日：双下肢阵发性疼痛，偶有痉挛，伴双下肢足背轻度凹陷性水肿，腰痛，胸闷气短，心累，舌质青暗，苔白腻，脉浮滑。

【辨证】四诊合参，患者以血糖升高，水肿、心累、下肢疼痛为主要表现，中医诊断：消渴、心悸。患者消渴病日久，阴损及阳，致肾阳亏虚，温煦失司，固摄失权，故见腰痛。脾气亏虚，健运失常，水液停聚，水不利则成瘀血，病久致心气亏虚，心脉痹阻，症见胸闷气短，心累。舌质青暗，苔白腻，脉浮滑，为水饮停聚心肺。病机：脾肾阳虚，血瘀水停，水饮上犯。治法：通利三焦，宣肺，健脾，温肾利水，予以五苓散加味。

处方：茯苓30 g，桂枝12 g，麻黄15 g，黄芪40 g，猪苓20 g，酒大黄9 g，姜厚朴12 g，泽泻10 g，桃仁20 g，酒川芎12 g，白芍40 g。中药6剂，每日1剂，水煎取汁300 ml，分3次口服。

【二诊】2013年6月25日：患者神清，精神可，双下肢阵发性疼痛，麻木，腰部疼痛，双下肢水肿消退，纳眠可，夜尿6～7次，大便正常。舌质淡暗，苔白腻，脉弦细。治疗显效，证机不变，继续五苓散加味渗湿利水。

处方：茯苓30 g，桂枝20 g，猪苓20 g，泽泻10 g，白术30 g，麻黄10 g，黄芪40 g，酒大黄9 g，姜厚朴12 g，桃仁20 g，赤芍40 g，瓜蒌15 g。中药5剂，水煎取汁300 ml，分3次口服。

【三诊】2013年6月30日：患者神清，精神可，身软乏力好转，心累症状好转，纳眠可，夜尿次数减少，大便正常。舌淡苔薄白，脉结代。中医辨证为气虚血瘀证，予桃红四物汤加减以益气养血，活血化瘀。

处方：桃仁20 g，红花20 g，赤芍15 g，茯苓30，白术20 g，黄芪40 g，当归10 g，酒川芎12 g，生地黄10 g，赤芍40 g，炙甘草20 g，人参10 g。中药6剂，免煎剂，每天1剂，泡水取汁300 ml，分3次服。

【四诊】2013年7月6日：患者诉活动后心累及腰痛明显好转，夜间平卧休息，双下肢不肿，偶有双下肢疼痛，舌质暗红，苔白，脉结。治疗有效，病情稳定，嘱以上方常服。中药20剂，免煎剂，每天1剂，泡水取汁300 ml，分3次服。

●按语

本案消渴并水气病、心悸。关于消渴，中医古籍有较多记述。如《素问·奇病论》说："此人必数食甘美而多肥也，肥者令人内热，甘者令人中满，故其气上溢，转为消渴。"《外台秘要·消渴消中肾消》引《古今录验方》说："渴而饮水多，小便数，无脂似麸片甜者，皆是消渴病也。"又引祠部李郎中云："消渴者……每发即小便至甜。"《太平圣惠方·三痟论》明确提出"三痟"之说。消渴的基本病机为阴虚燥热，《血证论·发渴》论："瘀血发渴者，以津液之生，其根出于肾水……有瘀血，则气为血阻，不得上升，水津因不能随气上布。"其病变脏腑主要为肺、胃、肾，而以肾为主。肺主气为水之上源，敷布津液。肺受燥热所伤，则津液不能敷布而直趋下行。随小便排出体外，故小便频数量多；肺不布津则口渴多饮。《医学纲目·消瘅门》云："盖肺藏气，肺无病则气能管摄津液之精微，而津液之精微者收养筋骨血脉，余者为溲。肺病则津液无气管摄，而精微者亦随溲下。"胃为水谷之海，主腐熟水谷，脾为后天之本，主运化，为胃行其津液。脾胃受燥热所伤，胃火炽盛，脾阴不足，则口渴多饮，多食善饥；脾气虚不能转输水谷精微，则水谷精微下流注入小便，故小便味甘；水谷精微不能濡养肌肉，故形体日渐消瘦。肾为先天之本，主藏精而寓元阴元阳。肾阴亏虚则虚火内生，上燔心肺则烦渴多饮，中灼脾胃则胃热消谷，肾失濡养，开阖固摄失权，则水谷精微直趋下泄，随小便而排出体外，故尿多味甜。《金匮要略·痰饮咳嗽病脉证并治第十二》："假令瘦人，脐下有悸，吐涎沫而癫眩，此水也，五苓散主之。"《伤寒论》："太阳病，发汗后，大汗出，胃中干，烦躁不得眠，欲得饮水者，少少与饮之，令胃气和则愈。若脉浮，小便不利，微热，消渴者，五苓散主之。"凡是病机符合水饮、湿浊停蓄或上逆，气化不利，以小便不利，甚至小便不通，或水肿，或头晕目眩，或泄泻，或呕吐清涎为主症的疾病，常用本方。此患者初诊及二诊均以五苓散治之，方中茯苓、猪苓、泽泻淡渗利水，桂枝通阳化气，兼以解表。方中桂枝重在化气行水，体现了《金匮要略》"病痰饮者，当以温药和之"之旨。三诊时为气虚血瘀证，故以桃红四物汤养血活血。

（郑春梅　胡琼丹　廖慧玲）

医案 37　消渴病

王某某，男，68 岁，泸州市江阳区居民。

【病史】患者 10 余年前因感冒在当地医院检查时测空腹血糖 11.5 mmol/L，不伴口渴、多饮、多尿、多食易饥、烦躁易怒等症，诊断为 2 型糖尿病，自服二甲双胍缓释片、阿卡波糖、罗格列酮降糖。2 月前因饮食不节出现口渴、多饮，身软乏力，头晕，双下肢肢体针刺感、麻木感，不伴烦躁易怒、怕热多汗、突眼就诊。

【初诊】2013 年 3 月 19 日：患者口渴、多饮，身软乏力，头晕，双下肢麻木、刺痛感，舌质微红，苔白腻，脉滑。

【辨证】结合舌、脉、症，四诊合参，该患者以口渴、多饮为主要表现，属于祖国医学"消渴"范畴。病机为气血两虚，痰湿内蕴，络脉瘀滞。因患者久病，气阴耗伤，脾气亏虚不能运化水湿，痰湿内阻；胃阴亏虚，胃津耗伤，故口渴多饮；舌质微红，苔白腻，脉滑为气虚血瘀。病位在脾、肾，病性属本虚标实。治疗：清热养阴，活血通络，方选葛根芩连汤合桂枝芍药汤加味。西医治疗：格列美脲、阿卡波糖等降糖。

处方：粉葛 30 g，酒黄芩 20 g，黄连 15 g，茯苓 30 g，白术 30 g，山药 30 g，红花 15 g，赤芍 20 g，桂枝 30 g，炙甘草 9 g。中药 6 剂，每天 1 剂，免煎剂，泡水取汁 300 ml，分 3 次服。

【二诊】2013 年 3 月 25 日：患者神清、精神可，胃脘部饱胀不适，伴反酸、嗳气。查体：生命体征平稳，心肺腹查体未见异常。患者舌红，苔厚黄腻，中医辨病辨证：气阴两虚，痰湿内蕴。予以上方去白芍加干姜温中化湿，养阴益气，祛湿化痰。

处方：粉葛 30 g，茯苓 30 g，白术 30 g，干姜 30 g，桂枝 30 g，炙甘草 9 g，山药 30 g，红花 15 g，猪苓 10 g，酒黄连 5 g。中药 4 剂，免煎剂，每天 1 剂，泡水取汁 300 ml，分 3 次服。

【三诊】2013 年 4 月 7 日：患者未诉特殊不适，纳眠可，二便调。查体：神清，神可，心肺腹部查体未见明显异常。患者血糖控制较稳定，临床症状好转，上方继续服用 20 剂免煎剂，定期门诊复查。

●按语

患者发病早期，发现空腹血糖 11.5 mmol/L，但无明显临床症状，近期因饮食不节出现口渴、多饮，身软乏力，头晕，双下肢肢体针刺感、麻木感等症，诊断"消渴"。《景岳全书·三消干渴》："凡治消之法，最当先辨虚实。若察其脉证，果为实火致耗津液者，但去其火则津液自生，而消渴自止。若由真水不足，则悉属阴虚，无论上、中、下，急宜治肾，必使阴气渐充，精血渐复，则病必自愈。若但知清火，则阴无以生，而日见消败，益以困矣。"以粉葛解肌退热、生津止渴，《神农本草经》："主消渴，身大热，呕吐，诸痹，起阴气，解诸毒。"茯苓利水渗湿健脾，《神农本草经》："主胸胁逆气，忧恚，惊邪，恐悸，心下结痛，寒热烦满，咳逆，口焦舌干，利小便。"白术健脾益气，燥湿利水。白芍，在《神农本草经》中记载："主邪气腹痛，除血痹，破坚积，寒热疝瘕，止痛，利小便，益气。"山药补脾养胃、生津益肺、补肾涩精，善治消渴之气阴两虚证。红花活血散瘀。猪苓利水渗湿，《药品化义》："治水泻湿泻，通淋除湿，消水肿，疗黄疸……"酒黄芩，《神农本草经》载："主诸热黄疸……逐水。"桂枝，辛甘温，可温阳运水，逐寒邪以助膀胱气化，行水湿痰饮之邪，能助心阳，通血脉，止悸动，平降冲气，治心阳不振，心悸动等。二诊，为气阴两虚之胃痛，《灵枢·邪气脏腑病形》指出："胃病者，腹胀，胃脘当心而痛。"《兰室秘藏》首立"胃脘痛"一门。《医学正传》说："古方九种心痛……详其所由，皆在胃脘，而实不在于心也。"对本病的治则提出"气在上者涌之，清气在下者提之，寒者温之，热者寒之，虚者培之，实者泻之，结者散之，留者行之"。本例为气阴两虚，痰湿内蕴证型，上方调整续用维持。

（胡琼丹　吴榆可　廖慧玲）

医案 38　消渴病肾病、眼病

王某某，男，50 岁，四川泸州市居民。

【病史】患者于 10 年前出现口渴多饮，多尿，多食易饥，每日饮水量约 2 000 ml，伴多尿，夜尿频，无视物模糊、四肢麻木、双下肢水肿等不适。当地医院测的空腹血糖 15 mmol/L，诊断：2 型糖尿病；口服二甲双胍 1 片 1 天 2 次，控制血糖。1 年前开始出现视物模糊、眼底出血，开始胰岛素治疗。1 周前门诊就诊，血肌酐 500 μmol/L，双眼白内障；中医诊断：消渴病肾病、眼病，辨证为脾肾气虚，气阴两虚，兼气虚血瘀。西医诊断：糖尿病伴多并发症（眼、肾微血管病变）。

【初诊】2016 年 4 月 18 日：口渴多饮，多食易饥，每日饮水量约 2 000 ml，多尿，夜尿频多，视物模糊，纳眠可，大便干结，形体消瘦，舌质暗红，苔白，脉弦涩；空腹血糖 12 mmol/L，餐后 2 小时血糖 14 mmol/L。

【辨证】患者口渴多饮，多尿，多食易饥，消瘦，视物模糊，眼底出血，中医诊断为消渴病肾病、眼病。患者素喜肥甘，脾胃受损，健运失常，痰湿内生，郁而化热，湿热蕴结中焦，热伤津液，阴虚燥热，发为消渴；脾胃受损，脾胃受燥热所伤，胃火炽盛，阴不足，火热伤津则口渴多饮；久病阳气亏虚，心神失养，则多寐；久病入络，气虚血瘀，不通则痛，则下腹及腰骶部疼痛；久病络脉失养，眼络痹塞、玄府不通，故见视物模糊，重则出血；舌质暗红，苔白，脉弦涩为气虚血瘀之象；病机为气阴两虚血瘀，痰湿内蕴。治疗宜益气养阴、活血化瘀；选方补阳还五汤加味。继续胰岛素等药物控制血糖。

处方：黄芪 30 g，当归 20 g，桂枝 20 g，赤芍 45 g，莪术 12 g，烫水蛭 8 g，生大黄 12 g，黄连 20 g，石膏 30 g，生晒参 10 g，土鳖虫 12 g。中药 8 剂，每天 1 剂，水煎取汁 450 ml，分 3 次服。

【二诊】2016 年 4 月 30 日：口渴多饮，多食易饥等症明显好转，饮水 1 000 ml 左右，尿量，尿次正常，视物模糊较前好转，眼底出血无加重，血糖餐前 7 mmol/L，餐后 2 小时血糖 8.9 mmol/L，大便软，舌质暗红，苔白，脉弦涩。方证对应，药效显现，因消渴病伴多并发血管病变者，难以一时大效，以上方调整剂量为丸剂维持治疗。

处方：黄芪 120 g，当归 40 g，桂枝 30 g，赤芍 65 g，莪术 20 g，淫羊藿 12 g，烫水蛭 15 g，生大黄 12 g，黄连 30 g，石膏 30 g，生晒参 30 g，土鳖虫 12 g，怀牛膝 20 g，山茱萸 100 g。10 剂为水泛丸，每次服 10 g，早、晚各服 1 次。

调治半年后随访病情稳定，血肌酐稳定在 200 ~ 300 μmol/L。

● 按语

本案为消渴病并发消渴病眼病，是消渴病微血管并发症、常见症；"消渴"病名始见于《黄帝内经》，方治始于《金匮要略》，证候分类始于《诸病源候论》。"消"按《素问·阴阳别论》的解释是："二阳结，谓之消。"其三个含义：一是指善消水谷而善饥多饮，二指消灼津液而致津液失养，阴不胜阳，火热内生，三指皮肤消瘦。《灵枢·五变》云："百疾之始期也，必生于风雨寒暑，循毫毛而入腠理……"《素问·气交变大论》："岁水太过，寒气流行，邪害心火，民病身热烦心燥悸，阴厥上下中寒，谵妄心痛……上应辰星。甚则腹大胫肿，喘咳……上应镇星。上临太阳，则雨冰雪，霜不时降……渴而妄冒。"《素问·风论》："风者，善行而数变……其热也则消肌肉"，又说："饮酒中风，则为漏风……漏风之状，或多汗，常不可单衣，食则汗出，甚则身汗。喘息恶风，衣常濡，口干善渴，不能劳事。"患者素喜肥甘厚味及辛辣香燥之品，易伤脾胃，致运化失职，痰湿内生，壅郁生热，化燥伤津。脾胃受损，脾胃受燥热所伤，胃火炽盛，阴不足，火热伤津则口渴多饮；久病阳气亏虚，心神失养，则多寐；久病心、肾气亏虚，水液运化失常，故水肿。消渴日久，肝肾阴虚，精血不能上承于目，目无所养，可导致雀盲、内障甚至失明（糖尿病视网膜病变）。治疗上应以养阴生津、清热润燥为基本治则，而瘀血是贯穿糖尿病发病始终的重要病机，中医认为以血脉涩滞，瘀血痹阻为核心，活血化瘀是防治糖尿病并发症的关键。故以黄连、石膏清热解毒；黄芪补气升阳、利水消肿、生津养血；当归补血活血；莪术、水蛭破血逐瘀；人参补气养阴、清热生津，《本草从新》载：

"补肺降火，生津液，除烦倦。虚而有火者相宜"；淫羊藿补肾阳、强筋骨，《本草纲目》言："生精补髓，养血益阳，强筋健骨，治一切虚损，耳聋，目暗，眩晕，虚痫。"为丸处方加入怀牛膝引血下行，配桂枝同行血脉，加山茱萸填补肾阴。

（胡琼丹　吴榆可　廖慧玲）

医案 39　消渴病肾病、腰痹

饶某某，女，65 岁，四川省泸县人。

【病史】患者 10 年前无明显诱因出现口渴、多饮、多尿、多食易饥及消瘦，日饮水量大于 3 000 ml，夜尿 2～3 次每晚，空腹血糖 8 mmol/L。5 月前无诱因出现左下肢胀痛、麻木，可放射至脚踝部，并逐渐出现双下肢凹陷性水肿、腰骶疼痛就诊。

【初诊】2012 年 11 月 18 日：反复口渴、多饮、多尿、多食易饥，消瘦，伴左侧髋部疼痛，双下肢麻木、凹陷性水肿，小便量减少；不伴心累、气促及夜间阵发性呼吸困难；舌质红，苔少，脉弦细；小便常规：尿蛋白++，肝、肾功能正常。

【辨证】患者以口渴、多饮、多尿、水肿为主症，中医诊断：消渴病肾病、腰痹。患者年老体虚，脾胃虚弱，津液水湿运化失常，郁而化热，湿热蕴结中焦，热伤津液，阴虚燥热，发为消渴；脾胃受损，脾胃受燥热所伤，胃火炽盛，脾阴不足，火热伤津则口渴多饮；病久气阴两虚，气虚无以推动血行，瘀血内生，瘀阻络脉。水湿停聚，泛溢肌肤，故见水肿。舌质红，苔少为气阴两虚之征象。病机属气阴两虚、水湿停聚。方选玉女煎合平胃散加减。

处方：石膏 30 g，生地 30 g，知母 10 g，茯苓 30 g，黄芩 20 g，黄连 12 g，栀子 10 g，陈皮 12 g，姜厚朴 12 g，藿香 10 g，白术 20 g，甘草 6 g。中药 4 剂，日 1 剂，水煎取汁 450 ml，分 3 次口服。

【二诊】2012 年 11 月 23 日：患者诉晨起双下肢胫前及足踝部水肿较前

加重，余无其他不适，尿量正常，空腹血糖6.1 mmol/L，舌质干红，苔白腻，脉弦，辨证属气阴两虚，方选玉女煎合猪苓汤加减益气养阴、清热利尿、活血通脉。

处方：生石膏30 g，知母20 g，生地30 g，麦冬30 g，酒黄连15 g，陈皮10 g，甘草6 g，半夏12 g，炒苍术20 g，姜厚朴12 g，茯苓30 g，黄芪30 g，酒川芎12 g，丹参10 g，猪苓20 g。中药6剂，日1剂，水煎取汁450 ml，分3次口服。

2012年11月30日，患者治疗上予以降糖、抗血小板聚集、利尿消肿等及中医辨证治疗，病情好转，守方20剂，每两天1剂。随访1年，病情稳定。

●按语

该患者为气阴两虚、胃热炽盛之消渴，阳明胃火，消灼水谷，耗伤津液，则多食易饥，口干喜饮；胃热炽盛，耗伤精血，无以充养肌肉，则形体消瘦；肺燥生热，津液失布，则口渴多饮；热灼三焦，气化失职，则多尿。选用玉女煎加减以清泻胃火，养阴增液，《成方便读》："人之真阴充足，水火均平，决不致有火盛之病。若肺肾真阴不足，不能濡润于胃，胃汁干枯，一受火邪，则燎原之势而为似白虎之证矣；方中熟地、牛膝以滋肾水，麦冬以保肺金，知母上益肺阴，下滋肾水，能制阳明独胜之火，石膏甘寒质重，独入阳明，清胃中有余之热。虽然，理虽如此，而其中熟地一味，若胃火炽盛者，尤宜斟酌用之，即虚火之证，亦宜改用生地为是，在用方者神而明之，变而通之可也。"故此方易熟地而改用生地，加平胃散以燥湿运脾、行气和胃。脾为太阴湿土，居中州而主运化，其性喜燥恶湿，湿邪之滞于中焦，则脾运不健，气机受阻；湿为阴邪，其性重浊黏腻，故下肢麻木。消渴病人除了血糖的升高，主要并发症如眼底病变、肾脏病、心血管病及足病等，都是对微小血管、大血管的损伤。该患者出现了双下肢麻木等症状，因末梢神经病变，下肢供血不足及细菌感染引起。诸多研究表明，瘀血是贯穿糖尿病发病始终的重要病机。糖尿病血管损害是多种并发症的病理基础，如糖尿病眼底病变、脑血管病变、心血管病变、肾病等。其预防要点首先要节制饮食，其具有基础治疗的重要作用。调节情志，避免七情过极，郁结化火，伤阴耗津，燥热更烈。《景岳全书·三消干渴》言："凡治消之法，最当先辨虚实。若察其脉证，果为实火致耗津液者，但去其火则津液自生，而消渴自止。若有真水不足，则悉属阴虚，无论上、中、下，急宜治肾，必使阴气渐充，精血渐复，则病必自愈。若但知清火，则阴无以生，而日见消败，益以困矣。"二诊时患者晨起双下肢胫前及足踝部水肿较前加重，方中以厚朴芳化苦燥，长于行气除满，且可化湿，伍以苍术、半夏行气以除湿，燥湿以运脾，使滞气得行，湿浊得去。陈皮理气和胃，燥湿醒脾，以助苍术、厚朴之力。使以甘草，调和诸药，且能益气健脾和中。

（郑春梅　胡琼丹　廖慧玲）

医案 40　消渴病肾病、痛风

孙某某，男，67 岁，四川省叙永县居民。

【病史】患者 15 年前出现口渴、多饮、多尿、多食易饥，每日饮水量大于 3 000 ml，夜尿 2 ~ 3 次每晚，诊断为 2 型糖尿病，口服降糖药物治疗，血糖控制有效。6 月前无诱因出现双下肢水肿，按之凹陷，伴右膝关节及右踝关节红肿热痛，诊断为糖尿病肾病，痛风性关节炎等，经治疗病情控制。1 月前无诱因出现双下肢水肿复发加重，按之凹陷，心累，干咳，夜间高枕卧位休息，大便干结等就诊。

【初诊】2013 年 5 月 12 日：患者双下肢水肿，按之凹陷、呈对称性，不伴咳嗽、咯血、小便量改变、恶心、呕吐及夜间阵发性呼吸困难。有明确糖尿病病史。舌质淡暗，苔薄黄。脉滑。血糖：空腹 17.9 mmol/L，餐后 2 小时 20 mmol/L；尿蛋白 +++，尿蛋白定量 2560 mg/24 h；肾功能：尿素氮 14 mmol/L，肌酐 128 μmol/L；肝功能：血浆蛋白 30 g/L。血常规：血红蛋白 98 g/L。

【辨证】四诊合参，患者以口渴、多饮、多尿为主症，伴大量蛋白尿、肾功能不全、贫血等，中医诊断：消渴病肾病。患者素体亏虚，脾胃虚弱，津液水湿运化失常，郁而化热，湿热蕴结中焦，热伤津液，阴虚燥热，发为消渴；脾胃受损，脾胃受燥热所伤，胃火炽盛，脾阴不足，火热伤津则口渴多饮；病久气阴两虚，气虚无以推动血行，瘀血内生，瘀阻络脉。脾失健运，水湿停聚，泛溢肌肤，则见水肿。舌质淡暗，苔黄为气阴两虚、水湿停聚之征象。病位在肺、脾、肾，病性属本虚标实。病机为气阴两虚、气虚血瘀、水湿停聚，治宜益气养阴，健脾化湿，佐以活血，汤剂方选玉女煎合平胃散加减。西药胰岛素控制血糖。

处方：石膏30 g，生地30 g，知母10 g，茯苓30 g，黄芩20 g，黄连12 g，栀子10 g，陈皮12 g，姜厚朴12 g，藿香10 g，白术30 g，桂枝12 g，赤芍20 g，猪苓30 g，甘草6 g。中药4剂，每日1剂，水煎取汁450 ml，分3次温服。

【二诊】2013年5月16日：患者诉心累症状缓解，下肢水肿减轻，夜间能平卧休息，时有咳嗽、咯痰，量少，不易咯出，余无其他不适。舌质淡红，苔少，脉细数，辨证属气阴两虚，方证对应，显效。调整上方以益气养阴、活血化瘀。

处方：生石膏30 g，知母10 g，麦冬30 g，酒黄芩20 g，酒黄连6 g，炒苍术20 g，姜厚朴12 g，杏仁15 g，枳壳10 g，法半夏10 g，炒麦芽30 g，赤芍20 g，桃仁20 g，猪苓15 g。中药6剂，每日1剂，水煎取汁450 ml，分3次温服。

【三诊】2013年5月22日：患者病情稳定，未诉不适，夜间安静休息，双下肢水肿基本消退，体重较入院时下降约6 kg。舌质淡红，苔少，脉弦细，中药续用前方去石膏等，加黄芪、人参益气养阴、活血化瘀。

处方：黄芪30 g，人参10 g，知母10 g，麦冬30 g，酒黄连6 g，炒白术20 g，姜厚朴12 g，法半夏10 g，炒麦芽30 g，桂枝20 g，赤芍20 g，桃仁30 g。中药4剂，每日1剂，水煎取汁450 ml，分3次温服。

【四诊】2013 年 5 月 26 日：患者诉纳差，不思饮食，大便干结，无口干多饮，舌质淡红，苔白腻，脉弦细，辨证属脾肾气虚、湿浊内蕴，上方加大黄、丹参活血通腑。

处方：黄芪 30 g，知母 10 g，麦冬 30 g，酒黄连 10 g，炒白术 20 g，姜厚朴 12 g，法半夏 10 g，炒麦芽 30 g，桂枝 20 g，赤芍 20 g，桃仁 30 g，酒大黄 9 g，丹参 10 g。中药 5 剂，每日 1 剂，水煎取汁 450 ml，分 3 次温服。

【五诊】2013 年 5 月 31 日：患者病情稳定，无不适，大便正常，进食量增加，夜间平卧休息，舌质淡暗，苔薄白，脉弦细，病情稳定，诊断为 2 型糖尿病伴多并发症，辨证为脾肾气虚，气阴两虚，气虚血瘀为主要病机，治疗宜中药丸、膏剂调服，延缓糖尿病脏器并发症进程；治法宜益气养阴，活血化瘀，温经通阳等；上方调整药物为丸缓服。

处方：黄芪 60 g，知母 30 g，麦冬 30 g，酒黄连 20 g，炒白术 60 g，姜厚朴 20 g，法半夏 20 g，桂枝 20 g，赤芍 20 g，桃仁 30 g，酒大黄 15 g，丹参 10 g，桃仁 30 g，红花 20 g，茯苓 40 g，生地黄 50 g，山茱萸 60 g，葛根 60 g。为水泛丸，每次 10 g，每日 2 次。

● 按语

本案为糖尿病肾病，以双下肢水肿，按之凹陷，呈对称性为主要临床表现，并有明确糖尿病史，属中医学消渴并发"水肿"范畴。《杂病源流犀烛》："有消渴后身肿者，有消渴面目足肿而小便少者。"《圣济总录》曰："消渴病久，肾气受伤，肾主水，肾气虚衰，气化无常，开阖不利，水液聚于体内出现水肿。"说明糖尿病肾病是消渴病久病不愈发生的。《灵枢·五变》云："五脏皆柔弱者，善病消瘅"，患者以阴虚燥热为基本病机，随着病情的发展，逐渐损及元气精血，气阴两伤，络脉瘀阻，脏腑受损。脾失健运，水湿停聚，泛溢肌肤，则见水肿。《圣济总录·消渴门》曰："土气弱不能制水，消渴饮水过度，脾土受湿而不能有所制，则泛溢妄行于皮肤肌肉之间，聚为胀满而成水也。"治疗予玉女煎合平胃散加减，益气养阴，健脾和中利湿。二诊患者诉心累症状缓解，下肢水肿减轻，水饮、湿浊渐去，时有乏力，咳嗽、咯痰，量少，不易咯出，舌质淡红，苔少，脉细数，为气虚痰阻，遂在玉女煎基础上加杏仁、半夏、厚朴以燥湿化痰、行气祛痰。三诊考虑到久病必瘀，加活血化瘀之桃仁，黄芪补气、健脾，五诊病情明显好转，但病属消渴，难以治愈，证属脾肾气虚，气阴两虚，气虚血瘀，续用前方加减补肾健脾，益气养阴活血聚一方，加入黄连、葛根清热生津降糖，为丸剂巩固治疗，配合西药降糖治疗稳定病情。

（郑春梅　胡琼丹　周喜芬）

医案 41　消渴病、骨折

王某某，女，72 岁，四川省泸州市合江县居民。

【病史】患者 10 余年前无明显诱因出现腰部疼痛，伴右下肢放射性疼痛、麻木、乏力，弯腰或腰部负重时疼痛明显，平卧休息有所缓解，无腰部及下肢活动受限等症，经 CT 诊断：腰 2、3 椎体压缩骨折。腰痛常因劳累后加重。4 年前因口渴多饮，多食，多尿，消瘦，诊断为 2 型糖尿病，平素未规律服药控制血糖。1 年前诊断高血压病，1 周前劳累出现腰痛及右下肢麻木、口干，饮水多，加重就诊。

【初诊】2013 年 6 月 7 日：诉口干、多饮，视物模糊，腰部、骶髂部及右下肢疼痛，腹胀不适，大便溏，难解，二便可，纳差，眠差。舌暗红，苔白厚，脉弦滑。血压 136/80 mmHg，腰 2 ~ 5 棘突及棘突间压痛（+++），双侧椎旁肌肉无明显压痛，腰椎活动受限，前屈约 30°，后伸约 10°，左右侧弯约 20°，左右旋转约 20°，双下肢直腿抬高试验（+−），双侧"4"字试验（+−），双侧梨状肌紧张试验（−）。

【辨证】患者老年女性，以口干、多饮，视物模糊，伴腰痛、右下肢疼痛麻木，不耐劳作，遇劳或受寒加剧为主要表现，既往患椎体压缩骨折、糖尿病、高血压病等；中医诊断：消渴，偏痹。病机分析：年老五脏虚损，气血、阴阳不足，阴精内虚，燥热越盛，素患消渴；久病气血亏虚，肾精不充，主骨不能，起居不慎，易受外伤；肢体损于外，则气血伤于内，营卫有所不惯，脏腑由之不和，气血运行失常，气机阻滞，不通则痛，故而现局部疼痛。舌暗红，苔白厚，脉弦滑为脾肾气虚，湿热蕴结之象，本病辨证为肝、脾、肾不足，湿热蕴结，气滞血瘀，病位在腰腿，病性属实。西医诊断：腰椎间盘突出症？高血压病2级，2型糖尿病。治疗宜清热除湿，通络止痛。方选半夏泻心汤加味。

处方：法半夏15 g，酒黄芩15 g，酒黄连15 g，干姜20 g，甘草6 g，大枣10 g，红芪10 g，茯苓15 g，地龙15 g，桑枝15 g，丹参15 g，柴胡15 g。中药4剂，每天1剂，煎药机煎药，取汁450 ml，分3次服。

【二诊】2013年6月12日：患者精神欠佳，诉左下腹间歇性隐痛不适，疼痛较前稍有缓解，纳尚可，睡眠欠佳，小便稍难解，大便3日未解。舌暗红，苔白厚，脉弦滑。病情如前，湿浊蕴结，腑气不通，调整上方加大黄、厚朴、柴胡等调和肝脾、消痞散结。先调脏腑，后治经络。

处方：法半夏15 g，酒黄芩15 g，酒黄连15 g，干姜10 g，甘草10 g，大枣20 g，红芪20 g，茯苓15 g，地龙12 g，厚朴15 g，赤芍15 g，大黄10 g。中药10剂，每天1剂，水煎取汁450 ml，分3次服。

【三诊】2013年6月15日：患者精神转佳，口渴多饮，多食，大便已正常，仍诉左下腹间歇性隐痛不适，疼痛较前稍有缓解，纳尚可，睡眠欠佳，舌质微红，苔白，脉弦细，血糖、血压调治正常。病机：气滞血瘀，湿浊阻滞，筋脉失养；治疗：温经通络，活血化瘀，予桂枝芍药附子汤加味。

处方：桂枝20 g，桂枝15 g，白附片15 g，薏苡仁30 g，茯苓30 g，山茱萸15 g，白术30 g，泽泻15 g，黄芪30 g，煅龙骨30 g，煅牡蛎30 g，土鳖虫12 g。中药6剂，每天1剂，水煎取汁450 ml，分3次服用。

●按语

本案例属消渴病伴骨伤疾病，老年人有为常见。《景岳全书》："消渴……其为病之肇端则皆膏粱肥甘之变，酒色劳伤之过，皆富贵人病之，而贫贱者鲜有也。"本案患者脾气亏虚，运化失健，则出现纳差；脾虚聚湿生痰，日久郁而化热，湿热中阻，则口干引饮，腹胀，苔白厚，脉弦滑；气虚无力行血，痰浊湿邪阻滞气血运行，故腰部、骶髂部及右下肢疼痛，舌质暗红。综上分析，此病案本虚总属肝、脾肾虚，气血阴阳都不足；消渴病病机脾胃虚弱，湿热血瘀；骨伤疾病又属寒湿蕴结，气滞血瘀之证，病邪分布有整体与局部偏盛与偏衰，上实下虚，上热下寒，中焦则现寒热错杂。认清病机，虚实寒热所在，故先治中焦，寒湿与热分消，通利中焦，脾土强者则无湿，湿不停则气机通畅，气机调畅则无郁热；治宜健脾化湿，消痞散结，佐以活血通络。清代汪琥《伤寒论辨证广注》认为半夏泻心汤是治疗"湿热不调，虚实相伴之痞"的方剂。当代著名中医专家任应秋也认为本方病证是"湿热兼虚"，因此用半夏泻心汤加减。本方出自于《伤寒论》第149条："伤寒五六日，呕而发热者，柴胡汤证具，而以他药下之，柴胡证仍在者，复与柴胡汤。此虽已下之，不为逆，必蒸蒸而振，却发热汗出而解。若心下满而鞭痛者，此为结胸也，大陷胸汤主之，但满而不痛者，此为痞，柴胡不中与之，宜半夏泻心汤。"方中黄芩、黄连苦寒清热燥湿，干姜、半夏辛温散结祛寒，甘草、大枣补益脾胃，共奏苦辛并用，补泻兼施，使热清湿去，脾气健运，诸症得除。正如《景岳全书》载："此方辛入脾而散气，半夏、干姜之辛以散结；气苦入心而泄热，黄连、黄芩之苦以泄痞热；脾欲缓，急食甘以缓之，人参、甘草、大枣之甘以缓之也。"加地龙、桑枝、丹参、灯盏细辛，以活血化瘀，通络止痛。后期脾胃和调，则强筋壮骨，温阳补肾，活血化瘀而收功。

（郑春梅　胡琼丹　周喜芬）

医案 42　消渴病

王某某，女，54岁，四川省泸州市叙永县居民。

【病史】患者于1余年前因体检发现血糖升高，空腹血糖 9～10 mmol/L，无口干、多饮、多食、多尿、四肢麻木、视物模糊、恶心、呕吐等症状，口服降糖药维持治疗，血糖控制尚可。门诊复诊，小便常规：尿蛋白阴性，尿糖 +++；空腹血糖 13.71 mmol/L，餐后血糖 19.6 mmol/L；血脂 2.65 mmol/L，总胆固醇 5.96 mmol/L。

【初诊】2014 年 3 月 2 日：患者血糖、血脂高，口干、多饮、多食、多尿、四肢麻木、视物模糊、恶心、呕吐等症状，舌质暗红，苔薄白微黄，脉滑。

【辨证】中医诊断：消渴，病位在肺与胃，病机为气阴两虚、湿热蕴结中焦，病性属虚实夹杂。中药汤剂以生脉散合葛根芩连汤加减以益气养阴，清热利湿；西医继续口服格列美脲、二甲双胍缓释片等降糖药物控制血糖。

处方：北沙参 20 g，麦冬 30 g，五味子 10 g，葛根 40 g，酒黄芩 15 g，酒黄连 15 g，炒决明子 30 g，生山楂 15 g，麸炒苍术 12 g，燀桃仁 12 g，赤芍 30 g，猪苓 15 g，竹茹 15 g。中药 4 剂，每天 1 剂，煎药取汁 450 ml，分 3 次服。

【二诊】2014 年 3 月 8 日：患者口干、多饮、多食、多尿好转、四肢麻木、视物模糊如前，阵阵恶心、呕吐（为胃内容物），口苦，口腻，舌质暗红，苔薄白微黄，脉濡。辨证属中焦湿热，寒热错杂；拟半夏泻心汤清热化湿，燥湿和中。

处方：半夏 20 g，葛根 40 g，酒黄芩 15 g，酒黄连 15 g，炒决明子 30 g，干姜 10 g，党参 20 g，麸炒苍术 12 g，苍术 12 g，厚朴 12 g，盐车前子 15 g。中药 4 剂，每天 1 剂，煎药取汁 450 ml，分 3 次服。

【三诊】2014 年 3 月 12 日：口干、多饮、多食、多尿、恶心、呕吐、口苦、口腻减轻，四肢麻木、视物模糊如前，舌质微红，苔薄白，脉滑。寒热分消，痰瘀互结，络脉痹阻，玄府不通，辨证属气虚痰阻，血脉瘀滞。治法宜益气活血，化瘀通络，拟选方血府逐瘀汤加黄连、葛根、半夏化瘀清热降糖。

处方：当归20g，桃仁12g，红花15g，川芎15g，赤芍20g，生地黄50g，牛膝20g，柴胡15g，枳壳12g，桔梗12g，甘草10g，黄连20g，葛根30g，半夏12g。中药6剂，水煎450 ml，分3次温服。

本方服用7天后，病情稳定，四肢麻木、视物模糊好转，继以上方调整为丸常服。

●按语

《素问·奇病论》曰："有病口甘者，病名为何？何以得之？岐伯曰：此五气之溢也，名为脾瘅。夫五味入口藏于胃，脾为之行其精气，津液在脾，故令人口甘也。此肥美之所发也……转为消渴，治之以兰，除陈气也。"本案患者高血脂，血糖增高，属于中医学"消渴""脾瘅"范畴。患者舌质暗红、苔薄白微黄、脉滑，同时结合糖尿病的特点，其病理中心在胃肠，湿热中阻是其核心病机。给予生脉散合葛根芩连汤加减治疗。葛根芩连汤出自《伤寒论》太阳病篇第34条："太阳病，桂枝证，医反下之，利遂不止，脉促者，表未解也；喘而汗出者，葛根黄连黄芩汤主之。"葛根，性凉味甘辛，入脾胃经，清热生津止渴，鼓舞脾胃清阳之气上升，为治疗消渴病的要药之一。葛根，早在《神农本草经》中就记载："主消渴，身大热，呕吐，诸痹，起阴气，解诸毒"，《名医别录》载："生根汁，疗消渴，伤寒壮热。"黄连苦寒，归心、胃、肝、大肠经，清热燥湿，泻火解毒。《医学衷中参西录》："其色纯黄，能入脾胃以除实热，使之进食……其性凉而燥，故治湿热郁于心下作痞满。徐灵胎曰：凡药能去湿者必增热，能除热者必不能去湿，惟黄连能以苦燥湿，以寒除热，一举而两得焉。"在《儒门事亲》中，记载黄连煎水治疗消渴的单验方。黄芩，苦寒而燥，也有较强的清热燥湿作用，善清肺胃实热。与黄连配伍，加强除中焦湿热之力，并且可达以苦制甜。除此之外，生脉散以治疗消渴病之气阴两伤，但寒热错杂，湿浊中阻不宜本方，故二诊换方半夏泻心汤清热化湿，燥湿和中更切合病情，服后显效。三诊患者寒热分消，痰瘀互结，络脉不足显现，辨证属气虚痰阻，血脉瘀滞，宜益气活血化瘀为治，拟方血府逐瘀汤加黄连、葛根、半夏化瘀清热降糖显效。

（郑春梅　胡琼丹　周喜芬）

医案 43　消渴病肾病

张某某，男，47 岁，四川省泸州市居民。

【病史】3 年余前无明显诱因出现口渴、多饮、多尿，每日饮水量及尿量约 2 500 ml，伴消瘦，体重减轻，伴身软乏力、头晕，测空腹血糖 8 mmol/L。1 年余前无诱因出现夜尿增多，身软乏力加重，查小便常规：葡萄糖 ++++，蛋白质 ++；肝肾功能正常；血脂 2.3 mmol/L。1 天前患者门诊复查尿常规示：尿蛋白 +++ 就诊。

【初诊】2014 年 5 月 6 日：患者口渴、多饮、多尿、乏力、夜尿增多、泡沫尿。脉沉，舌质淡，苔白腻，脉弦滑。

【辨证】四诊合参，该患者以多饮、多尿、小便泡沫多为主要表现，属于祖国医学"消渴"范畴。病机为气阴两虚，湿浊内蕴。因患者常年暴饮暴食，嗜酒肥甘，久则伤脾，脾气亏虚不能运化水湿，痰湿内阻；胃阴亏虚，胃津耗伤，故口渴多饮；肾气不足，肾失开阖，则多尿；脾运化失司，水湿内停，肾气不足，肾失封藏，精微物质由小便出，则尿浊；病位在脾、肾，病性属本虚标实。治疗宜辛开苦降法，方选半夏泻心汤加味。

处方：葛根 15 g，酒黄芩 15 g，酒黄连 12 g，党参 15 g，白术 12 g，法半夏 15 g，炙甘草 10 g，陈皮 15 g，生石膏 30 g，茯苓 15 g，知母 10 g，牛膝 10 g。中药 6 剂，每天 1 剂，水煎取汁 300 ml，分 3 次服。

【二诊】2014 年 5 月 12 日：患者口渴、多饮、多尿、乏力、夜尿增多、泡沫尿，诉视物模糊，舌质淡，苔白腻，脉沉细。属气阴两虚，湿浊内蕴。治以益气养阴，清热利湿，活血化瘀。肾舒胶囊祛风活血，健脾益肾。

处方：酒黄芩 15 g，酒黄连 12 g，党参 15 g，白术 12 g，法半夏 15 g，生石膏 30 g，茯苓 15 g，知母 10 g，牛膝 10 g，菊花 15 g，红花 12 g，赤芍

15 g，青葙子 15 g。中药 8 剂，每天 1 剂，水煎取汁 300 ml，分 3 次服。

【三诊】2014 年 5 月 21 日：患者乏力较前好转，仍多饮、多尿，舌淡胖，苔白腻。属气阴两虚，湿浊内蕴。中医治以益气养阴，清热利湿，活血化瘀，方予参芪地黄汤加减。

处方：党参 20 g，黄芪 30 g，茯苓 30 g，生地黄 20 g，泽泻 20 g，白术 10 g，牡丹皮 10 g，山药 20 g，丹参 20 g，白花蛇舌草 15 g，金樱子 10 g，姜厚朴 12 g。中药 6 剂，免煎剂，每天 1 剂，调水取汁 300 ml，分 3 次服。

【四诊】2014 年 5 月 27 日：仍有泡沫尿，舌红胖大，苔薄，脉弦细。患者使用人胰岛素，血糖控制欠佳，今换用胰岛素类似物优泌乐 25 R：早 20 IU，晚 20 IU 皮下注射。证属肝、脾、肾不足，气阴两虚，治以益气养阴，活血通脉，上方调整加减。

处方：生地黄 10 g，桃仁 20 g，赤芍 20 g，茯苓 30 g，白术 20 g，当归 10 g，黄芪 40 g，黄连 15 g，葛根 30 g。中药 6 剂，免煎剂，每天 1 剂，泡水取汁 300 ml，分 3 次服。

【五诊】2014 年 6 月 4 日：仍有泡沫尿，但较前减少，乏力明显好转，舌淡少苔，脉沉，属气阴两虚，湿浊内蕴。治以益气养阴，清热利湿，活血化瘀，方予参芪地黄汤加减。

处方：党参 20 g，黄芪 60 g，茯苓 20 g，生地黄 20 g，泽泻 20 g，白术 10 g，牡丹皮 10 g，山药 20 g，丹参 20 g，黄连 15 g，金樱子 10 g，葛根 30 g。中药 6 剂，免煎剂，每天 1 剂，调水取汁 300 ml，分 3 次服。

【六诊】2014 年 6 月 12 日：患者诉乏力好转，小便泡沫较前减少。舌淡少苔，脉沉，属气阴两虚，湿浊内蕴，治以益气养阴，清热利湿，方予参芪地黄汤加减。

处方：党参 20 g，黄芪 30 g，茯苓 20 g，生地黄 20 g，泽泻 20 g，白术 20 g，黄连 15 g，山药 20 g，丹参 20 g，赤芍 30 g，地龙 10 g，金樱子 10 g。中药 10 剂，免煎剂，每天 1 剂，调水取汁 300 ml，分 3 次服。

●按语

本案属中医学"消渴"范畴。《临证指南医案·三消》中载："三消一证，虽有上、中、下之分，其实不越阴亏阳亢，津涸热淫而已。"患者由于平素嗜酒肥甘，胃纳太过，久则伤脾，脾气亏虚不能运化水湿，痰湿内阻中焦而致病。患者现口渴引饮、多尿、乏力、夜尿增多、泡沫尿，脉沉，舌质淡，苔白腻，属气阴两虚，湿浊内蕴。治以益气养阴，清热利湿。方中主药葛根，《神农本草经》言其能"主消渴"。《伤寒药性赋》中称："阳明之的药，脾渴可解而胃热能消。"黄芩、黄连是清肺胃实热的对药，能解血中"糖毒"，其中黄连清热燥湿，泻火解毒。唐代《外台秘要》引《近效方》中载有黄连"治消渴能饮水，小便甜，有如脂麸片，日夜六、七十起：冬瓜一枚，黄连十两"。黄芩能清肺胃实热，兼顾肺肾。葛根与黄连相配可以制约黄连之燥性。炙甘草健脾益气和中。诸药配伍，既清热燥湿又生津止渴，符合本案病证特征。五诊、六诊，湿热渐去，气阴两虚显现，脾肾气虚，气阴两虚。小便泡沫为消渴病日久，肾气不足，肾失封藏，精微下注。《诸病源候论》中载"劳作肾虚，不能藏于精，故因小便而精液出也"。投参芪地黄汤加减，以补肾摄精。

（郑春梅　胡琼丹　周喜芬）

医案44　消渴病肾病

陈某某，男，68岁，泸县兆雅镇人。

【病史】9年前无诱因出现多饮，多尿，夜尿每晚7～8次，每日饮水及尿量约3 000 ml，常有饥饿感。2年前无诱因出现双下肢对称性凹陷性水肿、双目视物模糊呈"飞蚊征"，双目刺痛。2天前因受凉后出现劳力性心累、疲倦乏力，夜间高枕卧位休息，伴干咳、恶心、呕吐。空腹血糖10 mmol/L，餐后血糖12 mmol/L，血肌酐189 μmol/L，血常规：血红蛋白88 g/L。胰岛素控制血糖。西医诊断：糖尿病肾病，慢性肾衰竭。

【初诊】2012年9月19日：主要表现为心累、乏力、恶心、干呕，双眼视物模糊，伴干咳、恶心、呕吐，常有饥饿感，不伴恶寒、发热、胸痛、咯粉红色泡沫痰等症。舌质暗红，苔腻，脉弦滑。

【辨证】患者多饮，多尿，夜尿频，水肿，心累，视物模糊，血肌酐升高，中医诊断：消渴并慢性肾衰。患者形体中等，素喜肥甘，脾胃受损，健运失常，痰湿内生，痹阻心脉，不通则痛。久病心、肾气亏虚，水液运化失常，症见下肢水肿，乏力、心累；眼络痹阻，玄府痿痹，肾水不能上养于眼，睛不能视；舌质暗红，苔腻，脉弦滑为浊瘀互结。病机为脾肾气虚，浊毒内蕴，络脉瘀滞。治法：补益脾肾，解毒泄浊兼以活血化瘀，中药汤剂健脾益气，芳香化湿和中以治脾，脾得运，水得行，血得循；方选香砂六君子汤合理中汤加减。继续胰岛素控制血糖。

处方：木香10g，砂仁10g，人参10g，茯苓30g，白术30g，姜半夏15g，厚朴20g，竹茹15g，干姜20g，猪苓20g，炒麦芽30g。中药6剂，水煎取汁450ml，分3次服，1日1剂。

【二诊】2012年9月25日：患者诉心累较前稍缓解，精神较前有所好转，夜间高枕卧位休息，咳嗽、咯痰，痰易咯出，双下肢水肿较前消退，面色苍白浮肿，舌质青暗，舌苔白腻水滑，脉濡缓；辨证脾肾气虚、浊毒内蕴，上方有效，继续上方加桂枝30g通阳化气，温阳利水（本应加附片20g为佳，附子与半夏相反，故加重干姜为30g配桂枝取其温经通阳化气之功）。

处方：木香10g，砂仁10g，人参10g，茯苓30g，白术30g，姜半夏15g，厚朴20g，竹茹15g，干姜30g，猪苓20g，炒麦芽30g，桂枝30g。中药8剂，水煎取汁450ml，分3次服，1日1剂。

【三诊】2012年10月3日：患者诉心累，水肿，呕吐好转，睡眠差，口干，夜间时咳嗽、咯痰，精神差，乏力，畏寒肢冷，贫血面容，四肢指端苍白，舌质微红，舌苔白腻、水滑减少，脉浮滑，中医辨证水饮渐去，中焦阳气渐复，显现脾肾阳虚，气血亏虚为主，治法宜温阳补肾，益气养血，方选参芪肾气丸。

处方：人参 20 g，黄芪 30 g，茯苓 30 g，桂枝 30 g，附片 20 g，山茱萸 20 g，茯苓 20 g，猪苓 20 g，山药 20 g，干姜 30 g，甘草 10 g，炒麦芽 60 g。中药 8 剂，水煎取汁 450 ml，分 3 次服，1 日 1 剂。

【四诊】2012 年 10 月 12 日：患者精神好转，夜间平卧休息，心累、水肿消失，面色微红，纳食可，血糖、血压控制可，血肌酐 106 μmol/L，舌质转红，苔薄白，脉滑；方证辨证正确，病情缓解，但本病慢性病程，宜长期调治，上方调整剂量继续治疗。

处方：人参 20 g，黄芪 80 g，茯苓 30 g，桂枝 30 g，附片 20 g，山茱萸 30 g，茯苓 20 g，猪苓 20 g，山药 30 g，干姜 20 g，陈皮 10 g，甘草 10 g，炒麦芽 60 g。中药 6 剂，水煎取汁 500 ml，分 4 次服，两日 1 剂。

调治 1 年，间断汤剂、膏剂调服，病情稳定。

●按语

《金匮要略》云："师曰：病有风水、有皮水、有正水、有石水、有黄汗。风水，其脉自浮，外证骨节疼痛，恶风；皮水，其脉亦浮，外证附肿，按之没指，不恶风，其腹如鼓，不渴，当发其汗；正水，其脉沉迟，外证自喘……"本例患者夜尿多，水肿，心悸，心累，属中医学"水肿""心悸"病。朱丹溪在《丹溪心法》中指出："若遍身肿，烦渴，小便赤涩，大便闭，此属阳水；若遍身肿，不烦渴，大便溏，小便少，不赤涩，此属阴水。"《景岳全书》中指出："凡水肿等证，乃肺脾肾三脏相干之病，盖水为至阴，故其本在肾；水化于气，故其标在肺；水唯畏土，故其制在脾。今肺虚则气不化精而化水，脾虚则土不制水而反克，肾虚则水无所主而妄行。"而据本例患者小便量少，纳差，心累气促，乏力，考虑为由于肾阳不足，脾失健运，肾失开阖，水饮内停所致。患者舌质暗红，苔腻，脉弦滑属脾肾气虚，浊毒瘀血内蕴征象，故本病病位在脾、肾。《黄帝内经》提出水肿的治疗原则"开鬼门，洁净府，去菀陈莝"，一直沿用至今。本例患者情况，从调理全身脏腑气血阴阳出发，重视脾胃，从脾胃入手，开胃之关，方能进食，方选香砂六君子汤合理中汤加减以温中、益气健脾、渗湿利水。方中半夏、茯苓、陈皮、甘草以燥湿化痰，理气和中；木香、砂仁行脾胃之气滞；人参、白术补脾、肾之气，干姜温中健脾，调畅中焦；诸药合用，共奏健脾益气，利水消肿之功。后用参芪肾气丸温阳补肾，益气养血，化气行水，三焦通畅，水气同行，瘀浊得出，获得疗效。

（郑春梅　胡琼丹　罗永兵）

医案 45　消渴病肾病

邓某某，男，65 岁，合江县九支镇人。

【病史】患者于 20 余年前不明诱因出现口渴多饮，多尿，多食善饥，伴身软乏力，头晕，无突眼，无烦躁易怒。3 年前不明诱因出现双下肢凹陷性水肿，经反复治疗，病情进展，疗效不佳就诊。

【初诊】2015 年 6 月 10 日：口渴、多饮，多尿，伴身软乏力，头晕，口苦，口腻，左上肢肿胀感，下肢胫前浮肿，舌质红，苔黄腻，脉弦。门诊血糖：空腹 12 mmol/L；小便常规：尿蛋白 ++；肾功能正常。

【辨证】该患者以口渴、多饮、多尿为主要表现，舌质红，苔黄腻，脉弦，中医诊断：消渴。病机：气阴两虚为本，痰热内蕴为标。患者久病消渴，中焦湿热蕴结，热久伤阴，气阴耗伤，胃阴亏虚，胃津耗伤，故口渴、多饮；湿郁伤脾，脾气亏虚不能运化水湿，痰湿内阻，湿郁化热，故见口苦、口腻；湿热下注，肾阴亏虚，肾失封藏，则多尿。久病脾肾气虚，湿郁化热，寒热错杂，水湿运化、输布失司，水湿泛溢肌肤，血脉瘀滞，故见上肢肿胀不适。舌质红，苔黄腻，脉弦为湿热蕴结之象。治法：益气养阴、除湿化痰，方予半夏泻心汤加味。西医建议胰岛素治疗，患者拒绝，调整使用瑞格列奈片控制血糖。

处方：酒黄芩 15 g，酒黄连 12 g，党参 15 g，法半夏 15 g，干姜 10 g，胆南星 15 g，茯苓 15 g，白术 12 g，大枣 15 g，甘草 5 g。中药 5 剂，每天 1

剂，水煎取汁 300 ml，分 3 次服。

【二诊】2012 年 6 月 18 日：口渴、多饮，多尿消失，身软乏力，头晕，左上肢肿胀如前，纳、眠尚可，二便调，舌质淡红，苔白腻，脉弦。血糖控制在正常范围。中医辨证：气阴两虚，痰湿内蕴。湿热分消，热去，气虚痰湿显现，换用健脾化痰除湿，佐以活血化瘀；方选香砂六君子汤加减。

处方：木香 12 g，砂仁 10 g，党参 20 g，白术 15 g，茯苓 30 g，盐泽泻 30 g，陈皮 15 g，法半夏 12 g，燀桃仁 15 g，红花 10 g，酒黄芩 10 g，佩兰 10 g。中药 5 剂，每天 1 剂，煎药机煎药，取汁 300 ml，分 3 次服。

【三诊】2012 年 6 月 26 日：患者神清、神可，仍诉左上肢肿胀感，冷痛不去，纳眠尚可，二便调。查体：血压 145/75 mmHg，左上肢轻微肿胀，双下肢无水肿。舌质淡红，苔白腻，脉弦滑。中医辨证：气虚络瘀，寒湿蕴结证，给予中药汤剂补阳还五汤加减以益气养血，化瘀通络。

处方：黄芪 30 g，当归 10 g，地龙 15 g，酒川芎 12 g，燀桃仁 10 g，红花 12 g，赤芍 15 g，白附片（先煎）20 g，盐泽泻 30 g，桂枝 15 g。中药 6 剂，每天 1 剂，煎药机煎药，取汁 300 ml，分 3 次服。

【四诊】2012 年 7 月 1 日：患者诉左上肢肿胀感较前缓解，纳眠尚可，二便调，左上肢轻微肿胀，双下肢无水肿。舌质淡红，苔白腻，脉弦。中药汤剂予肾纤康以活血消癥。

处方：党参 20 g，黄芪 40 g，淫羊藿 15 g，生大黄 10 g，莪术 12 g，炒山楂 12 g，当归 12 g，盐覆盆子 15 g，甘草 6 g。中药 8 剂，每天 1 剂，水煎取汁 300 ml，分 3 次服。

【五诊】2012 年 7 月 8 日，患者神清，精神尚可，诉左上肢肿胀感较前明显缓解，偶感口干，纳眠尚可，二便调。左上肢轻微肿胀，双下肢无水肿。患者病情较前缓解，继续调整上方治疗。

处方：太子参 30 g，黄芪 40 g，淫羊藿 15 g，生大黄 5 g，莪术 15 g，当归 15 g，赤芍 30 g，盐覆盆子 15 g，甘草 6 g，猪苓 20 g，山茱萸 30 g，黄连

12 g。中药10剂，免煎剂，每天2次，早、晚各1次，温开水温服善后。

● **按语**

《黄帝内经》云："食甘美而多肥""五脏皆柔弱者，善病消瘅"。《金匮要略》云："趺阳脉浮而数，浮即为气，数即消谷而大坚；气盛则溲数，溲数即坚，坚数相搏，即为消渴。"《外台秘要》云："渴而饮水多，小便数……甜者，皆是消渴病也。"本例患者口渴多饮、夜尿频，属消渴之主要临床特征，故本例疾病为消渴病。《证治准绳》将消渴病根据病症特点及脏腑分属上消（经谓膈消）、中消（经谓消中）、下消（经谓肾消）。上消以多饮为主，病变涉及肺胃，病机关键为肺胃热盛，津气两伤；中消以消谷善饥为主，病变涉及脾胃，病机关键为胃热气盛；下消以多尿为主，责之于肾，病机关键为肾气亏虚。本患者以口渴多饮、多尿为主要表现，属于祖国医学"消渴"范畴。病机为气阴两虚，痰湿内蕴。因患者年老久病，气阴耗伤，脾气亏虚不能运化水湿，痰湿内阻；胃阴亏虚，胃津耗伤，故口渴多饮；肾气不足，肾阴亏虚，肾失封藏，则多尿。脾肾气虚，水湿运化输布失司，水湿泛溢肌肤，则水肿。病位在脾、肾，病性属本虚标实。治以益气养阴、除湿化痰之法，方选半夏泻心汤加减。二、三诊时患者仍感左上肢肿胀感，考虑患者久病入络，故在补气基础之上加强活血通络之品，四诊时患者左上肢胀痛感减轻，以肾纤康及蜈蚣微粉化瘀通络善后，收到良好效果。

（许艳文　曾炎　罗永兵）

医案46　消渴病肾病

郭某，男，61岁，宜宾市翠屏区兴隆街居民，

【病史】20年前患者无明显诱因出现口渴、多饮、多尿、多食易饥，伴消瘦，诊断2型糖尿病，口服降糖药物控制血糖，病情稳定。10年前患者无明显诱因出现眼睑浮肿，逐渐波及下肢及全身，晨起时眼睑、颜面部浮肿明显，伴泡沫尿，尿蛋白++，诊断糖尿病肾病，加以胰岛素控制血糖，口服中成药物后病情有缓解，水肿时肿时消，尿量正常。10天前感冒受凉，水肿加

重，泡沫尿，身软乏力，少尿前来就诊并入院治疗。

【初诊】2017 年 3 月 4 日：患者反复口渴、多饮、多尿，伴双下肢凹陷性水肿、乏力，视物模糊，泡沫尿，面色少华，头晕，乏力，舌质淡暗，苔白腻，脉细。血压 150/98 mmol/L；尿蛋白 +++，24 小时尿蛋白定量 6 500 mg/24 h；肾功能：尿素氮 15 mmol/L，血肌酐 238 μmol/L；血常规：白细胞 9.5×10⁹/L，血红蛋白 85 g/L；血浆蛋白 25 g/L，诊断：2 型糖尿病，糖尿病肾病Ⅳ期，慢性肾功能不全，肾性贫血。

【辨证】四诊合参，患者以口渴、多饮、水肿、泡沫尿为主症，结合血糖增高、蛋白尿，当属祖国医学"消渴病肾病"范畴。患者久病耗伤气阴，气阴两虚，阴虚内燥，灼伤津液，则见口渴多饮。嗜食肥甘厚味，脾胃蕴生湿热，湿热内蕴，脾失健运，不能上承津液，亦见口渴。阴虚血热，气虚推动无力，瘀血内阻，则见视物模糊。肾气亏虚，肾失固摄，精微下泄，故见有形物质漏出，即见蛋白尿。脾失健运，水湿不化，蕴久成浊毒之邪，犯溢肌肤，故见水肿。舌质淡暗，苔白腻，脉细均为气阴两虚、血瘀水湿之征象。病机为气阴两虚、血瘀水湿证。中药汤剂予参芪地黄汤合五苓散加减益气活血、补肾化瘀、通腑泄浊。继续胰岛素控制血糖、降压药物降压、减少蛋白尿等对症处理。

处方：黄芪 30 g，生地黄 15 g，茯苓 20 g，炒白术 6 g，盐泽泻 10 g，山茱萸 20 g，猪苓 20 g，芡实 15 g，桂枝 15 g，黄蜀葵花 12 g，木香 10 g，生晒参 10 g。中药 6 剂，每天 1 剂，水煎取汁 450 ml，分 3 次服。

【二诊】2017 年 3 月 10 日：患者诉动则心累不适，气紧，咳嗽，夜间右侧卧位，双下肢水肿，舌质淡暗，苔白腻，脉弦细，胸部 B 超提示右侧中等量胸膜腔积液，左侧少许胸膜腔积液，辨证属气阴亏虚，血瘀湿浊，方选参芪地黄汤合五苓散加减补肾化瘀、祛湿泄浊利水。为防积液增多，加强渗湿利水，行右侧胸膜腔抽液。

处方：黄芪 80 g，当归 15 g，熟地黄 20 g，山萸肉 20 g，猪苓 30 g，桂

枝15 g，茯苓30 g，夏枯草45 g，木香15 g，牵牛子15 g，甘草10 g。中药6剂，每天1剂，水煎取汁300 ml，分3次服。

【三诊】2017年3月20日：患者诉活动心累不适，夜间能平卧，面色无华，腹胀，肢冷尿量增多，水肿减少，舌质淡暗，苔白腻，脉弦细，辨证属气阴亏虚，血瘀湿浊，方选参芪地黄汤合五苓散加减补肾化瘀、祛湿泄浊利水。

处方：黄芪60 g，当归15 g，熟地黄20 g，山萸肉20 g，猪苓20 g，桂枝30 g，茯苓30 g，夏枯草45 g，附片20 g，厚朴20 g，炙甘草20 g。中药10剂，每天1剂，水煎取汁300 ml，分3次服。

【四诊】2017年3月30日：患者诉活动心累不适，夜间能平卧，面色微红，腹胀，肢冷减轻，尿量增多，双下肢轻微水肿，舌质淡暗，苔白腻，脉弦细，血浆蛋白32 g/L，辨证属脾肾阳虚，血瘀水停，方选参芪地黄汤合五苓散加减补肾化瘀、祛湿泄浊利水。治疗有效，调整上方继续治疗。

处方：黄芪120 g，当归30 g，熟地黄300 g，山萸肉60 g，猪苓30 g，桂枝30 g，茯苓40 g，夏枯草60 g，附片30 g，山药100 g，厚朴20 g，泽泻20 g，炙甘草20 g。中药10剂，为丸，每服10 g，每日3次。

反复就诊，上方调整治疗半年，血糖稳定在7～10 mmol/L，病情稳定。

● 按语

糖尿病肾病是糖尿病严重的微血管并发症，即糖尿病性肾小球硬化症。属于中医消渴病兼证"水肿"等范畴。临床上以持续性蛋白尿为特征，随着病情的发展和恶化，出现氮质血症，最终发展为肾功能衰竭，是糖尿病致死的主要原因之一。中医学对于糖尿病发展至肾病认识源来已久。张仲景《金匮要略·消渴小便不利淋病脉证并治》明确指出："小便不利者，有水气，其人若渴，用栝蒌瞿麦丸主之"，即指消渴病继发水肿。巢元方《诸病源候论》："消渴……其病变，或发为痈疽，或成水疾。"本例患者口渴、多饮、多尿、多食易饥，伴消瘦20余年，为"消渴"之症。10余年前患者出现眼睑浮肿，逐渐波及下肢及全身，晨起时眼睑、颜面部浮肿明显，正如《圣济总录》中所言："消渴病久，肾气受伤，肾主水，肾气虚衰，气化失常，开阖不利，水液聚于体内而出现水肿。"患者以口渴、多饮、水肿、泡沫尿为主症，结合血糖增高、蛋白尿，当属祖国医学"消渴病肾病"范畴。患者久病耗伤气阴，气阴两虚，阴虚内燥，灼伤津液，则见口渴多饮。肾气亏虚，肾失固摄，精微下泄，故见有形物质漏出。脾失健运，水湿不化，蕴久成浊毒之邪，犯溢肌肤，故见水肿。《景岳全书》指出"五脏之伤穷必及肾"，久病消渴，肾体受损，肾用失司，而逐渐发展到消渴病肾病。初诊患者口渴、多饮、多尿，伴双下肢水肿、乏力，双眼失明，舌质淡暗，苔白腻，脉细，辨证为气阴两虚、血瘀水湿证，病性属虚实夹杂。中药汤剂予参芪地黄汤合五苓散加减益气活血、补肾化瘀、通腑泄浊，方中黄芪、生地益气养阴，茯苓、白术、芡实健脾益气，泽泻、猪苓、黄蜀葵清热利水渗湿，木香行气，少佐桂枝温阳化气利水，全方共奏益气养阴、利水渗湿之功。二诊时患者口渴、多饮、水肿减轻，视物昏花，舌质淡暗，苔白腻，脉弦细，辨证属气阴亏虚，血瘀湿浊，于原方基础上加以夏枯草清肝明目，数剂后患者病情好转。

（许艳文　曾炎　罗永兵）

医案 47　消渴病肾病、眼病。

贺某某，女，62 岁，四川省合江县人。

【病史】患者 23 年前无明显诱因出现口渴、多饮、多尿，血糖升高，口服降糖药物维持治疗，病情稳定。5 年前出现右眼不能视物、左眼视物模糊，颜面及双下肢水肿，伴泡沫尿及夜尿增多，3～4 次/天，手指末端及双下肢麻木、手套袜套感，调整西药治疗疗效不佳。1 月前患者口渴、多饮及双下肢水肿加重就诊，求中西医治疗。

【初诊】2017 年 3 月 6 日：口渴、多饮、多尿，双下肢水肿，泡沫尿，手指末端、双下肢麻木，手套、袜套样感，咳嗽，咯黄白色黏痰，舌暗红，苔薄黄，脉细。门诊空腹血糖 13.3 mmol/L，餐后 2 小时血糖 15.6 mmol/L。

【辨证】四诊合参，患者以血糖升高，泡沫尿为主症，结合血肌酐升高，属祖国医学"消渴病肾病"范畴。患者平素饮食不节，嗜食肥甘厚味，损伤脾胃，脾失健运，津液水湿运化失常，郁而化热，湿热蕴结中焦，热伤津液，久病耗伤气阴，故见口渴。肾气不足，肾阴亏虚，则少尿。久病气阴两虚，气虚无以推动血行，故见瘀血阻络。综上，本病病位在脾、肾，病机为气阴两虚、血瘀湿浊，治法：益气养阴，除湿清热；选方参芪地黄汤加减。调整降糖药物，为长效胰岛素加阿卡波糖、二甲双胍缓释片等治疗。

处方：黄芪 20 g，茯苓 30 g，党参 20 g，生地黄 20 g，山萸肉 20 g，山药 15 g，麦冬 15 g，法半夏 15 g，黄连 20 g，石膏 30 g，杏仁 15 g，陈皮 10 g，干姜 10 g。中药 6 剂，每天 1 剂，水煎取汁 300 ml，分 3 次服。

【二诊】2017 年 3 月 12 日：患者诉头昏缓解，咳嗽、咯痰较前好转，双下肢麻木，手套、袜套样感等症如前，舌淡暗，苔薄黄，脉细涩，中医辨证为气阴两虚血瘀证，痰湿蕴结消失，瘀血显现，上方调整益气养阴，活血化瘀，清热降糖；血糖明显下降。

处方：黄芪 20 g，生地黄 20 g，山萸肉 20 g，山药 15 g，党参 20 g，茯苓 30 g，葛根 30 g，麦冬 15 g，法半夏 15 g，黄连 15 g，石膏 30 g，赤芍 30 g，桃仁 150 g，红花 12 g。中药 6 剂，每天 1 剂，水煎取汁 300 ml，分 3 次服。

就上方调治年余，病情稳定。

● 按语

王焘《外台秘要》所引甄立言《古今录验方》指出"消渴，病有三……渴而饮水不能多，小便数，阴痿弱，但腿肿，脚先瘦小，此肾消病也"。本例患者以血糖升高，泡沫尿为主症，属祖国医学"消渴病肾病"范畴。患者久病耗伤气阴，气阴两虚，阴虚内燥，灼伤津液，则见口渴多饮。气阴亏虚，血瘀不行，脉络瘀阻，故见手指末端、双下肢麻木，手套、袜套样感。

肾气亏虚，肾失固摄，故见夜尿频多。脾失健运，水湿不化，蕴久成浊毒之邪，犯溢肌肤，故见水肿。《三因极一病证方论》曰："消肾属肾"，《医醇滕义·三消》曰："下消者，肾病也……肾阴久亏，孤阳无根据，不安其宅，于是饮一溲一，或饮一溲二，夹有浊淋，腿股枯瘦，而病益深矣。"根据古人的认识，糖尿病肾病所表现出的症状，均为肾气亏虚，气化不利或肾失封藏之证，故病位在肾。结合本例患者舌暗红，苔薄黄，脉细，辨证为气阴两虚、血瘀湿浊。中药汤剂予参芪地黄汤加减益气养阴，除湿清热。方中黄芪、党参、地黄、山萸肉、麦冬益气养阴，臣以山药、茯苓健脾益肾；法半夏、黄连、石膏清中上焦湿热，干姜温中燥湿，反佐黄连、石膏之苦寒而护胃。二诊时患者头昏缓解，咳嗽、咯痰好转，以双下肢麻木，手套、袜套样感等症如前，故于原方加入活血化瘀药物善后，病情稳定。

（许艳文 曾炎 罗永兵）

医案48 消渴病、消渴病足病

江某某，男，70岁，四川省富顺县居民。

【病史】患者18年前无明显诱因出现口渴、多饮、多尿，每日饮水量大于2 500 ml，不伴烦躁易怒、突眼及多食易饥，空腹血糖为12.1 mmol/L，餐后2小时血糖13.5 mmol/L，口服降糖药物治疗有效。4年前无诱因出现双足背皮肤破溃，逐渐发展至双足趾、足踝部及双下肢膝关节以下部位，伴渗液、流脓。1月前双足皮肤破溃加重，伴渗液、恶臭，劳力性心累，口干口渴加重就诊。

【初诊】2012年12月28日：患者口渴、多饮、多尿，双足背皮肤破溃，局部色暗红，劳力性心累，不伴寒战、发热、咳嗽、咯痰、喘息及夜间阵发性呼吸困难。舌质暗红，苔腻，脉弦。门诊空腹血糖21.3 mmol/L。

【辨证】患者以反复口渴、多饮、多尿，血糖高，足趾溃烂为主症，中医诊断：消渴病、消渴病足病。患者平素喜食肥甘厚腻，损伤脾胃，津液不布，化燥伤阴发为消渴。日久伤脾，脾气亏虚，致健运失司，气血生化不足故身软、乏力；脾虚失运，水湿不化，泛溢肌肤，故见水肿。气阴两伤，血行不畅，留而为瘀，血脉瘀滞，肌肤失养，局部痰湿化热，见皮肤溃烂。舌质暗红，苔腻，脉弦，属气阴两虚。病机为气阴两虚，血脉瘀滞（整体辨证）；寒凝毒聚，瘀阻化热，湿热蕴结（局部辨证）；治法：益气养阴、活血化瘀，清热解毒，予玉女煎合桃红四物汤加减。局部换药，静脉抗生素治疗。胰岛素控制血糖。

处方：生石膏 30 g，知母 10 g，麦冬 30 g，怀牛膝 20 g，桃仁 30 g，红花 30 g，赤芍 30 g，茯苓 30 g，炒苍术 20 g，酒大黄 12 g，黄连 20 g，皂角刺 30 g，败酱草 30 g，薏苡仁 40 g，黄芪 30 g，穿山甲粉 5 g（冲服）。中药 4 剂，每天 1 剂，水煎取汁 300 ml，分 3 次服。

【二诊】2013 年 1 月 2 日：患者诉纳差，不思饮食，大便干结，小便量多，双足皮肤溃烂渗液减少，部分干枯结痂，局部出血量有增多，色已红活，表明新生血管增多，血供好转，空腹血糖 18.1 mmol/L，舌质淡暗，苔白腻，脉弦细。寒湿郁结，浊毒渐散，气血渐通，证属脾虚湿滞，继续益气健脾、清热除湿，补中焦，益气血；中药予香砂六君子汤加减。调整胰岛素剂量。

处方：木香 12 g，砂仁 12 g，党参 20 g，茯苓 30 g，白术 20 g，甘草 6 g，陈皮 20 g，姜厚朴 12 g，炒麦芽 50 g，桂枝 12 g，法半夏 15 g，酒黄芩 20 g，酒大黄 9 g，酒黄连 15 g，穿山甲粉 5 g（冲服）。中药 6 剂，每天 1 剂，水煎取汁 300 ml，分 3 次服。

【三诊】2013 年 1 月 8 日：患者诉进食量增加，无明显口干不适，大便通畅，小便黄，双下肢无水肿，双下肢膝关节以下部位散在分布大小约 1 cm×1.2 cm 痂壳，双足皮肤破溃，可见数个大小约 1 cm×0.8 cm 溃疡，未见渗液及流脓，色红活，无瘀斑，舌质淡红，苔薄白，脉弦细，今晨空腹血糖 10.7 mmol/L。治疗有效，守方 6 剂，加黄芪、当归益气补血，去穿山甲等。

处方：木香 12 g，砂仁 12 g，党参 20 g，茯苓 30 g，白术 20 g，炙甘草 15 g，陈皮 20 g，姜厚朴 12 g，炒麦芽 30 g，黄芪 30 g，当归 15 g，法半夏

10 g，酒黄芩 20 g，酒黄连 12 g。中药 4 剂，每天 1 剂，水煎取汁 300 ml，分 3 次服。

【四诊】2013 年 1 月 10 日：患者病情稳定，未诉不适，大小便通畅，经局部换药及清洁创面后双足皮肤溃烂处逐渐愈合、结痂，创面干燥，血压 163/104 mmHg，双下肢无水肿。昨日监测血压波动在 130～157/74～96 mmHg，综上，补充诊断：高血压病 2 级，予以替米沙坦控制血压。舌质淡红，苔薄白，脉弦细，守方加活血通络等药物。

处方：木香 12 g，砂仁 12 g，党参 20 g，茯苓 30 g，白术 20 g，炙甘草 15 g，陈皮 20 g，姜厚朴 12 g，炒麦芽 30 g，黄芪 30 g，当归 15 g，法半夏 10 g，酒黄连 12 g，葛根 30 g，桃仁 30 g，夏枯草 50 g。中药 4 剂，每天 1 剂，水煎取汁 300 ml，分 3 次服。

【五诊】2013 年 1 月 14 日：患者双足皮肤溃烂明显好转，大部分结痂，右足底可见一大小约 1.5 cm×2 cm 溃疡，无流脓及渗液，少量渗血，双侧足背动脉可扪及搏动，无畏寒、发热、双下肢水肿等，血糖、血压控制有效，舌质微红，苔薄白，脉弦细；上方调整益气养阴，活血化瘀，祛痰通络善后。

处方：黄芪 30 g，当归 15 g，法半夏 10 g，酒黄连 15 g，葛根 30 g，桃仁 30 g，夏枯草 50 g，桂枝 20 g，赤芍 20 g，山茱萸 20 g，生地 20 g，炒麦芽 30 g，炙甘草 15 g。中药 10 剂，水煎 600 ml，每两日 1 剂。

三月后复诊，病情稳定，双足皮肤完好。

● 按语

糖尿病足属于中医消渴病之兼证"脱疽、坏疽"。关于消渴病患者并发"脱疽"，中医古籍中有许多论述。唐代孙思邈《千金要方》有"消渴之人，愈与未愈，常思虑有大痈，何者？消渴之人必于大骨节间发生痈疽而卒，所以戒亡在大痈也"的记载。患者以血糖增高，足趾溃烂为主症，属中医"消渴、消渴痈"范畴。消渴病之脱疽为本虚标实、虚实夹杂之证。本虚盖因久病消渴，耗伤气阴，甚而阴损及阳，阳气不能输布温煦四末。阳气虚，血行不畅，瘀血内生。或阴虚燥热，热灼津血，血黏成瘀。瘀血阻络，肌肤失养，肌肤筋骨腐烂，肢端红肿溃烂，甚则变黑坏死。患者消渴日久，脾气亏虚，致健运失司，气血生化不足故身软、乏力；脾虚失运，水湿不化，泛溢肌肤，故见水肿。气阴两伤，血行不畅，留而为瘀，血脉瘀滞，肌肤失养，见皮肤溃烂。结合患者舌质暗红，苔腻，脉弦，辨证属气阴两虚，血脉瘀滞。予玉女煎合桃红四物汤加减活血化瘀，益气养阴。方中知母、麦冬、生石膏、黄芪益气养阴生津；桃仁、红花、赤芍行气活血化瘀，苍术、茯苓燥湿利水；大黄、牛膝清热；足部溃烂局部多络脉痹阻，瘀血痰浊，瘀阻化热，热毒蕴结，故加黄连、皂角刺、败酱草、薏苡仁、穿山甲等通痹，清热解毒排脓，全方共奏活血化瘀，益气养阴，清热解毒之功。二诊时患者双足皮肤溃烂渗液减少，部分干枯结痂，诉纳差，不思饮食，大便干结，小便量多，舌质淡暗，苔白腻，脉弦细；辨证属脾虚湿滞，中药予香砂六君子汤加减益气健脾、清热除湿。三诊时患者诉进食量增加，无明显口干不适，大便通畅，小便黄，舌质淡红，苔薄白，脉弦细，中药汤剂续用前方香砂六君子汤加减以益气健脾，清热燥湿。四诊时患者经双足皮肤溃烂处逐渐愈合、结痂，创面干燥，饮食增加，血压升高，舌质淡红，苔薄白，脉弦细，守方基础上加用大剂夏枯草可显著降压。五诊时患者双足皮肤溃烂大部分结痂，病情稳定，调整益气养阴，活血化瘀，祛痰通络善后；诸症悉愈。

（许艳文　曾　炎　罗永兵）

医案 49　消渴病、胃痛病

梁某某，男，50 岁，四川省泸州市人。

【病史】患者于入院 7 年前无明显诱因出现口渴、多饮，每日饮水量约 2 000 ml，测空腹血糖 20 mmol/L。2 月前患者无明显诱因出现腰膝酸软、乏力、四肢麻木、视物模糊、飞蚊症，伴反酸、嗳气、腹胀，偶夜间饥饿感，伴口淡无味，眠差，夜尿频，约 3 ~ 5 次 / 天，小便中带大量泡沫就诊；患慢性浅表性胃炎、胃溃疡病史 10 年。现在以胰岛素控制血糖，但饮食控制不佳。

【初诊】2013 年 5 月 8 日：患者口渴多饮，腰膝酸软、乏力、四肢麻木、视物模糊、飞蚊症，伴反酸、嗳气、腹胀，偶夜间饥饿感，伴口淡无味，眠差，夜尿频，约 3 ~ 5 次 / 天，小便中带大量泡沫，大便调，舌质淡暗，苔白腻，脉弦细；空腹血糖 14 mmol/L。

【辨证】患者以口渴、多饮、视物模糊、四肢麻木，伴脘腹胀，反酸、嗳气为主症，结合消渴病史，中医诊断：消渴病、胃痛病。患者平素饮食不节，嗜肥甘厚味与辛辣食物，损伤脾胃，津液水湿运化失常，郁而化热，湿热蕴结中焦，热伤津液，阴虚燥热，发为消渴；脾胃受损，脾胃受燥热所伤，胃火炽盛，阴津不足，火热伤津则口渴多饮；阴津不足，不能濡养双眼则视物模糊，不能濡养四肢则肢体麻木；病久气阴耗伤，亦致口渴；久病，肾气亏虚，母病及子，心失所养，则不寐；久病耗气，气虚血瘀则舌淡暗，苔白腻，脉弦细。病机为脾肾气虚，湿浊中阻。治疗宜益气健脾，温中补虚。待脾虚湿阻好转，再以温补肾阳为主治疗；选方大建中汤合小半夏加茯苓汤；调整胰岛素剂量，饮食宣教。

处方：桂枝 20 g，赤芍 10 g，半夏 15 g，茯苓 10 g，黄连 15 g，干姜 30 g，白及 20 g，白术 30 g，炙甘草 15 g，大枣 30 g。中药 6 剂，每天 1 剂，水煎取汁 450 ml，分 3 次服。

【二诊】2013 年 5 月 14 日：患者诉反酸、嗳气、腹胀，腰膝酸软明显缓解，仍见乏力，夜尿频多，泡沫尿，视物稍模糊，双下肢不肿。舌质淡红，苔白，脉缓弱。患者中焦症状好转，继续原方案加人参 10 g，续观。

处方：桂枝 20 g，赤芍 20 g，半夏 15 g，茯苓 10 g，黄连 15 g，干姜 20 g，白及 20 g，白术 30 g，炙甘草 15 g，生晒参 10 g，大枣 30 g。中药 6 剂，每天 1 剂，水煎取汁 450 ml，分 3 次服。

【三诊】2013 年 5 月 20 日：患者胃脘症状消失，纳食正常，腰膝酸软、乏力，夜尿频，小便中带大量泡沫，大便调，面色潮红，视物稍模糊，舌微红，少苔，脉细。患者临床症状好转，病机辨证考虑脾肾气虚，肾精不足；中焦脾胃气虚好转，湿浊中阻好转，转而治肾；方选肾气丸加味。

处方：熟地 15 g，山药 30 g，茯苓 30 g，山茱萸 20 g，猪苓 15 g，酒黄连 15 g，赤芍 20 g，桂枝 15 g，附片 15 g，黄芪 30 g，煅牡蛎 30 g，蝉花 15 g。中药 6 剂，每天 1 剂，水煎（自煎）取汁 300 ml，分 3 次服。

【四诊】2013 年 5 月 30 日：复诊病情稳定，诸症减轻，守方间断服用半年，随访病情无加重。

●按语

据本例患者腰膝酸软、乏力、视物模糊、四肢麻木、口淡、腹胀，病证应属消渴之中、下消，即脾肾不足证。《医学心悟》曰："治下消者，宜滋其肾，兼补其肺。"《金匮要略》又云："男子消渴，小便反多，以饮一斗，小便一斗，肾气丸主之。"故本例治法选取先治脾胃，温中健脾，益气和中治法，大建中汤合小半夏加茯苓汤；显效，守方稳定后转而治肾，温肾助阳，选用《金匮要略》之肾气丸为主方，温补肾阳，既针对肾阳虚不能蒸腾津液上润，又治肾阳虚不能化气行水之象。本方重用熟地以滋养肝肾，和山茱萸、山药共为"三补"；猪苓、茯苓合为"二泻"，去丹皮，换用黄连清中下焦之郁热，具备苦寒降糖，以苦制甘之意；此方有防治消渴病微血管炎症，维护络脉与玄府功能，延缓脏器并发症与衰竭之功；再加桂、附，以达"阴中求阳"之效，病遂告愈。

（赵庆　曾炎　王倩）

医案50　消渴病、石淋

廖某某，女，70 岁，四川省泸州市人。

【病史】患者于 10 年前出现多饮、多尿，每日饮水量及尿量约 4000 ml。3 个月前出现反复视物模糊，手足麻木，腰痛。10 天前无明显诱因出现双手抽搐，抽搐时双眼向上凝视，伴短暂意识丧失，随即清醒，无口眼歪斜；B 超检查发现双肾重度积水就诊。

【初诊】2012 年 12 月 21 日：患者多饮、多尿，消瘦，精神差，小便频，视物模糊，手足麻木，腰腹胀痛，双下肢水肿，按之软，小便常规：尿蛋白阴性；舌质红，苔黄，脉弦滑。空腹血糖 18 mmol/L。

【辨证】四诊合参，患者以反复口渴、多饮，多食，伴视物模糊，手足麻木为主症，血糖增高，中医诊断：消渴病。患者平素饮食不节，嗜肥甘厚味与辛辣食物，损伤脾胃，津液水湿运化失常，郁而化热，湿热蕴结中焦，热伤津液，阴虚燥热，发为消渴；脾胃受损，脾胃受燥热所伤，胃火炽盛，阴不足，火热伤津则口渴多饮；病久气阴耗伤，亦致口渴；水谷精微不能濡养肌肉则日渐消瘦。下焦湿热蕴结，水道不利，湿热煎熬尿液为石，砂石阻滞尿道，气机不利，不通则痛，故见腰腹胀痛；血不利则为水，瘀水砂石互结，故见肾内积水，重则泛及肌表，而见水肿。病机为气阴两虚，水热互结。治疗宜益气养阴，清热降糖；本案例为消渴病伴肾积水，中、下焦水热互结，先治中焦湿热，兼治下消，方选沙参麦冬汤合猪苓汤；后期温肾健脾，利水渗湿，活血消瘀；胰岛素降糖。

处方：北沙参 20 g，麦冬 30 g，天花粉 30 g，生石膏 30 g，川牛膝 20 g，茯苓 30 g，白术 30 g，知母 20 g，黄连 20 g，葛根 30 g，猪苓 20 g，泽泻 20 g，白芍 30 g，炙甘草 12 g。中药 4 剂，每天 1 剂，水煎取汁 300 ml，分 3 次服。

【二诊】2012 年 12 月 25 日：患者诉多饮、多尿，多食好转，面色少华，胃脘部阵发性疼痛，恶心、欲吐等症，腹部移动性浊音阳性。双下肢浮肿，小便色淡黄，量多，舌质微红，苔白厚腻，脉弦滑。血糖空腹 9 mmol/L，餐后血糖 10.5 mmol/L；血压正常。辨证为湿热渐去，气虚水停显现。治疗宜健脾益肾，活血利水；方选真武汤合猪苓汤加减；微调胰岛素剂量。

处方：茯苓 30 g，白术 30 g，黄连 20 g，葛根 30 g，猪苓 20 g，泽泻 20 g，赤芍 45 g，附片 15 g，桂枝 20 g，白茅根 30 g，炙甘草 12 g。中药 6

剂，每天 1 剂，水煎取汁 300 ml，分 3 次服。

【三诊】2013 年 1 月 2 日：患者双下肢水肿减轻，身软乏力，面色微红，纳食少，胃脘不适，腰酸软，头晕，视物模糊，舌质暗红，苔白，脉弦，肾 B 超提示：肾积水减轻，右侧输尿管结石 0.6～0.8 cm，膀胱残余尿200 ml。诊断：右输尿管结石，神经性膀胱，梗阻性肾积水；小便常规：白细胞 ++，红细胞 ++，尿蛋白阴性；中医辨证：脾肾阳虚，水饮停聚，阳虚水泛。治疗守方，调整剂量。加用抗生素治疗，定期复查。

处方：茯苓 30 g，白术 30 g，黄连 20 g，葛根 30 g，猪苓 20 g，泽泻 20 g，赤芍 45 g，附片（久煎）30 g，桂枝 20 g，白茅根 30 g，土鳖虫10 g，瞿麦 20 g，萹蓄 20 g，炙甘草 12 g。中药 6 剂，每天 1 剂，水煎取汁300 ml，分 3 次服。

【四诊】2013 年 1 月 8 日：经上方案治疗，病情稳定好转，仍感身软乏力，小腹坠胀，小便不畅，尿不尽，腰膝酸软，眠差，头晕，视物模糊，双下肢浮肿。舌质暗红，苔白，脉弦，查体：血压 150/83 mmHg，贫血貌，腹部移动性浊音阳性，双下肢凹陷性水肿。中医辨证为脾肾阳虚，气化无权；选方参芪肾气丸加味。

处方：黄芪 60 g，生晒参 15 g，熟地 20 g，山药 30 g，山茱萸 30 g，肉桂 10 g，附片 20 g，猪苓 20 g，茯苓 30 g，泽泻 30 g，白术 20 g，赤芍30 g，土鳖虫 12 g，甘草 10 g。中药 6 剂，每两天 1 剂，水煎取汁 300 ml，分 3 次服。

治疗 1 月，病情稳定，肾积水、尿潴留、残余尿消失，继续中西医结合控制血糖。

●按语

据本例患者双下肢水肿、消瘦、恶心呕吐、胃痛，病证应属消渴之中消，涉及下消，病机为胃热炽盛、气阴不足、阳虚水泛，病变脏腑为脾、胃、肾。清代医家程钟龄云在《医学心悟》中说："治中消者，宜清其胃，兼滋其肾。"故本例选用沙参麦冬汤合猪苓汤为主方,以清胃泻火,益气养阴。方中石膏、知母清足阳明胃之实火为君;麦冬滋阴生津;川牛膝导热引血下行,以降炎上之火,而止上溢之血;去熟地之滋腻之性。佐之五苓散以化气行水;方中茯苓、泽泻、白术都具利水渗湿之功,针对本例中"双下肢凹陷性水肿"有良效。本例一诊处方中加北沙参清热滋阴泻火;甘草缓和诸药,调和药性。诸药合用,共奏清泻胃热、益气养阴、利水消肿之功。二诊、三诊患者症状缓解,湿热去,气虚水停;治法:健脾益肾,活血利水;选用仲景真武汤合猪苓汤加减。四诊据双下肢水肿,舌质暗红,苔白,脉弦,故辨证为脾肾阳虚,气化无权;选方参芪肾气丸加味,大剂黄芪健脾利水,配人参、泽泻、猪苓等补气利水,显著提高血浆蛋白,减少尿蛋白漏出,参芪、桂附合用温阳益气,脾肾同治,病遂告愈。

（赵庆　王倩）

医案 51　消渴病、脱疽

梁某某,男,62 岁,四川省宜宾市江安县居民。

【病史】6 年前患者出现多饮、多尿、口渴,无易怒急躁,多食,消瘦,无视力模糊、肢体麻木。1 年前出现视力下降,全身麻木,并且双下肢浮肿,双下肢小腿皮肤溃烂。2 月前出现双下肢凹陷性浮肿,逐渐加重,延及全身、颜面,伴胸闷,不能平卧,活动后心累、气紧。小腿皮肤坏疽,局部溃烂。10 天前受凉后出现发热、咳嗽、咯痰就诊。

【初诊】2012 年 10 月 15 日:患者多饮、多尿、口渴,全身水肿,腰以下为甚,视力下降,手足麻木,双小腿伴局部溃烂;伴胸闷,活动后心累,不能平卧,发热、咳嗽、咯痰,舌质暗,苔黄腻,脉滑。

【辨证】四诊合参,患者以多饮、多尿、口渴 6 年,双下肢浮肿 1 年,加重 2 月为主要表现,属于祖国医学"消渴"范畴。患者年老脾肾俱虚,脾虚失于运化,津液水湿运化失常,郁而化热,湿热蕴结中焦,热伤津液,阴虚燥热,发为消渴;脾胃受损,脾胃受燥热所伤,胃火炽盛,阴不足,火热伤津则口渴多饮;病久气阴耗伤,亦致口渴;久病肾阴亏虚,不能濡养肾脏,肾开阖失司,固摄失权,则见多尿。耗伤津液,气血运行不畅,血脉瘀阻,气虚血瘀。病机属气阴两虚,胃热炽盛;方选玉女煎加减以清胃泻火,养阴增液。

处方:石膏(先煎)20 g,生地黄30 g,麦冬15 g,知母15 g,怀牛膝15 g,酒黄连10 g,天花粉30 g,粉葛45 g,酒川芎15 g,赤芍15 g,当归15 g,黄芩15 g。中药6剂,每天1剂,煎药机煎药,取汁300 ml,分3次服。

【二诊】2012年10月21日:患者多饮、多尿、口渴,双下肢浮肿,以及全身浮肿,视力下降,手足麻木。双小腿出现坏疽,伴局部溃烂。2月前出现全身水肿,逐渐加重,伴胸闷,活动后心累,不能平卧。近10天出现发热、咳嗽、咯痰。目前鼻塞明显。本病病位在脾、肾,病机属气阴两虚,胃热炽盛,病性属虚实夹杂。予以降糖(门冬胰岛素)、利尿消肿(呋塞米)等治疗;中药予肾舒胶囊补肾益气等治疗,中药汤剂予肾气丸合真武汤加减补肾健脾,利尿消肿。

处方:茯苓20 g,山药10 g,白术10 g,白附片12 g,干姜10 g,熟地黄10 g,山茱萸10 g,泽泻10 g,牡丹皮10 g,桂枝12 g,甘草10 g。中药6剂,每天1剂,水煎取汁300 ml,分3次服。

【三诊】2012年10月28日:今双下肢水肿较前减轻,以右下肢明显。结合患者目前情况,嘱患者减少活动,以防止下肢动脉血管斑块脱落导致血管堵塞,预后欠佳,宜有效控制血糖同时中药辛温通络,开通络脉与玄府为治。

处方:白附片(先煎)20 g,桂枝20 g,盐泽泻20 g,赤芍60 g,猪苓30 g,山药90 g,芡实30 g,干姜15 g,燀桃仁30 g,红花30 g,川赤芍30 g,黄连30 g,甘草20 g。中药10剂,水泛为丸,每服10 g,每日2~3次,温开水送服。

调治 4 年余，病情稳定。

● **按语**

消渴病发病病机首先是先天禀赋及遗传基因，归属脏腑首先是肾气不足或肾阳不足；后天饮食不节，肥甘厚味，酒食所伤等先后天的结合导致本病的发生。据本例患者全身浮肿、视力下降、手足麻木、双小腿出现坏疽伴局部溃烂，病证应属消渴之中消，涉及下消，病机为胃热炽盛、气阴不足、阳虚水泛、水瘀互结，病变脏腑为脾、肾。患者舌质暗，苔黄腻，脉滑，皆为水湿内盛、瘀血阻滞之征。清代医家程钟龄《医学心悟》："治中消者，宜清其胃，兼滋其肾。"故本例选用玉女煎为主方，以清胃泻火，益气养阴。方中石膏、知母清足阳明胃之实火为君；麦冬滋阴生津；怀牛膝导热引血下行，以降炎上之火，而止上溢之血；改熟地为生地，防止熟地之滋腻之性，加强清热生津之功。佐当归、川芎、赤芍以活血化瘀、行水消肿，以消除本例中患者水肿及小腿坏疽、溃烂之象。本例一诊处方加黄芩、黄连、石膏以清热泻火；麦冬、知母、天花粉清热生津；葛根生津、升阳，再加当归、川芎、牛膝通利血脉，诸药合用，共奏清胃泻火、益气养阴、活血利水之功。二诊时症状有所好转，据"双下肢及全身浮肿"，换以肾气丸为主方，补肾助阳，配伍真武汤以利水消肿。三诊患者水肿情况缓解，再以肾气丸为主方加减健脾利水、活血化瘀、温阳化气之品，如山药、芡实、桃仁、红花、赤芍、干姜；但下肢消渴病大血管病变预后欠佳，只能维持治疗。

（赵庆 王倩）

医案 52 消渴病肾病、晕厥病

林某某，男，58 岁，四川省泸州市人。

【病史】患者 10 余年前无诱因出现口渴、多饮、多尿，每日饮水量及尿量约 2 000 ml，小便 6 ~ 7 次 / 日，体重下降约 10 kg，伴多食易饥，血糖波动于 10 ~ 12 mmol/L，明确诊断 2 型糖尿病，并服用相应药物治疗，疗效尚佳。8 年前查空腹血糖波动于 10 ~ 15.3 mmol/L，口服降糖药物疗效不佳，不愿意胰岛素治疗。3 年前出现双眼视物模糊，不伴畏光流泪、眼胀、眼睛涩滞等症状，诊断糖尿病眼病。1 年前患者出现眼睑及颜面部水肿，继而双下肢水肿，晨轻暮重，伴下肢乏力。今日因服用降糖药后突发晕厥伴昏迷、汗出，查血糖 2.5 mmol/L 收入住院。

【初诊】2012 年 5 月 29 日：多饮多尿、多食善饥、夜尿频多、头晕、乏力、消瘦，干咳、恶心欲呕、双眼视物模糊、双下肢水肿，舌质红，苔白腻，脉细数。复查血糖：随机血糖 6.9 mmol/L。

【辨证】患者多年消渴病证，饮食及血糖控制不佳，病情加重，出现低血糖入院。患者以多饮、多尿、晕厥、水肿为表现，属于中医"消渴、水肿"范畴。患者饮食不节，嗜食肥甘厚腻，脾胃受损，积热内蕴，加之肝肾亏虚，阴虚燥热，化燥伤津发为消渴。脾胃受燥热所伤，胃火炽盛，脾阴不足，则见口渴多饮、多食易饥。脾胃健运失常，肌肉失养，症见日渐消瘦。消渴日久，阴病及阳，脾肾气虚，水液运化失常，泛溢肌肤，症见水肿。水湿不化，日久生痰，痰浊阻滞，气机不畅，痰浊一时上壅，清阳被阻，阴阳不相顺接则发为厥证，症见晕厥。综上，本病病机属气阴两虚，水湿停聚，病位在脾、肾，病性属本虚标实。治法：益气养阴，利水渗湿，兼以活血化瘀。中药汤剂予参芪地黄汤合五苓散加减。

处方：黄芪 30 g，人参 10 g，生地黄 15 g，葛根 30 g，茯苓 30 g，盐泽泻 45 g，桂枝 30 g，猪苓 20 g，山萸肉 30 g，山药 60 g，天花粉 30 g，麸炒白术 30 g，丹参 15 g，炒麦芽 30 g，炙甘草 10 g。中药 4 剂，每天 1 剂，煎药机煎药，取汁 300 ml，分 3 次服。

【二诊】2012 年 6 月 2 日：患者双下肢水肿较前减轻，仍口渴多饮，昨日解黄色稀便 3 次，无腹胀、腹痛，无黏液脓血便。查体：血压 156/80 mmHg，腹平软，全腹无压痛、反跳痛及肌紧张，肠鸣音 4 次 / 分，双下肢膝以下凹陷性水肿。空腹血糖 9.2 mmol/L，餐后血糖 16.5 mmol/L。患者血糖控制不理想，胰岛素诺和灵 30 R 加量为早 12 IU，晚 12 IU。其舌红，少苔，脉细数，中医辨证为气阴两虚，水湿停聚，选用参芪地黄汤合五苓散加减益气养阴，利水化湿。

处方：黄芪60 g，生地黄30 g，山萸肉15 g，天花粉60 g，葛根30 g，麦冬15 g，茯苓30 g，麸炒白术30 g，山药60 g，盐泽泻30 g，桂枝30 g，猪苓20 g，烫水蛭12 g，炙甘草10 g。中药4剂，每天1剂，煎药取汁300 ml，分3次服。

【三诊】2012年6月6日：患者无多饮、多尿，仍诉轻度口干、多食易饥。查体：血压126/74 mmHg，双侧踝关节及足背凹陷性水肿，空腹血糖7.8 mmol/L，餐后血糖12.1～26.4 mmol/L，以午餐后血糖较高。患者主食量大，给予饮食指导。患者血压逐渐控制，继续原方案治疗；餐后血糖仍较高，诺和灵30 R早餐前加量为早24 IU。其舌红，少苔，脉细，中医辨证为中气亏虚，水湿停聚，选用补中益气汤合五苓散益气健脾，利水化湿。

处方：黄芪60 g，炒白术30 g，陈皮15 g，升麻30 g，柴胡30 g，当归12 g，烫水蛭12 g，芡实30 g，桂枝30 g，盐泽泻20 g，山药60 g，茯苓30 g，党参20 g，薏苡仁10 g，炙甘草10 g。中药4剂，每天1剂，煎药机煎药，取汁300 ml，分3次服。

【四诊】2012年6月10日：患者无口渴多饮，双下肢水肿消退，双侧足背皮肤疼痛，不伴跛行，无夜间静息痛。查体：血压104/82 mmHg，双足背皮温正常、无发红，双下肢无水肿。餐前血糖5.1 mmol/L，餐后血糖7.6～12.7 mmol/L。辅助检查，血常规：血红蛋白115 g/L，红细胞压积32.6%。小便常规：尿蛋白+++。患者餐后血糖得到控制，足部疼痛考虑糖尿病周围神经病变，可予以加巴喷丁或阿米替林治疗。复查24小时尿蛋白定量。其舌暗红，少苔，脉细，中医辨证为中气亏虚，瘀阻肾络，选用补中益气汤合桃红四物汤益气健脾，活血化瘀。

处方：黄芪60 g，麸炒白术30 g，陈皮12 g，升麻30 g，柴胡30 g，当归12 g，烫水蛭12 g，芡实30 g，茯苓30 g，党参20 g，燀桃仁30 g，红花

15 g，赤芍 30 g，炙甘草 10 g。中药 4 剂，每天 1 剂，煎药取汁 300 ml，分 3 次服。

【五诊】2012 年 6 月 14 日：患者无多饮多尿、多食易饥，双下肢水肿明显消退，查体：血压 116/74 mmHg，双足踝轻度水肿。空腹血糖 6.7 mmol/L，餐后血糖 7.0 ～ 11.9 mmol/L。复查血常规：血红蛋白 106 g/L，中性粒细胞 72.5%；肝肾功能：白蛋白 25 g/L，血尿素氮 9.1 mmol/L，肌酐 325 μmol/L。24 小时尿蛋白定量 1 246 mg/24 h。患者临床症状好转，但糖尿病肾病指标控制不佳，建议继续上方调理，中药 10 剂，为散剂缓慢治疗。嘱患者定期复查。

● 按语

《金匮要略》云："趺阳脉浮而数，浮即为气，数即消谷而大坚；气盛则溲数，溲数即坚，坚数相搏，即为消渴。"《外台秘要》云："渴而饮水多，小便数……甜者，皆是消渴病也。"本例患者多饮、多尿、多食善饥、夜尿频多，结合血糖升高，属消渴之主要临床特征，故本例疾病为消渴病。《证治准绳》将消渴病根据病症特点及脏腑分属上消（经谓膈消）、中消（经谓消中）、下消（经谓肾消）。上消以多饮为主，病变涉及肺胃，病机关键为肺胃热盛，津气两伤；中消以消谷善饥为主，病变涉及脾胃，病机关键为胃热气盛；下消以多尿为主，责之于肾，病机关键为肾气亏虚。而据本例患者头晕、乏力、干咳、恶心欲呕、双眼视物模糊、双下肢水肿、汗出，病证应属消渴之中、下消，病机为胃热炽盛、气阴不足、阳虚水泛、水瘀互结，病变脏腑为脾、肾。患者"舌质红，苔白腻，脉细数"为水湿内盛、气阴不足之征。清代医家程钟龄在《医学心悟》中云："治中消者，宜清其胃，兼滋其肾。"但本例为何并未以清胃为主，反而选用参芪地黄汤合五苓散加减，以益气养阴、利水渗湿，兼以活血化瘀呢？《黄帝内经》云："食甘美而多肥""五脏皆柔弱者，善病消瘅"。消渴病的病因和饮食、脏腑功能不足关系密切。结合患者情况，从调理全身脏腑气血阴阳出发，从而起到标本兼顾之利。方中黄芪益气，生地养阴，葛根、天花粉生津，茯苓、白术、泽泻、猪苓利水渗湿，桂枝温阳化气行水，山茱萸温肾，山药、麦芽健脾和胃，丹参活血行瘀，炙甘草调和诸药。二诊时双下肢水肿较前减轻，据"舌红，少苔，脉细数"，辨证为气阴两虚，水湿停聚，故仍以参芪地黄汤合五苓散为主，加水蛭以破血行水，通经活络。三诊患者气虚明显，故选用补中益气汤为主方加减五苓散以益气健脾，利水渗湿。四诊水肿情况缓解，但据舌脉情况再予以补中益气汤为主方，加减桃红四物汤增强活血之功。五诊患者病情好转，继续守方维持。

（赵庆 王倩）

医案 53 消渴病

罗某某，女，45 岁，四川省泸州市人。

【病史】患者 5 年前无明显诱因出现口渴、多饮，确诊 2 型糖尿病，长期口服降糖药物治疗，病情稳定。2 月前患者出现四肢肢端麻木，夜尿增多，小便大量泡沫就诊。

【初诊】2013 年 6 月 10 日：口渴、多饮、四肢肢端麻木，夜尿增多，约 2 次 / 晚，小便带大量泡沫。服用降糖药格列齐特、罗格列酮。血糖空腹 8.5 mmol/L，餐后血糖 12.4 mmol/L，舌红，苔白腻，脉弦细。尿蛋白 +，肝、肾功能正常。

【辨证】四诊合参，患者以口渴、多饮，多食易饥为主症，结合血糖升高，属中医"消渴"。患者平素饮食不节，嗜肥甘厚味与辛辣食物，损伤脾胃，津液水湿运化失常，郁而化热，湿热蕴结中焦，热伤津液，阴虚燥热，发为消渴；脾胃受损，病久气阴耗伤，故口渴；肾失气化，津不上承，亦口渴。阴津不足不能濡养四肢则肢体麻木；肾失固摄，则夜尿多。患者舌红，苔白腻，中后根部黄腻，脉弦细为湿热蕴结。病机为气阴两虚、湿热内蕴。治宜益气养阴，清热化痰除湿。中药方选半夏泻心汤加味，继续口服降糖药物控制血糖。

处方：法半夏 20 g，酒黄芩 20 g，酒黄连 15 g，干姜 20 g，人参 10 g，

石膏（先煎）30 g，白术 30 g，白及 20 g，生大黄 12 g，茯苓 10 g，炙甘草 10 g，大枣 20 g，葛根 45 g。中药 5 剂，每天 1 剂，煎药机煎药，取汁 300 ml，分 3 次服。

【二诊】2013 年 6 月 16 日：患者诉睡眠差，右肩部疼痛，活动时加重，口渴、多饮及四肢肢端麻木症状明显，夜尿增多，大量泡沫尿。今晨空腹血糖 17.5 mmol/L，昨日血糖全天波动在 12.9 ~ 17.1 mmol/L，舌红，苔白腻，脉弦细。中医病机：心肝血虚。予以酸枣仁汤加减养心安神治疗。

处方：炒酸枣仁 20 g，酒川芎 12 g，知母 10 g，茯苓 10 g，炙甘草 6 g，柏子仁 10 g，煅龙骨 20 g，煅磁石 15 g，山茱萸 20 g。中药 8 剂，每天 1 剂，免煎剂调水取汁 300 ml，分 3 次服。

【三诊】2013 年 6 月 23 日：患者诉睡眠好转，口渴、多饮症状好转，四肢肢端麻木，右肩部疼痛，症状明显，大小便正常，睡眠尚可。今晨空腹血糖 8.8 mmol/L，舌红，苔白，脉弦细。证属气血亏虚，气滞血瘀，加减上方治疗。

处方：炒酸枣仁 20 g，知母 10 g，茯苓 10 g，炙甘草 6 g，煅磁石 15 g，当归 20 g，赤芍 30 g，桃仁 15 g，细辛 12 g，桂枝 20 g，葛根 30 g。中药 10 剂，每天 1 剂，免煎剂调水取汁 300 ml，分 3 次服。

患者 1 月后复诊，尿蛋白阴性，血糖控制尚佳，糖化血红蛋白 6.5%。继续口服降糖药及中药调理，病情稳定。

● 按语

本案病证应属消渴之中消，影响到下消，病机为中焦脾胃湿热内蕴、热盛伤阴、气阴两伤，病变脏腑为脾、肾。清代医家程钟龄在《医学心悟》中云："治中消者，宜清其胃，兼滋其肾。"结合患者情况，从调理全身脏腑气血阴阳出发，从而起到标本兼顾之利。方选半夏泻心汤以清热除湿，调和脾胃。方中法半夏、干姜和胃降逆，黄芩、黄连清脾胃之热，人参、大枣、炙甘草补益脾胃之虚。加白术、茯苓除脾胃之湿，石膏清胃热，白及收敛。

二诊时据患者睡眠差，右肩部疼痛，活动时加重，口渴、多饮及四肢肢端麻木症状明显，夜尿增多，小便带大量泡沫，舌红，苔白腻，脉弦细，诊为脾胃湿热内蕴伤及阴血，导致心肝阴血不足。故予酸枣仁汤加减以养心安神，酌加柏子仁配伍酸枣仁养心安神，加煅龙骨、煅磁石镇惊安神、滋阴潜阳。三诊患者症状减轻，调治有效。

（赵庆　王倩）

医案54　消渴病

陈正芳，女，70岁，四川省泸州市居民。

【病史】患者10余年前无明显原因出现消瘦而无他症，测随机血糖14.2 mmol/L，诊断为2型糖尿病，经积极治疗，口服格列美脲片、二甲双胍缓释片、吡格列酮片等控制血糖尚佳；于1年半前出现口渴、多饮、多尿，随机血糖13.1 mmol/L，餐后血糖18.4～19.6 mmol/L就诊。

【初诊】2013年7月7日：患者消瘦、多饮、多尿、口苦，舌质红，苔薄黄，脉弦。门诊空腹血糖13 mmo/L，餐后2小时血糖14 mmol/L，小便常规阴性，肝肾功能正常。

【辨证】四诊合参，患者以消瘦、口干多饮为主症，结合血糖增高，属中医"消渴"范畴。患者平素饮食不节，嗜肥甘厚味与辛辣食物，损伤脾胃，津液水湿运化失常，郁而化热，湿热蕴结中焦，热伤津液，阴虚燥热，发为消渴；脾胃受损，脾胃受燥热所伤，胃火炽盛，阴不足，火热伤津则口渴多饮；病久气阴耗伤，亦致口渴；久病肾阴亏虚，不能濡养肾脏，肾开阖失司，固摄失权，则见既往多尿。耗伤津液，气血运行不畅，血脉瘀阻，气虚血瘀，故见舌质暗红，苔薄黄，脉弦细。病机属气阴两虚，湿热蕴结，兼血瘀。方选玉女煎合桃红四物汤加减。

处方：石膏30 g，知母20 g，麦冬20 g，茯苓30 g，太子参15 g，桃仁20 g，红花20 g，赤芍20 g，白术30 g，黄连12 g，葛根30 g，天花粉20 g，甘草10 g。中药6剂，每天1剂，水煎取汁300 ml，分3次服。

【二诊】2013 年 7 月 13 日：患者未诉特殊不适。患者舌质红，苔薄黄，脉弦细，属气阴两虚，湿热蕴结，兼血瘀之征象，中药方选玉女煎合桃红四物汤加减清热养阴、活血化瘀。

处方：生石膏 30 g，知母 10 g，麦冬 10 g，茯苓 30 g，太子参 15 g，桃仁 10 g，红花 10 g，赤芍 10 g，白术 10 g，甘草 6 g。中药 10 剂，免煎剂，每天 1 剂，调水取汁 300 ml，分 3 次服。

患者经调治 1 月余，调整饮食结构，服降糖药物，病情稳定。

● 按语

据本例患者口苦、舌质红，病证应属消渴之中、下消，病机为中焦脾胃湿热内蕴，热盛伤阴，气血运行受阻，气虚血瘀，病变脏腑为脾胃、肾。清代医家程钟龄在《医学心悟》中云："治中消者，宜清其胃，兼滋其肾。"结合患者情况，从调理全身脏腑气血阴阳出发，从而起到标本兼顾之利。故本例选用玉女煎为主方，以清胃泻火，益气养阴。方中石膏、知母清足阳明胃之实火为君；麦冬滋阴生津；去川牛膝之苦泄、熟地之滋腻之性。加桃红四物汤中桃仁、赤芍、红花、甘草以活血化瘀，行瘀逐水；加茯苓、白术利水渗湿之功，增强肾之开阖固摄之功；加太子参以扶正，以免清热除湿、活血化瘀之法更伤正气。二诊时患者未诉特殊不适，据舌质红，苔薄黄，脉弦细，诊为湿热内蕴，气阴两虚，瘀血内阻，故续以玉女煎合桃红四物汤加减调理获效。

（赵庆　王倩）

医案 55　消渴病、痹病

陈某某，女，46 岁，四川省泸州市龙马潭区居民。

【病史】患者 18 年前口干、多尿，尿多泡沫，诊断 2 型糖尿病；1 年前出现头晕、头痛、视物模糊。4 月出现左下肢体疼痛，呈针刺样疼痛，左手、左足肢端麻木，活动后左下肢疼痛加重，偶有颈部疼痛，且逐渐出现左下肢水肿，反复治疗不佳就诊，口服降糖药物治疗。无肉眼血尿，大便正常。

【初诊】2017年3月7日：患者口干、多尿，潮热，心烦，左侧肢体疼痛，呈针刺样疼痛，左手、左足肢端麻木，活动后左下肢疼痛加重，偶有颈部疼痛，头晕、胃脘部疼痛，小便量多，尿多泡沫。

【辨证】四诊合参，患者以口干、多尿为主症，血糖高，中医诊断消渴病。患者因肾阴不足，后天饮食不节，嗜食肥甘厚腻，长久致脾胃受损，燥热内生，阴虚燥热发为消渴，燥热耗损肺胃阴津，则见口干。肾气亏虚，固摄失常则见尿频多尿。脾健运失常，气血生化乏源，气血亏虚，不荣则痛，症见肢端麻木疼痛。久病入络，瘀血痹阻络脉，亦见肢端麻木疼痛。舌质暗，为瘀血痹阻之象。病机为气阴两虚，瘀血痹阻，病位在肝、肾，病性属虚实夹杂。方选生脉散合黄芪桂枝五物汤加减。

处方：北沙参20g，麦冬30g，五味子10g，黄芪40g，桂枝30g，赤芍30g，川芎15g，大枣20g，白芍30g，秦艽12g，细辛10g，当归15g。中药4剂，每天1剂，水煎取汁450ml，分3次服。

【二诊】2017年3月11日：患者口干、多尿，左侧肢体疼痛，呈针刺样疼痛，左手、左足肢端麻木，活动后左下肢疼痛加重，偶有颈部疼痛，偶有头晕、胃脘部疼痛，小便量多，尿多泡沫，无肉眼血尿，大便正常。

处方：桂枝30g，赤芍30g，川芎15g，大枣20g，白芍30，北沙参20g，麦冬30g，五味子10g，黄芪40g，秦艽12g，细辛10g，当归15g。中药8剂，每天1剂，水煎取汁450ml，分3次服。

【三诊】2017年3月20日：患者述及左侧肢体疼痛不适较之前好转。主诉左侧肩部疼痛，无肢端放射痛。纳眠差，小便次数尚可。舌淡苔白腻，脉弦细，为气血两虚，脉络瘀阻，中药予黄芪桂枝五物汤加减以益气养血。

处方：北沙参20g，麦冬30g，五味子10g，黄芪40g，桂枝30g，赤芍30g，大枣20g，白芍30g，秦艽12g，细辛10g，当归15g，酒川芎15g。中药6剂，每天1剂，水煎取汁450ml，分3次服。

【四诊】2017 年 3 月 26 日：患者自述左上肢疼痛，抬举困难，不伴有麻木、牵扯痛等不适。余未述及特殊不适。患者舌淡苔，白腻，脉弦细。患者左上肢疼痛考虑肩周炎，请针灸科针刺治疗，辨证属于瘀血痹阻，气阴两虚，中药继续黄芪桂枝五物汤合沙参麦冬汤加减，调整剂量。

处方：北沙参 20 g，麦冬 30 g，五味子 20 g，黄芪 60 g，桂枝 30 g，赤芍 30 g，大枣 20 g，细辛 12 g，当归 15 g，酒川芎 15 g，酒黄连 20 g，炒酸枣仁 30 g。中药 10 剂，每天 1 剂，水煎取汁 450 ml，分 3 次服。药渣加干姜 30 g，川乌 20 g，松节 30 g，桑枝 30 g，水煎 1 000 ml，泡浴，拍打肩背、下肢，以皮肤红热为佳。

患者 1 月后复诊，病情好转，肩背疼痛消失。中药再予 10 剂，为散剂，缓慢服用。

●按语

本例患者口渴、多饮、多食易饥，属中医学消渴病。据本例患者口干，多尿，左侧肢体针刺样疼痛、麻木，头晕，病证应属消渴之下消。由于肾阴不足，后天饮食不节，嗜食肥甘厚腻，长久致脾胃受损，燥热内生，阴虚燥热发为消渴，燥热耗损肺胃阴津，则见口干。肾气亏虚，固摄失常则见尿频多尿。脾健运失常，气血生化乏源，气血亏虚，不荣则痛，气虚血瘀，故肢端麻木疼痛。舌质暗则为瘀血痹阻之象。病机应为气阴两虚，瘀血痹阻。病位在肝、肾。《医学心悟》曰："治下消者，宜滋其肾，兼补其肺。"《金匮要略》又云："血痹阴阳俱微，寸口关上微，尺中小紧，外证身体不仁，如风痹状，黄芪桂枝五物汤主之。"结合患者情况，从调理全身脏腑气血阴阳出发，方选生脉散合黄芪桂枝五物汤加减以益气养阴，补气行血，温阳行痹。酌加川芎、赤芍、当归行血，细辛、秦艽止痹痛。二、三诊治疗同前，四诊时据患者左上肢疼痛，气阴两虚明显，气虚血瘀，故选用黄芪桂枝五物汤合沙参麦冬汤加减增强养阴益气之功。

（赵庆　王倩）

医案 56　消渴病肾病、眼病

吴某某，女，51 岁，泸县海潮镇流滩坝人。

【病史】患者 13 年余前无明显诱因出现多饮、多食、多尿，无怕热多汗、颈前区包块、视物模糊、眼突。2 年前患者无明显诱因出现双下肢凹陷性水肿，偶有晨起颜面浮肿，伴泡沫尿。2 月前患者再次出现双下肢凹陷性水肿，伴颜面浮肿、视物模糊，夜尿增多，每晚约 4 次，不伴双足麻木及疼痛入院治疗。

【初诊】2015 年 6 月 20 日：患者多饮、多食、多尿、小便清，消瘦，双下肢凹陷性水肿，颜面浮肿，夜尿频繁，视物模糊，腰膝酸软，心悸，气短，纳眠可，大便调。血糖空腹 15 mmol/L，餐后血糖 16.5 mmol/L。舌质淡红，苔白腻，脉弦滑。

【辨证】患者以多饮、多食、多尿、水肿为主症，结合血糖高，中医诊断为消渴病。阴虚燥热日久，耗气伤血，气血两亏，不能上荣于面则面色无华，气血不能养心则心悸、气短；筋脉肌肉失养，则见形体消瘦，腰膝酸软，血虚则口渴欲饮，气虚津液自趋下泄，故尿频量多；气虚不能推动血液、津液运行，湿浊、瘀血内生，湿浊中阻，湿浊犯溢肌肤，发为水肿，气阴亏虚，湿瘀内阻，气血不能上荣，眼窍失养，则视物模糊；舌淡红，苔白腻，脉弦细为气阴两虚、血瘀湿浊之象。综上，本病病位在脾、肾，病机为气阴两虚、血瘀湿浊证，病性为本虚标实。中医治疗：滋肾护元，益气养血，祛瘀化湿，泄浊解毒，予以黄芪注射液益气扶正，血塞通注射液活血化瘀，中药汤剂以参芪地黄汤加减益气养阴，化瘀除湿，加用大黄解毒泻浊，丹参活血化瘀，法半夏、陈皮除湿化痰。胰岛素控制血糖。

处方：党参 15 g，黄芪 30 g，茯苓 30 g，生地黄 15 g，山药 30 g，山萸肉 15 g，赤芍 15 g，盐泽泻 15 g，猪苓 15 g，薏苡仁 30 g，当归 15 g，丹参 15 g，夏枯草 30 g，法半夏 15 g，陈皮 15 g，酒大黄 9 g。中药 4 剂，每天 1 剂，煎药取汁 300 ml，分 3 次服。

【二诊】2015年6月24日：患者多饮、多食、多尿减轻，饮食规律，双下肢凹陷性水肿，颜面浮肿，夜尿频繁，视物模糊，纳眠可，大便调。血糖空腹10 mmol/L，餐后血糖12.5 mmol/L。水肿减轻，舌质微红，苔白腻，脉弦滑。病情好转，继续上方调整剂量。温肾助阳，益气健脾，化湿调中。

处方：党参15 g，黄芪30 g，茯苓30 g，生地黄15 g，山药30 g，山萸肉15 g，赤芍15 g，猪苓20 g，薏苡仁60 g，当归15 g，丹参15 g，附片15 g，酒大黄9 g。桂枝20 g。中药6剂，每天1剂，煎药取汁300 ml，分3次服。

【三诊】2015年7月30日：患者病情明显好转，仅见下肢浮肿，腰膝酸软，面色无华，小便量正常，舌质微红，苔白腻，脉弦滑。水湿渐去，阳气虚，络脉血瘀，肾精亏虚显现。治法：温阳补肾，益气健脾，活血通瘀；方选参芪合肾气丸。

处方：黄芪100 g，茯苓30 g，生地黄45 g，山药100 g，山萸肉60 g，赤芍45 g，猪苓20 g，薏苡仁60 g，当归30 g，丹参30 g，白芍30 g，附片15 g，酒大黄10 g，桂枝20 g。为膏剂，每日服10 g，缓缓服用。调治年余。

●按语

本病属于中医学"消渴""尿浊""虚劳"等范畴。消渴病迁延日久，肺失通调，脾失转输，肾失开阖，三焦气化不利，水液泛滥肌肤，则为水肿。诚如《景岳全书·肿胀》指出："凡水肿等证，乃肺、脾、肾三脏相干之病。盖水为至阴，故其本在肾；水化于气，故其标在肺；水唯畏土，故其制在脾。今肺虚则气不化精而化水，脾虚则土不制水而反克，肾虚则水无所主而妄行。"《古今录验方》："三渴水不多，但腿肿，脚先瘦小，阴萎弱，数小便者，此是肾消病也。"《诸病源候论·水通身肿候》说："水病者，由脾肾俱虚故也。肾虚不能宣通水气，脾虚又不能制水，故水气盈溢，渗液皮肤，流遍四肢，所以通身肿也。"肾虚，则水无所主而妄行。水不归经，则逆而上泛。故传入于脾，而肌肉浮肿。《圣济总录·消渴门》记载：

"消渴病久，肾气受伤，肾主水，肾气虚衰，气化无常，开阖不利，水液聚于体内出现水肿。"肾具有主持全身水液代谢平衡的作用，肾主水的功能是靠肾气化实现。健脾补肾、利水消肿兼益气活血。以参芪地黄汤健脾益气，滋肾养阴，补益先天之根重在恢复其阴阳平衡，肾阴得充则一身阴液得滋，肾之封藏功能如常，精微物质存内为机体所用而不外泄。健脾益气，培补后天之本，使水谷精微得以四布，脏腑得养。方中党参补中益气、生津，黄芪助之大补脾肺之气；生地黄滋阴生津；丹参活血通络；猪苓、泽泻利水化湿。本方标本兼顾，共奏益气活血通络、清热养阴生津、利水化湿消浊之功。后期以温阳补肾，益气健脾，活血通瘀为治，方选参芪合肾气丸调理获长效。

（赵庆　吴榆可　王倩）

医案 57　消渴病、泄泻

颜某某，女，53 岁，泸州市龙马潭区居民。

【病史】患者患 2 型糖尿病 10 余年；2 月前腰部承重后出现左下肢麻木疼痛，难以忍受；半月前无诱因出现腹泻稀便，以夜间为主，约 3 ~ 4 次，色黄，质稀，无黑便、黏液、脓血便，伴胃脘部疼痛不适就诊。长期胰岛素诺和灵维持治疗。

【初诊】2017 年 5 月 20 日：患者口渴多饮、腹胀、全身骨痛，双足麻木，小便尚可，大便约 2 次 / 天，大便成形，色黄，纳、眠差；舌质淡红，苔白厚腻，中心微黄，脉弦滑。空腹血糖 13 mmol/L，餐后 2 小时血糖 16 mmol/L。小便常规：尿蛋白阴性。

【辨证】患者以口渴多饮、多食、腹泻、身痛、麻木为主症，结合病史，中医诊断为消渴病。久病消渴，耗伤气阴，气阴两虚为本；病久伤阳，脾肾阳虚，湿浊中阻，并发泄泻；气虚不能推动津液、血液运行，湿浊、瘀血互结，痹阻经络，不通则痛，故见肢体麻木疼痛；湿滞中焦，阻滞气机，"清气在下则生飧泄，浊气在上则生膜胀"，故见腹泻、腹胀。舌质淡红，苔白厚腻，中心微黄，脉弦滑均为阳气虚、湿郁化热之征象。综上，本病病位在脾、肾，病机为气阴两虚，湿瘀痹阻，病性属虚实夹杂。治宜温中补虚、行气除湿，方选小建中汤合半夏泻心汤加减。

处方：桂枝 15 g，白芍 30 g，干姜 30 g，大枣 15 g，法半夏 20 g，酒黄连 12 g，酒黄芩 10 g，茯苓 30 g，姜厚朴 15 g，党参 25 g，炙甘草 9 g。中药 4 剂，每天 1 剂，水煎取汁 450 ml，分 3 次服。

【二诊】2017 年 5 月 29 日：患者神清，精神可，诸症缓解，饮食增加，舌质淡，苔薄白，脉弦细，方证对应，有效，继续上方调理。今晨空腹血糖 14.5 mmol/L，餐后 2 小时血糖 13.4 mmol/L，调整胰岛素方案。

处方：桂枝 20 g，赤芍 15 g，法半夏 20 g，茯苓 30 g，当归 30 g，炒吴茱萸 15 g，干姜 15 g，木通 12 g，葛根 20 g，黄连 15 g，炙甘草 12 g，大枣 30 g。中药 10 剂，每天 1 剂，水煎取汁 450 ml，分 3 次服。

【三诊】2017 年 6 月 10 日：患者服后大便转正常，饮食控制可，空腹血糖 8.5 mmol/L，餐后 2 小时血糖 10.2 mmol/L，舌质微红，苔薄白，脉滑，治疗有效，继续健脾益气，养血和营，方选参芪建中汤善后。

处方：桂枝 20 g，赤芍 20 g，茯苓 30 g，当归 30 g，黄芪 30 g，干姜 10 g，葛根 20 g，黄连 15 g，炙甘草 12 g，大枣 30 g。中药 10 剂，每天 1 剂，水煎取汁 450 ml，分 3 次服。

● 按语

本病为消渴伴泄泻、身痛案，病位在脾、肾。《灵枢·决气》有云："中焦受气取汁，变化而赤，是谓血。"中焦脾胃是气血化生之源，若脾虚，无以将胃受纳之水谷运化而成气血。《医学实在易》有云："血虽为阴，取之必在中焦。"《儒门事亲》中论到患消渴的人，脾胃必是亏虚："今消渴者，脾胃极虚，益宜温补。若服寒药，耗损脾胃，本气虚之，而难治也。"李东垣在《脾胃论》所云："脾气不足，则津液不升，故口渴多饮。"脾胃为气血生化之源，肾中先天精气赖后天水谷之气不断补充而不至于虚耗。故脾气健运,肾中精气则可得到不断的补充。李梴在《医学入门·消渴》中云:"然心肾皆通乎脾,养脾则津液自生。"又《扁鹊心书·消渴》中有云:"消渴虽有上中下之分,总由于损耗津液所致,盖肾为津液之源,脾为津液之本,本原亏而消渴之证从此致矣。"脾是津液自生的根本。脾虚则津液化生不足而致阴虚。本证标本同治,重在治脾。金代刘完素认为消渴源于脾胃虚弱,当用温脾健脾的药物来恢复脾胃运化升降的功能。在《三消论》中论到:"今消渴者,脾胃极虚,益宜温补,若服寒药,耗损脾胃,本气虚乏而难治也",张志聪在《侣山堂类辩》中提到:"有脾不能为胃行其津液,肺不能通调水道,而为消渴者,人但知以清凉药治消,而不知脾喜燥而肺恶寒。诚观泄泻者必渴,此因水津不能上输而惟下泄故尔。以健脾之药治之,水液上升,即不渴矣。"方选小建中汤合半夏泻心汤加减。前者温中补虚,调和阴阳。首见于《伤寒杂病论》,通过"辛甘化阳、酸甘化阴"起温补脾胃,调和阴阳的作用。诸药合用,中气自立,营卫调和,脾胃健运,气血得充,脏腑得以温养,脉络气血流畅,也助于缓解疼痛。半夏泻心汤最早记载于《伤寒杂病论》,是治疗痞证的代表方。"若心下满而硬痛者,此为结胸也,大陷胸汤主之,但满而不痛者,此为痞……宜半夏泻心汤"。后世医家经过不断探索,丰富治疗脾胃病的研究。明代吴昆《医方考》曰:"泻心者,泻心下之邪也,姜夏之辛,所以散痞气,芩连之苦,所以泻痞热,已下之后,脾气必虚,人参、甘草、大枣,所以补脾之虚。"薛生白《扫叶山庄医案》中也有相关的记录,"酒热伤胃,谷食入脘即噎,涌出涎沫,阳明脉不用事,筋脉牵绊,与半夏泻心汤"。本证选用该方加减,清热化痰,调中焦升降,故用其加味治之。

(许艳文 曾炎 江玉)

医案58 消渴病、眩晕

曾某某,女,54岁,古蔺县居民。

【病史】患者于2月前出现双下肢乏力、头晕,伴口干、多饮,体重无下降，测空腹血糖 10.94 mmol/L，随机血糖 20.5 mmol/L，肾功能：血尿素氮 6.97 mmol/L，肌酐 45.7 μmol/L，诊断为 2 型糖尿病，口服降糖药物，病情稳定。1 月前患者觉乏力加重，并且颜面眼睑出现浮肿以及双下肢浮肿，伴有双眼胀痛，流泪，畏光；无视力下降，继续口服降糖药物，血糖控制欠佳，饮食如常。2 天前患者出现解水样便，无脓血、黏液，腹胀就诊。

【初诊】2013 年 8 月 13 日：患者双下肢乏力、口干、多饮，头晕、颜面、眼睑浮肿，尿频，双眼胀痛，流泪，畏光，球结膜充血，腹胀，大便稀溏，3～5 次 / 天，舌暗红，苔白微黄腻，脉弦。血压 156/98 mmHg。大便常规：阴性。空腹血糖 13.0 mmol/L，餐后 2 小时血糖 15.5 mmol/L。

【辨证】该患者以口干、多饮、头昏、乏力、浮肿为主要表现，中医诊断：消渴、眩晕。因劳倦过度，损伤脾肾，脾肾俱虚；脾气亏虚不能运化水湿，痰湿内阻，胃阴亏虚，胃津耗伤，故口干多饮；水谷精微不能濡养肌肉，则见身软乏力。肾气不足，肾阳衰微，气化无权，水湿内停，泛溢肌肤，故水肿。阴虚生风，风痰上扰，故头昏。病位在脾、肾，病机为气阴两虚，夹风痰上扰，病性属本虚标实。治法：益气养阴，平肝熄风，辛散水饮；方选玉女煎合天麻钩藤饮加味。西医诊断：2 型糖尿病，高血压病，急性肠炎。治疗继续口服降糖药物，小剂量降压药物观察。

处方：石膏（先煎）20 g，生地黄 15 g，知母 15 g，怀牛膝 15，麦冬 15 g，天麻 15 g，钩藤（后下）20 g，盐杜仲 15 g，防风 15 g，麸炒苍术 20 g，姜厚朴 12 g，黄连 12 g，甘草 9 g。中药 6 剂，每天 1 剂，煎药取汁 300 ml，分 3 次服。

【二诊】2013 年 8 月 20 日：患者双下肢乏力、口干苦、多饮、多尿好转，大便 2 次 / 天，质软，头晕减轻，颜面、眼睑浮肿消失，舌质暗红，苔白，脉弦。辨证为肝郁脾虚，气阴两虚，治疗：益气养阴，息风通络。继续上方调整再进。血糖空腹 12 mmol/L，餐后 2 小时血糖 11.5 mmol/L，血压 134/85 mmHg。

处方：石膏（先煎）20 g，生地黄 15 g，知母 15 g，麦冬 15 g，钩藤（后下）20 g，盐杜仲 15 g，牛膝 10 g，防风 15 g，葛根 20 g，姜厚朴 12 g，黄连 12 g，甘草 15 g，大枣 20 g。中药 6 剂，每天 1 剂，煎药取汁 300 ml，分 3 次服。

【三诊】2013 年 8 月 29 日：患者病情好转，血糖空腹 7.2 mmol/L，餐后 2 小时血糖 9.7 mmol/L，血糖、血压稳定，上方调整后继续服用。

随访半年，病情无反复。

●按语

本案患者以双下肢乏力、头晕为主要临床表现，属中医学"眩晕"范畴。《素问·至真要大论》中提出："诸风掉眩，皆属于肝"，说明古人已经认识到头晕、头痛等与肝有密切的联系。从病机上多认为与虚和痰有关，如《灵枢·口问》曰："上气不足，脑为之不满，耳为之苦鸣，头为之苦倾，目为之眩""髓海不足，则脑转耳鸣，胫酸眩冒，目无所视"。《丹溪心法·头眩》则强调"无痰则不作眩"的观点。患者除头晕，肢体乏力外，伴口干口苦、多饮，头晕，颜面、眼睑浮肿，劳力下降，小便次数增多。舌暗红，苔白微腻，脉弦。此因消渴病耗气伤阴日久，在阴气已伤的基础上，复因劳累过度，致阴血损伤加重，进而阴虚生风，加上脾气亏虚不能运化水湿生痰，风与痰相结上扰清窍。证属气阴两虚，夹风痰上扰，病位在脾、肾、肝，病性属本虚标实。故选用玉女煎滋阴清热治本，合天麻钩藤饮以平肝潜阳。

（许艳文　曾炎　江玉）

第二节　水　肿

医案 1　肾水

冀某某，女，27 岁，职员，泸州市人。

【病史】患者 1 年前反复感冒后出现面部浮肿，自觉尿量减少，逐渐发展至腰以下，呈对称性凹陷性水肿，经成都某医院肾脏穿刺活检诊断为肾病综合征（肾小球微小病变），行强的松 60 mg，1 次 / 日治疗，但疗效不佳，逐渐出现身软乏力，月经后期，淋漓不尽，贫血，被迫停用强的松等药物，求助中西医治疗就诊。

【初诊】2013 年 3 月 2 日：患者全身水肿，腰以下为甚，双下肢重度凹陷性浮肿，面色无华，贫血貌，腰膝酸冷，神疲乏力，月经量多，色淡红，小便量少，便溏，舌淡暗，苔白腻，脉沉弱。门诊检查，小便常规：尿蛋白 +++，红细胞、白细胞阴性；血常规：白细胞总数及分类正常，血红蛋白 75 g/L，呈小细胞、低色素贫血型；肾功能正常，肝功能：血浆白蛋白 28 g/L，血脂：总胆固醇 7.83/L，血清铁蛋白：6 μg/L。诊断：肾病综合征（肾小球微小病变）；缺铁性贫血。

【辨证】患者以全身浮肿为主症，兼见小便量少，中医诊断：肾水，以面色无华，神疲乏力为表现，兼可诊断虚劳。患者为青年女性，先天不足，肾元亏虚，劳伤过度，脾肾亏虚，气虚卫外不固，冒受风邪，肺失宣降，水饮停聚，风水泛及中下焦，更伤脾肾，脾肾阳虚，终致三焦气化失司，阳虚水泛，故见高度水肿，腰膝酸冷，神疲乏力；脾肾阳虚，胞宫虚冷，故见月经量多，色淡红；失血过多，精微物质减少则面色无华，贫血貌，神疲乏力。舌淡暗，苔白腻，脉沉弱为气血虚，阳虚水泛之象；病机：脾肾阳虚，气血亏虚，阳虚水泛。治疗宜温肾助阳，益气行水，方选金匮肾气丸加味；

西医继续足量激素，口服铁剂治疗。患者及家属拒绝住院治疗。

处方：茯苓45 g，白芍45 g，白术45 g，白附片（先煎）30 g，生地黄30 g，山药30 g，山茱萸30 g，盐泽泻30 g，牡丹皮20 g，桂枝10 g。中药6剂，每两天1剂，水煎取汁600 ml，分3次服。

【二诊】2013年3月8日：患者水肿甚，疲乏，畏寒肢冷，纳少，腰酸有所缓解，经水晦暗，少腹胀痛，舌暗，苔薄白，脉沉弱。继续上方调整为当归芍药散合肾气丸以养血调肝，健脾温阳利水。

处方：当归45 g，白芍40 g，茯苓60 g，炒白术60 g，盐泽泻60 g，酒川芎30 g，桂枝45 g，白附片（先煎）40 g，生地黄30 g，山药30 g，山茱萸30 g，牡丹皮20 g，麻黄20 g，炙甘草15 g。中药10剂，每两天1剂，水煎取汁600 ml，分3次服。

【三诊】2013年4月5日：患者水肿、疲乏、畏寒、肢冷明显减轻，微汗出，面色显红润，尿量增多，体重减轻，少腹胀痛，舌质淡红，苔薄白，脉沉弱；复查：血红蛋白105 g/L，血浆蛋白32 g/L；尿蛋白+++。继续予以当归芍药散合肾气丸再加麻黄甘草附子汤，以养血调肝，健脾温阳，通阳固本，并维持强的松剂量。

处方：当归25 g，白芍20 g，茯苓30 g，白术30 g，盐泽泻20 g，酒川芎20 g，桂枝25 g，白附片（先煎）20 g，生地黄30 g，山药30 g，山茱萸30 g，牡丹皮10 g，麻黄10 g。中药10剂，每两天1剂，水煎取汁600 ml，分3次服。

患者治疗2月后病情稳定，尿蛋白+~++，血红蛋白120 g/L，月经期、量、色质转正常；饮食正常。经中西医治疗2年余，病告痊愈。

●按语

患者以全身水肿，大量蛋白尿，低蛋白血症，高胆固醇血症，合并中度贫血（缺铁性贫血、月经量多）为主要表现，中医诊断：肾水、虚劳。患者先天禀赋薄弱，肾阳亏虚，气化失常，水液停聚，发为水肿。肾寄元阴元阳，主司水液代谢，若肾阳不足，气化功能失常，膀胱开阖失度，则出现尿少、水肿，故《素问·水热穴论》曰："肾者，胃之关也，关门不利，故聚水而从其类也，上下溢于皮肤，故为胕肿。胕肿者，聚水而生病也。"腰为肾之府，肾阳亏虚，温煦失职，则腰部酸冷无力。阳虚兴奋功能减退，故身倦乏力。舌苔白腻，脉沉弱为阳虚水泛表现。阳虚水停日久，影响血脉运行，血行瘀滞则舌质暗。治疗当温阳利水，即王冰所谓："益火之源，以消阴翳"，方选金匮肾气丸加减。方中附子、桂枝温补肾阳、化气行水，《景岳全书》曰："善补阳者，必于阴中求阳，则阳得阴助，而生化无穷"，故配伍生地黄、山药、山茱萸填精补髓，益精养血，以滋肾阴，白芍滋阴养血，助生地黄、山药、山茱萸滋补肾阴，还可制约附子温燥之性。张仲景《金匮要略·水气病脉证并治》曰："诸有水者，腰以下肿，当利小便，腰以上肿，当发汗乃愈"，故用泽泻、茯苓利水渗湿泻浊，白术健脾燥湿，使水气从小便而出，牡丹皮活血散瘀。全方共奏温补肾阳、化气行水之功。二诊水肿、腰部酸冷、身倦乏力有所缓解，患者自述经血紫暗，量多，面色无华，乃因下焦阴寒盘踞，血脉瘀滞胞宫，故肾气丸基础上加当归芍药散以疏肝养血活血，健脾利水，温阳散寒有效。本案在于肾病综合征病理诊断明确，应用激素及免疫抑制剂的同时需注意观察消化道黏膜病变、骨髓抑制、性腺抑制等副作用导致的出血、贫血、月经过多或过少等。本例消化道病变所致的出血、贫血、月经量多，进一步出现的缺铁性贫血，因此被迫停用激素治疗。

慢性病、重症患者，药物剂量偏大者，姜、桂、附、芪、参类药物宜久煎，因耗时，患者及家属依从性差，水煎剂多从其2日或3日1剂，后期多采用丸、散、膏剂或免煎剂等，患者及家属容易接受，疗效可以保障。

（许艳文　曾炎　闫颖）

医案2　石水、瘿劳

银某某，男，50岁，农民，泸州市人。

【病史】患者于 1 年前反复颜面、双下肢水肿，面色无华，腰膝酸软，便溏。经当地医院检查诊断：慢性肾小球肾炎，甲状腺功能减退症，经西医治疗 1 年余，病情不稳定，求治中医而就诊。

【初诊】2012 年 8 月 6 日：颜面、双下肢浮肿，面色萎黄，头发稀疏，畏寒肢冷，身软乏力，舌质淡红，苔白厚腻多津，脉沉细无力。小便常规：尿蛋白 ++，隐血 ++；甲状腺功能：促甲状腺激素 75 μIU/ml。肝、肾功能正常。既往无甲状腺功能亢进症病史。

【辨证】患者以水肿，畏寒，蛋白尿等为主症，甲状腺功能低下，中医诊断：石水，瘿劳。患者劳欲过度，脾肾两虚，阳气衰少，气化无权，寒湿水饮停聚，故见颜面及双下肢水肿，面色萎黄，头发稀疏，身软乏力；肾失封藏，肾精衰少，故见反复蛋白尿，血尿，甲状腺激素减少等症；舌质淡红，苔白厚腻多津，脉沉细无力为阳虚寒湿之象。病机属脾肾阳虚，寒湿内停；治疗宜温阳利水，方选真武汤加味。西医治疗：左甲状腺素钠片（优甲乐）维持治疗，定期复查，调整剂量。因无激素治疗指征，故以中医治疗为主。

处方：茯苓 30 g，桂枝 30 g，白术 30 g，炙甘草 20 g，白附片（先煎）25 g，干姜 20 g，盐泽泻 45 g，大枣 20 g。中药 10 剂，每天 1 剂，水煎取汁 300 ml，分 3 次服。

【二诊】2012 年 8 月 20 日：患者浮肿，身软乏力好转，舌质淡红，苔白厚腻，脉沉细无力。辨证：脾肾阳虚，气虚血瘀，水饮停聚。方选黄芪桂枝五物汤合真武汤，治以健脾益气，温阳利水。

处方：黄芪 30 g，茯苓 30 g，桂枝 30 g，白术 30 g，白附片（先煎）25 g，干姜 20 g，盐泽泻 45 g，炙甘草 20 g，大枣 20 g。中药 10 剂，每天 1 剂，水煎取汁 450 ml，分 3 次服。

【三诊】2012 年 9 月 2 日：尿蛋白 +，颜面、上下肢水肿消失，面色微红，头发稀疏，畏寒好转，精神转佳，舌质微红，苔白，脉弦细。甲状腺功能：促甲状腺激素 25 μIU/ml。尿蛋白定量 358 mg/24 h。治疗有效，继续以黄芪桂枝五物汤合真武汤调整剂量，加柴胡、蝉花及白茅根以疏肝祛风利尿。调整优甲乐剂量。

处方：黄芪 50 g，茯苓 30 g，桂枝 30 g，白术 30 g，白附片（先煎）25 g，干姜 20 g，盐泽泻 45 g，山茱萸 20 g，蝉花 15 g，柴胡 15 g，白茅根 40 g，炙甘草 20 g，大枣 20 g。中药 10 剂，粉碎后做成绿豆大小水丸，10 g 成一包，每次 10 g，每天早、晚温开水送服。

患者依此方调理 1 年，病情稳定，甲状腺功能恢复正常。

●按语

本患者为慢性肾小球肾炎合并甲状腺功能减退症，病情复杂，治疗难度加大，但临床较为常见。患者以颜面、双下肢浮肿为主要表现，属于祖国医学"水肿"范畴，病位在脾、肾，病机为脾肾阳虚，水湿内停。患者长期操劳过度，致使脾肾亏虚，水液代谢失调，发为水肿。脾为后天之本，气血生化之源，主运化水谷精微，脾之阳气有赖命火之温煦，始能健运。肾为先天之本，藏精主水，温养脏腑组织官窍，气化水液，须靠脾精的供养。脾主运化水液，肾主水，脾肾阳虚，气化失司，水湿不化，上泛颜面，下趋肢体，则颜面、双下肢水肿。脾虚气血生化乏源，升清无力，颜面失养，则面色萎黄。肾其华在发，肾精亏虚，精不化血，发失荣养，故而头发稀疏。阳虚推动兴奋功能减退，则身软乏力。苔白厚腻多津，脉沉细无力为阳虚水停的舌脉表现。治宜益气健脾，温阳利水，标本兼顾，方选黄芪桂枝五物汤合真武汤加味。黄芪桂枝五物汤源于《金匮要略·血痹虚劳病脉证并治》，主治血痹，具有益气温经、和血通痹的功效，方中黄芪固表补中，桂枝治卫升阳，芍药入营血。五物营血兼理，益气养血而不滋腻。附子大辛大热之品，温肾回阳救逆，《本草汇言》曰："附子，回阳气，散阴寒"，干姜，温中散寒，加强附子的温肾回阳之力，炙甘草加强附子、干姜的温阳之功，降低附子之毒性。白术健脾燥湿，茯苓健脾渗湿，泽泻利水渗湿，白术、茯苓、泽泻，助脾运、燥中焦、渗下焦，以排除水湿邪气。大枣养血，荣养头发。全方共奏复阳气、化水湿之功。二诊患者水肿、身软乏力有所减轻，效不更方，继续服用。

（许艳文　曾炎　闫颖）

医案3　肾水

袁某某，女，44岁，农民，四川宜宾兴文县人。

【病史】患者2月前无明显诱因出现双下肢凹陷性水肿，逐渐累及胸腹部及颜面部，伴劳力性呼吸困难、乏力，活动后尤甚。1月前患者水肿、劳力性呼吸困难加重。20天前行肾脏穿刺病理活检结果回示：局灶坏死性肾小球肾炎伴部分肾小球新月体形成，免疫荧光提示多种免疫复合物沉积，需排除狼疮性肾炎等继发肾小球疾病。2天前患者无明显诱因出现恶心、呕吐、下肢乏力就诊。血常规：红细胞计数 2.59×10^{12}/L，血红蛋白 72 g/L；小便常规：隐血 ++；肝功能：白蛋白 27.3 g/L；肾功能：尿素氮 17.9 mmol/L，血清肌酐 215 μmol/L，血尿酸 477 μmol/L。

【初诊】2016年12月19日：患者口干、恶心、呕吐，双下肢水肿，按之凹陷，食欲欠佳，睡眠可，大便正常，小便频，夜尿2~3次，舌红，苔薄黄，脉浮。

【辨证】中年女性，脾肾不足，肺脾气虚，风热袭表，肺失宣肃，水液输布失常，流溢肌肤而为水肿。风水相搏，肺病及脾，脾为湿困，水饮停聚，故见水肿遍及全身；风热侵袭，肺不能通调水道，水湿互结，化生湿热，湿热下注，膀胱气化失司，则见小便频。舌红，苔薄黄，脉浮，均为风热犯肺之象，本病病位在肾，涉及肺、脾。病性为虚实夹杂。中药方剂予麻黄连翘赤小豆汤合猪苓汤加减以疏风清热，宣肺滋阴利水。西药加用免疫抑制剂、激素、降压药物等。

处方：麸炒白术20 g，麻黄12 g，赤小豆15 g，白茅根15 g，泽泻12 g，茯苓15 g，连翘15 g，生地黄15 g，玄参15 g，猪苓15 g，知母12 g，火麻仁 12 g。中药 4 剂，每天 1 剂，水煎取汁 450 ml，分 3 次服。

【二诊】2016 年 12 月 23 日：患者诉轻微腹胀，食欲差，睡眠可，未诉其他特殊不适，双下肢无水肿。肌酐 176 μmol/L，白细胞总数较前升高；患者舌红，苔薄黄，脉浮。效不更方，中药汤剂守原方。

处方：麸炒白术 20 g，麻黄 12 g，赤小豆 15 g，白茅根 15 g，泽泻 12 g，茯苓 15 g，连翘 15 g，生地黄 15 g，玄参 15 g，猪苓 15 g，知母 12 g，火麻仁 12 g。中药 4 剂，每天 1 剂，水煎取汁 450 ml，分 3 次服。

【三诊】2016 年 12 月 27 日：患者诉腹胀，食欲可，睡眠可，未诉其他特殊不适，肌酐 140 μmol/L，舌红，苔薄黄，脉浮。治疗有效，中药继续守原方 4 剂巩固治疗。

●按语

患者以双下肢水肿为主症，属于祖国医学"肾水"范畴。由于患者起居不慎，外感风邪，风邪犯肺，发为水肿。《素问·经脉别论》曰："饮入于胃，游溢精气，上输于脾，脾气散精，上归于肺，通调水道，下输膀胱，水精四布，五经并行"，肺通过宣发肃降，调节水液代谢，本案患者感受风邪，风邪袭肺，肺失宣肃，通调失职，水液停滞体内，出现水肿。水具流动之性，易于流溢三焦。水犯上焦，则颜面浮肿，水湿不化，津液亏乏，不能上承于口，则口干，水停中焦，胃失和降，胃气上逆，则恶心、呕吐，水留下焦，膀胱气化失司，则小便频，夜尿多，故而《类经》曰："上焦不治则水泛高原，中焦不治则水留中脘，下焦不治则水乱二便。"舌红，苔薄黄，脉浮为风热犯肺的表现。治疗当三焦同治，方选麻黄连翘赤小豆汤合猪苓汤加减。《素问·汤液醪醴论》"平治于权衡，去菀陈莝……开鬼门，洁净府"，方中麻黄宣降肺气，既可发汗开鬼门，又可利水洁净府，是张仲景张仲景治疗水肿的常用药物。"诸湿肿满，皆属于脾"，故用白术、茯苓健脾除湿，以治中焦。赤小豆、泽泻、猪苓、白茅根清热利尿，让水湿之邪从小便而出。连翘疏风清热，清热解毒，以除风邪郁热。生地、玄参、知母、火麻仁等滋补阴津，以解水湿不化，津液化生乏源之口干。全方共奏疏风清热，利水渗湿之功，则"三焦气治则脉络通而水道利"也。二诊患者自述腹部微胀，余无不适，肌酐176μmol/L，效不更方，继服4剂。三诊患者未诉不适，肌酐降至140μmol/L，为巩固疗效，嘱患者继服4剂。

（许艳文　曾炎　闫颖）

医案4　慢性肾衰竭

邓某某，46岁，居民，四川省内江市隆昌县人。

【病史】患者6年余前无明显诱因出现夜尿增多，6~7次/晚，时感口渴多饮、乏力、双下肢轻度肿胀，4年前患者上述症状加重，伴活动后心累，查血肌酐350μmol/L，测血压为156/102 mmHg。2年前患者因受凉后出现颜面、双下肢水肿，伴胸闷、喘憋、活动后心累，伴恶寒、鼻塞、干咳。近因病情加重，前来就诊。

【初诊】2017年2月26日：患者双眼睑及下肢水肿，身软乏力，面色无华，白天尿少，夜尿增多，恶心呕吐痰涎，心悸，尿蛋白++，血肌酐420μmol/L，测血压164/100 mmHg。舌质暗淡，苔白厚腻，脉弦数。

【辨证】四诊合参，患者以多尿、双眼睑及下肢浮肿为主症，结合血肌酐升高，诊断：慢性肾衰竭。患者素体亏虚，脾肾气虚，脾失健运，气血生化乏源症见身软乏力；心气不足，动则气耗，则见心累气促。脾失健运，水饮内停，故见水肿。脾健运失司，肾失开阖，湿浊由生，故见纳差，蕴久成浊毒之邪。浊毒之邪损伤肾络，肾失封藏，精微下泄，则见有形物质从小便漏出（蛋白尿）；脾虚痰浊内生，兼有呕吐痰涎。舌质暗淡，苔白厚腻，脉弦数，属脾肾气虚，浊毒内蕴征象。综上，本病病位在脾、肾，涉及心、肝，病机属脾肾气虚、浊毒内蕴，病性属虚实夹杂。治疗宜健脾益气，宣肺行水，化痰消浊；方选香砂六君子汤配五积散加减。

处方：黄芪30 g，党参20 g，茯苓20 g，白术20 g，泽泻20 g，广木香18 g，砂仁18 g，陈皮18 g，法半夏10 g，夏枯草30 g，桔梗12 g，枳壳

15 g，麻黄15 g。中药6剂，每日1剂，每剂煎水450 ml，分3次服。

【二诊】2017年3月5日：患者双眼睑及下肢水肿时轻时重，身软乏力，面色无华，白天尿少，夜尿增多，心悸，饮食可，大便正常，舌质暗淡，苔白厚腻，脉弦。病情平稳，调整上方再进。

处方：黄芪30 g，党参20 g，茯苓20 g，白术20 g，泽泻20 g，广木香18，砂仁18 g，陈皮18 g，法半夏10，夏枯草30 g，枳壳15 g，麻黄15 g。中药6剂，每日1剂，每剂煎水300 ml，分3次服。

【三诊】2017年3月15日：患者双眼睑及下肢水肿，身软乏力，心悸，气短，饮食可，大便正常，面色红润，舌质暗淡，苔薄白，脉弦细。测血压136/86 mmHg，尿蛋白++，血肌酐290 μmol/L，病情平稳，继续调整上方治疗。

处方：黄芪30 g，党参20 g，茯苓20 g，白术20 g，泽泻20 g，山茱萸20 g，砂仁12 g，法半夏10 g，夏枯草30 g，枳壳15 g，麻黄15 g。中药6剂，每日1剂，每剂煎水300 ml，分3次服。

【四诊】2017年3月28日：患者病情稳定，诸症好转，舌质淡红，苔黄白，脉弦细。测血压130/89 mmHg，尿蛋白++，血肌酐256 μmol/L，病情平稳，治疗有效，继续守上方。

● 按语

《金匮要略》云："师曰：病有风水、有皮水、有正水、有石水、有黄汗。风水其脉自浮，外证骨节疼痛，恶风；皮水，其脉亦浮，外证胕肿，按之没指，不恶风，其腹如鼓，不渴，当发其汗。正水其脉沉迟，外证自喘……"本例患者夜尿多，双下肢、眼睑轻度肿胀，属中医学水肿病。朱丹溪在《丹溪心法》中指出："若遍身肿，烦渴，小便赤涩，大便闭，此属阳水；若遍身肿，不烦渴，大便溏，小便少，不赤涩，此属阴水。"《景岳全书》中指出："凡水肿等证，乃肺脾肾三脏相干之病，盖水为至阴，故其本在肾；水化于气，故其标在肺；水唯畏土，故其制在脾。今肺虚则气不化精而化水，脾虚则土不制水而反克，肾虚则水无所主而妄行。"而据本例患者小便量少，纳差，心累气促，乏力，考虑为由于肾阳不足，脾失健运，肾失开阖，水饮内停所致。患者舌质暗淡，苔白厚腻，脉弦数，属脾肾气虚，浊毒内蕴征象。故本病病位在脾、肾。《黄帝内经》提出水肿的治疗原则"开鬼门，洁净府，去菀陈莝"，一直沿用至今。结合患者情况，从调理全身脏腑气血阴阳出发，方选香砂六君子汤配五积散加减以益气健脾，渗湿利水。方中半夏、茯苓、陈皮以燥湿化痰，理气和中；木香、砂仁行脾胃之气滞；党参、白术补脾、肾之气。本方中兼见五积散，出自宋代太医局汇编的《太平惠民和剂局方》，以麻黄解表，桔梗、枳壳、陈皮、法半夏化痰，茯苓、白术、泽泻泄湿。诸药合用，共奏健脾益气、散寒祛湿、化痰消积之功。复诊病情逐渐好转，调整药物剂量，血压正常、肌酐下降，治疗有效，但基础疾病属慢性肾衰竭，病程长，中医以健脾补肾以治本虚，以化痰消积祛浊以疗标实。

（赵庆　王倩）

医案 5　肾水

王某某，女，66 岁，退休，内江市人。

【病史】患者因反复水肿，乏力，少尿 2 年余，伴畏寒，失眠，腰痛 1 月门诊就诊，半年前因感冒后突发水肿，延及全身，呕吐，少食，尿少，经泸州某医院诊断肾病综合征，未行肾穿刺活检，因无继发性疾病，给予强的松 60 mg 1 次/日治疗。3 月后尿蛋白逐渐减少，水肿减轻，减少激素用量，求助中医门诊继续治疗。

【初诊】2011 年 10 月 22 日：尿蛋白 ++，尿蛋白定量 792 mg/24 h，强的松 30 mg，1 天 1 次，失眠，背痛，咽痛，潮热，舌质红，苔白，脉沉细。

【辨证】四诊合参，患者以面目浮肿，眼睑浮肿，失眠为主症，属中医水肿。患者平素饮食不节，或劳倦过甚，或房劳过度，伤及肾元，肾精亏耗，肾气内伐，不能化气行水，导致膀胱气化功能失常，开阖不利，水液内停，发为"水肿"；久用阳药，肾阳受抑，久而肾阳虚，水液代谢失职，津液不能及时排出，故浮肿；下焦水湿内停，气机升降失职，津液不能上乘，故咽痛；阳气不足，寒湿内生，故背痛；阳虚不足，损及肾阴，阴亏燥热，故潮热；肾阴亏虚于下，心火独亢于上，阳不能入阴，故失眠。"舌质红，苔白，脉沉细"均为阳虚之象。综上，本病病位在肾，涉及脾、肺，病机为肾阳不足，水液泛溢，病性以虚证为主。中药予金匮肾气丸加黄芪、大枣、石膏，去牡丹皮以温阳补肾，健脾滋阴。

处方：白附片 18 g，桂枝 18 g，山茱萸 15 g，山药 20 g，柏子仁 10 g，黄芪 20 g，大枣 30 g，泽泻 10 g，生石膏 20 g。中药 10 剂，每天 1 剂，水煎取汁 450 ml，分 3 次服。

【二诊】2011 年 11 月 15 日：患者眼睑浮肿，四肢逆冷，喉中有痰，小便涩，舌质瘀暗，苔白，脉沉弱。辨证为脾肾阳虚，寒湿蕴结，治疗宜温阳补肾，化气行水，上方加减，细辛散阴寒、木通通经络。

处方：白附片 18 g，桂枝 18 g，白芍 30 g，山药 20 g，炙甘草 20 g，黄芪 20 g，大枣 10 g，细辛 9 g，川木通 18 g，山茱萸 30 g。中药 10 剂，每天 1 剂，水煎取汁 300 ml，分 3 次服。

【三诊】2011 年 12 月 2 日：经上方调治，病情稳定，尿蛋白阴性，强的松 15 mg 隔日一次，畏寒，消瘦，体检见甲状腺小结节，甲状腺功能正常，舌质淡红，苔白腻，脉沉细。辨证如前。

处方：白附片（先煎）30 g，桂枝 30 g，白芍 30 g，山药 30 g，黄芪 60 g，大枣 30 g，川木通 20 g，炙甘草 30 g，山萸肉 30 g，炒金樱子肉 30 g。中药 10 剂，每天 1 剂，水煎取汁 450 ml，分 3 次服。

【四诊】2011 年 12 月 20 日：诸症好转，小便正常，维持强的松剂量不变，微汗出，畏寒，四肢不温，乏力，无浮肿，舌质红，苔薄白，脉沉细。证机如前，调整药物补肾健脾，温阳补虚，方选肾气丸加味为丸维持治疗。

处方：生地黄 45 g，山药 45 g，茯苓 45 g，牡丹皮 10 g，盐泽泻 30 g，

黄芪60 g，生大黄10 g，麸炒白术30 g，山萸肉45 g，砂仁（后下）10 g，桂枝30 g，白附片（先煎）10 g，西洋参20 g，阿胶15 g。每次中药5剂为丸，每次服10 g，每日两次。

患者经本方调治3年余，诸症好转，病情无反复，随访4年蛋白尿等无复发。

● **按语**

本例患者面目浮肿，眼睑浮肿，呈凹陷性水肿，属中医学水肿病。而据本例患者失眠，背痛，咽痛，潮热，是由于肾阳不足，津液不能上乘，阳损及阴，阴亏阳亢所致。因此，病机应为肾阳亏虚。病位主要在肾，涉及脾、肺。《黄帝内经》提出水肿的治疗原则"开鬼门，洁净府，去菀陈莝"，一直沿用至今。结合患者情况，从调理全身脏腑气血阴阳出发，方选金匮肾气丸以温肾助阳，化气行水。方中白附片、桂枝，两药合用，则补水中之火，温肾中之阳气；山茱萸滋补肾阴，体现"阴中求阳"之功；山药、泽泻除水湿。酌加柏子仁养心安神，加黄芪、大枣补气行水，加石膏清泻实热。二诊时患者四肢逆冷，喉中有痰，小便涩，并据舌脉情况，去泽泻、石膏、柏子仁，加细辛、炙甘草以温阳，木通通经络。三、四诊据患者病证变化，在原方基础上稍作调整，加金樱子肉固涩，白术、西洋参补气。患者四诊续服药后，病证好转。

（赵庆　王倩）

医案6　肾水、疮疹

王某，女，29岁，居民，泸州市江阳区人。

【病史】入院前2年余，患者无明显诱因反复出现双下肢水肿，不伴颜面及眼睑水肿。1年前双下肢水肿加重，伴泡沫尿，无肉眼血尿，小便量偏多，行24小时尿蛋白定量5208.4 mg/24 h，血浆白蛋白20.6 g/L，总胆固醇6.59 mmol/L，尿素氮17.92 mmol/L，血清肌酐191.0 μmol/L，尿酸629 μmol/L，腹部彩超：肾脏大小正常。维持激素治疗（因肾脏偏小，未做肾脏病理穿刺）。1天前，患者出现右侧腰部红斑水疱伴瘙痒、疼痛，夜间尤甚。诊断：肾病综合征，慢性肾衰竭（失代偿期），带状疱疹。

【初诊】2016年5月8日：双下肢水肿，右侧腰部红斑水疱伴疼痛，伴针刺样疼痛、瘙痒等不适，瘙痒难耐，影响夜间睡眠，纳眠可，大小便调。舌质暗红，苔白腻，脉沉细。

【辨证】患者以反复水肿为表现，结合既往病史，属于祖国医学"肾水"范畴。先天禀赋不足，脾气虚弱则水湿运化失司，水液运化失常，泛溢肌肤，症见水肿；肾气亏虚，水液失于统摄，亦见下肢水肿；舌质暗红，苔白腻，脉沉细均为气阴两虚之象。综上，病机为气阴两虚。病位在脾、肾，病性为本虚标实。中药汤剂予以益气养阴之法，久病多兼瘀，佐以活血化瘀之品，拟方参芪地黄汤加减。西医继续强的松30 mg 1次/日，加用抗感染药物等对症治疗；局部用药清洁消毒，抗病毒软膏等治疗。

处方：黄芪20 g，生地黄12 g，山药20 g，牡丹皮12 g，泽泻10 g，山萸肉12 g，烫水蛭10 g，丹参12 g，盐益智仁10 g，酒女贞子12 g，墨旱莲10 g，麻黄12 g，赤小豆30 g。中药6剂，免煎剂，每天1剂，开水冲服，1日3次。

【二诊】2016年5月15日：患者右侧腰部皮损处疼痛基本缓解，偶有瘙痒，余未诉特殊不适，小便量2 000 ml，查体：体重53.3 kg，右侧腰背部可见带状分布红斑，其上可见少许簇集状水疱，已有较多干瘪，未超过前后正中线，无糜烂、渗出等，双下肢无水肿。患者目前病情稳定，疱疹好转，舌薄白，少津，脉细。上方治疗有效，调整后继续服用。

处方：黄芪20 g，生地黄12 g，山药20 g，黄连12 g，泽泻10 g，山萸肉20 g，烫水蛭3 g，丹参12 g，盐益智仁10 g，柴胡12 g，麻黄10 g，炙甘草12 g，大枣30 g。中药6剂，免煎剂，每天1剂，开水冲服，1日3次。

【三诊】2016年5月21日：患者主诉夜尿频多，口渴，腰部皮肤疱疹好转，局部色素沉着，脱屑，舌淡红，苔白腻，脉滑。总蛋白55.5 g/L，白蛋白 34.7 g/L，血清肌酐 158 μ mol/L，血尿酸 439 μ mol/L。患者小便不利为肾阳不足所致。中药汤剂予瓜蒌瞿麦丸温阳利水，生津润燥。

处方：炒瓜蒌子 30 g，茯苓 30 g，山药 30 g，桂枝 15 g，瞿麦 30 g，黄芪 50 g，制首乌 30 g，盐益智 12 g，炒金樱子肉 15 g，盐车前子 15 g，酒大黄 5 g，三七 5 g。中药 2 剂，每天 1 剂，煎药机煎药，取汁 450 ml，分 3 次服。

患者经反复调治 2 年，病情稳定。

●按语

据本例患者反复水肿，右腰部水疱伴疼痛，瘙痒，考虑为先天禀赋不足，脾气虚弱则水湿运化失司，水液运化失常，泛溢肌肤，水液失于统摄所致。舌质淡，苔薄，少津，脉细均为气阴两虚之象。因此本例病机为气阴两虚。治疗上，《黄帝内经》提出水肿的治疗原则"开鬼门，洁净府，去菀陈莝"。结合患者情况，从调理全身脏腑气血阴阳出发，方选参芪地黄汤加减以益气养阴，佐以活血化瘀之品。方中黄芪益气，生地、山药、山茱萸滋肾阴，丹皮、泽泻泻热，酌加丹参活血行瘀，水蛭通络止痛，女贞子、墨旱莲为二至丸结构，以补益肝肾，滋肝肾之阴，益智仁有温肾健脾之功。诸药合用，共奏益气养阴、活血行瘀之功。二诊症状同前，疱疹、瘙痒，色红，原方基础上加祛风止痒的柴胡等。三诊患者夜尿多、口渴，诊之舌淡红，苔白腻，脉滑。病机为肾阳不足，中药汤剂予以瓜蒌瞿麦丸以温肾利水，生津润燥，2 剂后，患者病证稳定。

（赵庆　王倩）

医案 7　水肿、眩晕

杨某某，男，68 岁，居民，泸州市古蔺县人。

【病史】1 月前患者无明显诱因出现双下肢水肿，晨起水肿减轻。小便常规：尿蛋白 +，24 小时尿蛋白定量 578.34 mg/24 h，肝功能：谷草转氨酶 43 U/L，谷丙转氨酶 62 U/L；肾功能：血清肌酐 75 μ mol/L；血脂：甘油三酯 2.06 mmol/L，总胆固醇 6.6 mmol/L，低密度脂蛋白 4.73 mmol/L。腹部彩超：

脂肪肝，胆囊结石，左肾囊肿，双肾尿盐沉积。结合既往高血压30年病史、少量尿蛋白，西医诊断高血压肾病。

【初诊】2016年5月19日：双下肢水肿，右侧为甚，前额头痛，足趾关节疼痛，小便正常，血压146/71 mmHg，舌质红，苔黄腻，脉弦滑。

【辨证】患者以双下肢水肿，头身痛为主要表现，既往高血压病史，结合蛋白尿，中医诊断：水肿、眩晕。患者久居蜀地，水湿郁久化热，湿热壅阻肌肤，故下肢水肿；湿热蕴结阻滞气血运行，不通则痛，故前额疼痛、足趾关节疼痛；舌质红，苔黄腻，脉弦滑均为湿热蕴结之征。病机湿热蕴结，病位在脾、肾，病性本虚标实。治以清热利湿，久病气虚，湿热郁滞，佐以益气，中药汤剂予五味消毒饮合萆薢分清饮，以清热利湿解毒，方中蒲公英、野菊花、黄柏清热解毒，萆薢、车前子、滑石清热利湿，茯苓、泽泻健脾益肾除湿。

处方：蒲公英10 g，野菊花10 g，萆薢10 g，盐车前子15 g，茯苓15 g，泽泻15 g，黄柏15 g，滑石30 g。中药6剂，免煎剂，每天1剂，开水冲服，1日3次。

【二诊】2016年5月27日：患者自觉双脚踝部水肿。查体：血压130/79 mmHg，右下肺呼吸音低，左肺呼吸音清，未闻及啰音。双侧脚踝部稍有水肿。辅助检查，肝功能：谷丙转氨酶50 U/L，球蛋白18 g/L，白蛋白/球蛋白2.72。舌淡红，苔薄白，脉滑，辨证为阳虚水停，予肾气丸加减温阳利水，党参、黄芪补肺气，调水之上源，桃仁、赤芍、红花活血化瘀利水。

处方：党参15 g，黄芪30 g，白附子10 g，桂枝15 g，茯苓15 g，炒白术15 g，山茱萸15 g，山药15 g，泽泻15 g，益母草30 g，燀桃仁15 g，赤芍15 g，红花15 g，土鳖虫10 g。中药10剂，免煎剂，每天1剂，开水冲服，1日3次。

●按语

中医文献中虽无高血压肾病的病名记载，但是却有关于"眩晕""头痛""肝阳""肝风""风眩""头风"等记载，而随病程发展归属"心悸""怔忡""水肿""胸痹""饮证""中风"等。而眩晕病机不外乎虚实两端，《景岳全书》言"眩晕一证，虚者居其八九，而兼火兼痰者，不过十中一二耳"，强调无虚不作眩。《灵枢·口问》"故上气不足，脑为之不满，耳为之苦鸣，头为之苦倾，目为之眩"提出了眩晕的证候特点。眩晕实证多见于风、痰、瘀。《临证指南医案·眩晕门》指出："所患眩晕者，非外来之邪，乃肝胆之风阳上冒耳，甚则有昏厥跌扑之虞。"《丹溪心法·头眩》认为"无痰不作眩"。眩晕进展则可表现水肿或饮证。张仲景《金匮要略·痰饮咳嗽病脉证并治》："心下有支饮，其人苦冒眩，泽泻汤主之。"意为心脏下有水饮停留，病人就会有眩晕之苦。本案既有眩晕，又有水肿证，病机概括为湿热蕴结，病位在脾、肾，病性本虚标实。脾失健运水湿不化，聚而成痰阻滞中焦，日久蕴积化热，形成湿热内困中焦。故治疗紧抓病机，以通、利为主，兼以补肾。方选五味消毒饮加萆薢分清饮，以清热利湿解毒。二诊予肾气丸加减温阳利水。这是出自《金匮要略》是张仲景的经典名方。因"久病及肾"，肾兼有化藏精气和调节精气的作用。肾气丸的用药除了补肾之外，同时补充了脾、肺、肝之精气，有五脏同调之意。且仲景立方在于填精化气恢复肾脏气化。山茱萸、山药滋阴药来补肾填精，少佐桂枝和炮附子辛散温通、助阳化气，正合《黄帝内经》"少火生气"之宗旨，也就是《医宗金鉴》所说的"此肾气丸，纳桂、附于滋阴剂中十倍之一，意不在补火，而在微微生火，即生肾气也。故不曰温肾，而名肾气。"方中补中有泻，合中有开，肾的气化复常，阴平阳秘，则诸症自除。加入党参、黄芪补肺气，调水之上源，桃仁、赤芍、红花活血化瘀利水。本案辨证使用药物治疗，选五味消毒饮加萆薢分清饮治标，以肾气丸加减治本，标本兼顾，事半功倍。

（许艳文 曾炎 江玉）

医案8 肾水、瘿劳

赵某某，女，37岁，农民，云南省昭通市威信县人。

【病史】15天前患者无明显诱因出现颜面及双下肢水肿，水肿呈进行性加重，伴心累、身软乏力、厌油、纳差、恶心、呕吐、小便减少等不适。5天前检查示：白蛋白 13.6 g/L，尿蛋白 +++；总胆固醇 10.17 μmol/L，甘油三酯 2.98 mmol/L；促甲状腺激素 100 μIU/ml，血清游离三碘甲状腺原氨酸 0.44 pmol/L，血清游离甲状腺素 3.33 pmol/L。13年前患肾病综合征，经治疗后痊愈，2年前诊断甲状腺功能减退症，长期服用左甲状腺素钠片（优甲乐）100 μg 1次/日，就诊入院。

【初诊】2017年5月27日：患者颜面部及双下肢凹陷性水肿，伴心累、身软乏力、厌油、纳差、恶心、呕吐，小便减少，大便正常。舌淡胖嫩，齿痕明显，脉象沉弱。血清尿素氮 9.7 mmol/L，血清肌酐 9 μmol/L，总胆固醇 9.12 mmol/L，甘油三酯 2.33 mmol/L。

【辨证】患者以水肿、乏力为主症，大量蛋白尿，属中医"肾水"范畴。脾气亏虚，水液不能转输、运化，肾气不足，水失蒸腾气化，水液停留故见水肿；脾气虚，精微不能化生气血，故见神疲乏力；脾失健运则纳差，腹胀。舌淡嫩胖，齿痕明显，脉象沉弱，均为脾肾气虚，水湿停聚之象，辨证当属脾肾气虚，水湿停聚，中医治疗：补益脾肾，利尿消肿。因久病入络，佐以活血化瘀，输液予黄芪注射液益气扶正，丹红注射液活血化瘀。肾舒胶囊（院内中成药制剂）清热除湿，祛风活血，益气固肾。中药汤剂予四君子汤合五苓散加减补益脾肾，利尿消肿，方中党参、茯苓、白术益气健脾，黄芪益气、固摄，泽泻、猪苓利水渗湿，金樱子、芡实益肾固精，丹参、水蛭活血化瘀通络。

处方：黄芪 15 g，党参 15 g，茯苓 30 g，猪苓 30 g，泽泻 15 g，白术 15 g，金樱子肉 15 g，芡实 30 g，山药 30 g，丹参 15 g，烫水蛭 6 g，炙甘草 9 g。中药4剂，每天1剂，煎药取汁 300 ml，分3次服。

【二诊】2017年6月2日：患者颜面部及双下肢凹陷性水肿，伴心累、身软乏力，发热，测得体温 38.7℃，双侧腹部及背部可见大片及点状红斑，压之疼痛，无瘙痒。小便量 3 300 ml/d。24 小时尿蛋白定量 8 459.5 mg /24 h，白蛋白 11.9 g/L，总胆固醇 9.12 mmol/L，甘油三酯 2.33 mmol/L，甲状腺功能：甲状腺激素 >100 μ IU/ml，抗甲状腺过氧化物酶抗体 36.5 IU/ml，甲状腺球蛋白抗体 1 392.2 IU/ml；诊断：皮炎，感染所致；肾病综合征。抗感染等对症治疗，诊断性加用强的松等治疗，继续甲状腺素替代治疗。中药上方调整加柴苓汤，导邪外出，肾舒胶囊清热除湿，祛风活血，益气固肾。麝香扶肾散外敷肾俞穴舒络固肾。

处方：黄芪 15 g，党参 15 g，茯苓 30 g，猪苓 30 g，泽泻 15 g，白术 15 g，金樱子肉 15 g，芡实 30 g，山药 30 g，丹参 15 g，烫水蛭 6 g，炙甘草 9 g，柴胡 15 g，黄芩 20 g，半夏 12 g。中药 4 剂，每天 1 剂，水煎取汁 450 ml，分 3 次服。

【三诊】2017 年 6 月 8 日：患者双下肢水肿较前缓解，大便调，体温正常，余未诉特殊不适，小便量 4 500 ml/d；舌质微红，苔白腻，脉弦滑。肾脏穿刺顺利，等待结果。病情较前好转，上方再进 4 剂，每天 1 剂，水煎取汁 450 ml，分 3 次服。

【四诊】2017 年 6 月 14 日：患者病情好转，尿量正常，水肿消退，皮肤光洁，舌淡嫩胖，齿痕明显，脉沉弱，辨证为脾肾气虚，水湿停聚。中药汤剂予六君子汤加味以补气健脾。

处方：黄芪 15 g，党参 15 g，茯苓 30 g，猪苓 30 g，泽泻 15 g，白术 15 g，金樱子肉 15 g，芡实 30 g，山药 30 g，丹参 15 g，烫水蛭 6 g，炙甘草 9 g，柴胡 15 g。上方 4 剂，每天 1 剂，水煎取汁 450 ml，分 3 次服。

【五诊】2017 年 6 月 19 日：患者无特殊不适，水肿消退，饮食正常，舌质微红，苔白腻，脉弦滑。复查尿蛋白 +，血浆白蛋白 25 g/L。肾穿刺活检病理结果：微小病变性肾病，伴 IgA 沉积。继续激素、甲状腺素片维持治疗；中药上方不变改免煎剂 20 剂。出院后在门诊随访。

●按语

本案病机主要为脾肾气虚。病程久或失治，脾肾之气耗伤。《景岳全书》有"虚邪之至，害必归阴；五脏所伤，穷必及肾"。《素问·水热穴论》云："勇而劳甚则肾汗出，肾汗出逢于风，内不得入于脏腑，外不得越于皮肤，客于玄府，行于皮里，传为跗肿，本之于肾，名曰风水。"肾脏空虚是外风客肾的内在原因。《医门法律·水肿》曰："经谓二阳结谓之消……三阴结谓之水。"久病损及脾肾，脾气虚弱，气化失调，水湿内停，肾失封藏，精微物质外漏，发为本病。脾主运化，作用于精微的摄取与水液的输布；肾司开阖，作用于精气藏蓄与湿浊的排泄。脾虚则运化无权，难以摄取精微，又难以输布水液；肾虚则开阖失常，未能固摄精气，又未能排泄湿浊。本病治疗从脾肾着手，健脾燥湿、温阳利水为基本治法。肾主水，肾阳足，阳化气，则无水肿之患。正如张景岳云："水为至阴，其本在肾。"在《景岳全书》说："凡水肿等证，乃肺脾肾三脏相干之病，盖水为至阴，故其本在肾；水化于气，故其标在肺；水唯畏土，故其制在脾。"根据阴阳寒热之不同，分别施治。若不顾虚实，一味攻逐其水，则易伐气消阳。不唯水不易去，且重伤肾脏。此如张景岳所言："水肿证以精血皆化为水，多属虚败，治宜温脾补肾，此正法也……尝见有专用消伐而退肿定喘者，于肿消之后，必尪羸骨立，略似人形，多则半年，少则旬日，终无免者。"严用和《济生方》更明确指出治疗水肿宜温肾实脾，指出水肿"治疗之法，先实脾土，脾实则能舍水，土得其政……江河通流，肾水行矣，肿满自消。次温肾水，骨髓坚固，气血乃从……然后肿自消后形自盛"。李中梓在《医宗必读》中，取各家之长而融会贯通，主张"苟涉虚者，温补脾肾，渐次康复，其有不大实亦不大虚者，先以清利见功，继以补中调摄"。方选四君子汤合五苓散加减，以补益脾肾，利尿消肿。《素问·至真要大论》曰："诸湿肿满，皆属于脾。"脾居中州，具健运进斡旋之力。脾失健运，津失输布，湿聚水停，瘀阻血络亦可成湿。清代张志聪言："有脾不能为胃行其津液……

燥脾之药治之，水液上升即不渴矣。"临床予四君子汤补益中气，补脾气以运化水湿，使脾枢机健运，升降正常，则水自行。五苓散温阳化气，利湿行水，气行则水行。《景岳全书》云："若气不能化，则水必不利。"方中党参、茯苓、白术益气健脾，黄芪益气、固摄，泽泻、猪苓补肾利水，加入金樱子、芡实益肾固精，丹参、水蛭活血化瘀通络。柴苓汤出自《保婴撮要》卷十八，主治痘疹，小便不利，身热烦渴，泄泻。主要由柴胡、黄芩、猪苓、泽泻、茯苓、白术组成疏肝清热利水剂。该患者有发热、皮疹、恶心呕吐、浮肿，符合柴苓汤的方证。

（杜小梅　梁颖兰　江玉）

医案9　慢性肾衰竭

邓某某，男，67岁，农民，江安县江安镇人。

【病史】1年前患者无明显诱因出现双下肢水肿，伴腰痛不适。2月前患者无明显诱因出现双下肢水肿，检查发现血肌酐约200μmol/L。1月前患者无明显诱因出现头部胀痛不适，伴头晕、心累、恶心、干呕，进食、饮水少，进行性吞咽困难，小便量较前增多。10余天前患者出现上诉症状加重，伴双下肢水肿、腰痛不适，检查血肌酐为849μmol/L，血红蛋白78g/L，甲状腺旁腺激素253pg/ml，就诊并入院治疗。

【初诊】2017年5月18日：患者诉头部胀痛、头昏、耳鸣，口干、口渴，吞咽困难，恶心、呕吐，双下肢中度凹陷性水肿，腰痛，大便稀，小便量多，夜尿3～4次，纳、眠差。舌暗淡、边有齿痕，苔白腻，脉细。B超提示：双肾缩小，胸、腹膜腔积液。

【辨证】患者以反复下肢水肿，头昏、耳鸣，恶心、呕吐，水肿为主症，结合血肌酐高，诊断：慢性肾衰竭。肾为先天，脾为后天，先后天相互滋养，肾虚日久，伤及脾，致使脾肾之气俱虚，脾气虚失于健运，水谷精微不能上濡则面色无华；脾虚不能化生水谷精微，气血来源不充，形体失养，故少气乏力；脾虚失于健运，胃肠水谷传化功能失常，故纳差腹胀，不欲饮食；肾气虚，气化不及，水不化气则夜尿频多。脾肾气虚，水液运化失常，泛溢肌肤则见反复下肢水肿；肾气虚不能固摄尿液，则见夜尿增多。舌暗淡、边有齿痕，苔白腻，脉细，均为脾肾气虚、湿浊内蕴之征。综上，本病病位在心、脾、肾，病机为脾肾气虚、湿浊内蕴，病性为本虚标实，中医治疗给予健脾益气、除湿化浊，久病入络，佐以活血化瘀，予以黄芪注射液益气，丹红注射液活血化瘀，尿毒清颗粒通腑降浊、健脾除湿、活血化瘀，黄蒲尿毒清灌肠解毒泻浊，中药汤剂以香砂六君子加减健脾益气、除湿化浊，加用大黄解毒泻浊，丹参活血化瘀，黄芪益气健脾。西医诊断：慢性肾衰竭（尿毒症期），肾性贫血；西医对症治疗，建议进行血液透析。

处方：党参 30 g，茯苓 20 g，麸炒白术 30 g，泽泻 20 g，广木香 15 g，砂仁 10 g，法半夏 15 g，陈皮 15 g，金樱子肉 15 g，白花蛇舌草 15 g，丹参 15 g，猪苓 20 g，黄芪 30 g。中药 4 剂，每天 1 剂，水煎取汁 450 ml，分 3 次服。

【二诊】2017 年 5 月 22 日：患者诉头部胀痛、头昏、耳鸣，口干、口渴减轻，不欲饮食，恶心、呕吐，双下肢水肿好转，腰痛不适，大便稀，小便次数多、量多，夜尿频，纳、眠差。舌暗淡、边有齿痕，苔白腻，脉细。方证相应，显效，上方调整再进。

处方：党参 30 g，茯苓 20 g，麸炒白术 30 g，泽泻 20 g，广木香 15 g，砂仁 10 g，法半夏 15 g，陈皮 15 g，金樱子肉 15 g，猪苓 15 g，丹参 15 g，桂枝 20 g，黄芪 30 g。中药 4 剂，每天 1 剂，水煎取汁 450 ml，分 3 次服。

【三诊】2017 年 5 月 26 日：患者诉头部胀痛、头昏、耳鸣，口干、口渴减轻，饮食可，无恶心、呕吐，双下肢水肿好转，腰痛不适，大便稀，小便次数多、量多，夜尿 2 次，纳眠差。舌暗淡、边有齿痕，苔白，脉细。中药换用归芪建中汤合五苓散，复查血肌酐 810 μmol/L，血红蛋白 89 g/L，进入血液透析治疗。

处方：桂枝20g，赤芍20g，黄芪30g，当归15g，茯苓20g，麸炒白术30g，泽泻20g，法半夏15g，猪苓15，丹参15g。中药4剂，每天1剂，水煎取汁450ml，分3次服。

患者经上方调治半年，继续血液透析，病情稳定。

● 按语

《黄帝内经》中称水肿为"水病"，《素问·水热穴论》有记载："勇而劳甚则肾汗出，肾汗出逢于风……客于玄府，行于皮里，传为胕肿。"《医学入门·水肿论阴阳》"阳水多因涉水冒雨，或兼风寒暑气而见阳证……或疮痍所致"，《灵枢》："虚，故腰背痛而胫酸……水溢则为水胀""肾者，至阴也，至阴者，盛水也；肺者，太阴也……故其本在肾，其末在肺，皆积水也"，后宋元医家将"水肿"分为阴水和阳水，"若遍身肿，烦渴，小便赤涩，大便闭，此属阳水。若遍身肿，不烦渴，大便溏，小便少，此属阴水"。《备急千金要方·水肿》言："一、面肿苍黑，是肝败不治；二、掌肿无纹理，是心败不治；三、腰肿无纹理，是肺损不治；四、阴肿不起者，是肾败不治；五、脐满反肿者，是脾败不治。"此例患者使用源于《古今名医方论》的香砂六君子汤益气健脾，行气化痰。其中有记载："人参致冲和之气，白术培中宫，茯苓清治节，甘草调五脏，胃气既治，病安从来，然拨乱反正又不能无为而治，必举大行气之品以辅之。则补者不至泥而不行，故加陈皮以利肺金之逆气，半夏以疏脾土之湿气，而痰饮可除也，加木香以行三焦之滞气，缩砂以通脾肾之元气，而贲郁可开也，君得四辅则功力倍宣，四辅奉君则元气大振，相得而益彰矣。"现代研究表明，方中的党参可提高机体抵抗力，白术健脾胃，陈皮抑制小肠运动，木香可扩张支气管平滑肌；人参、茯苓、陈皮均能抗溃疡；陈皮、半夏可镇咳祛痰。患者病情稳定，慢性肾衰竭，尿毒症需进行维持性血液透析治疗，同时予归芪建中汤温中健脾，益气养血，配合西医治疗有显著效果。

（杜小梅 梁颖兰 江玉）

医案 10 肾水

李某，男，46 岁，四川省泸州市江阳区人。

【病史】患者自诉 8 年前无明显诱因出现反复颜面及双下肢水肿，不伴腹胀、小便量少、身目黄染等症，尿常规：尿蛋白 +++，咳嗽，发热可以加重，曾于当地医院检查诊断肾病综合征，并行肾脏穿刺（病理类型未知）。长期使用强的松、环孢素等药物维持，现病情稳定。半月余前无明显诱因出现咳嗽、咯痰，咯白色黏痰，咽喉疼痛，头晕就诊。

【初诊】2017 年 6 月 4 日：患者反复颜面及双下肢水肿，咳嗽、咯痰黄稠、发热，咽喉疼痛，小便黄，舌质红，苔白腻，脉浮滑。尿蛋白 +，尿蛋白定量 560 mg/24 h；血常规：白细胞 12.12×10^9/L，中性粒细胞 85%。

【辨证】四诊合参，患者以反复水肿、咳嗽为主要表现，属祖国医学"肾水"范畴。患者久病气虚，肺气亏虚，卫外不固，肺气失宣，发为咳嗽；气虚不能推动水液运行，湿浊内生，则见痰多色白；水液泛溢肌肤，则见反复水肿。舌质红，苔白腻，脉浮滑，均为风热犯肺之征。病机属风热犯肺，病位在肺、肾，病性属本虚标实。中药予麻黄连翘赤小豆汤以解表散邪，清热除湿，兼顾化痰止咳。西医暂时无激素治疗指征。

处方：麻黄 15 g，连翘 15 g，赤小豆 15 g，生石膏（先煎）30 g，川射干 10 g，陈皮 15 g，法半夏 15 g，薄荷（后下）10 g。中药 4 剂，每天 1 剂，水煎取汁 450 ml，分 3 次服。

【二诊】2017 年 6 月 12 日：患者咳嗽、咯痰黄稠、发热，咽喉疼痛减轻，咽干咽痒，眼部无充血，扁桃体不肿大，小便黄，舌质红，苔白，脉浮滑。方证对应，显效，上方调整继续服用。

处方：麻黄 12 g，连翘 15 g，生石膏（先煎）30 g，川射干 10 g，陈皮 15 g，法半夏 12 g，薄荷（后下）10 g，麦冬 15 g。中药 4 剂，每天 1 剂，水煎取汁 450 ml，分 3 次服。

4 天后诸症缓解，但因长期服用激素、免疫抑制剂等，多属阳热体质，每因感冒上症复发，尿蛋白波动在 + ~ ++，尿蛋白定量波动于 300 ~ 1 000 mg/24 h。病情稳定。

● 按语

此例患者以反复双下肢水肿为主要表现，病属祖国医学"水肿"范畴。《医门法律·水肿》言："经谓之二阳结谓之消，三阴结谓之水……三阴者，手足太阴脾肺二脏也……然其权尤重于肾，肾者，胃之关也，肾司开阖，水不通为肿。经又以肾本肺标，相输俱受为言，然则水病，以脾、肺、肾为三纲矣。"《景岳全书》又记载："凡水肿等证，乃肺脾肾三脏相干之病，盖水为至阴，故其本在肾；水化于气，故其标在肺；水唯畏土，故其制在脾。今肺虚则气不化精而化水，脾虚则土不制水而反克，肾虚则水无所主而妄行。"水肿的发生，主要是由于肺失通调，脾失转输，肾失开阖，三焦气化不利。该患者属风热犯肺证型，予以麻黄连翘赤小豆汤宣肺解毒、利湿消肿，《伤寒论·辨阳明病脉证并治》："伤寒瘀热在里，身必黄，麻黄连翘赤小豆汤主之。"方中麻黄辛开肌表，使湿热从上而出。赤小豆清利湿热，使湿热从下而出，体现上下分消之旨。连翘，解湿热之毒。麻黄为发汗解表之要药，麻黄除发汗解表外，尚有平喘与利水两种功能，发汗只是一种通过开通汗孔以驱邪的方式。吴谦在《医宗金鉴》中说："……若其人头有汗，小便不利，大便硬，则或清或下，或小便利，自可愈也。今乃无汗，小便利，是里之瘀热未深，表之郁遏尤甚，故用麻黄连翘赤小豆汤，外发其表，内逐其湿也。"

（杜小梅　梁颖兰　廖慧玲）

医案 11　肾水、肾囊肿

林某某，男，69 岁，农民，四川泸州市泸县人。

【病史】患者于入院前 1 年余出现双下肢水肿，按之凹陷，经检查诊断为肾病综合征（微小病变型），激素治疗，出院时继续口服强的松 40 mg 1 次／日，逐渐减量至 20 mg 1 次／日，1 周前感冒后晨起出现颜面部浮肿伴双下肢水肿，伴腹胀，纳差，泡沫尿，量少，约 500 ml/d。检查尿常规：蛋白质 +++，隐血 +-，红细胞 20.7 个 /μl；24 小时尿蛋白定量 606 mg/24 h；总蛋白 33.8 g/L，白蛋白 15.5 g/L，球蛋白 18.3 g/L；总胆固醇 13.29 mmol/L；尿素氮 13.89 mmol/L，血清肌酐 131μmol/L；甲状旁腺激素 10.5 pg/ml；自身抗体谱：pCNA 阳性，pANCA 弱阳性。腹腔积液（最大深度约 6.8 cm）；肾脏超声：双肾囊肿（右侧较大约 5.6 cm×5 cm，左侧大小约 2.4 cm×2.4 cm），诊断：肾病综合征（微小病变型）；肾囊肿。

【初诊】2017 年 3 月 1 日：患者颜面浮肿、双下肢凹陷性水肿，腹胀，纳差，泡沫尿，尿量少，口苦，口干，舌质红，苔黄腻，脉滑数。血压 139/81 mmHg。

【辨证】患者以颜面浮肿伴双下肢水肿，少尿，腹胀为主要表现，结合大量蛋白尿，中医诊断：肾水。患者年老、久病、水肿，经激素治疗，本虚为脾肾气虚，肾阴亏虚，肾失封藏；表证属外感侵袭，引动内饮，水热互结，湿热留恋，影响水液代谢，致水湿停聚，溢于肌肤而为浮肿；湿热留恋，气化不利，肠道气机不畅，舌红，苔黄腻，脉滑数，均为阴虚湿热之象，辨证当属阴虚湿热，病位在脾、肾，病性属本虚标实。治以滋阴益肾，清热利湿。久病入络，佐以活血化瘀，予以血塞通注射液活血化瘀。肾舒胶囊清热除湿、祛风活血、益气固肾。麝香扶肾散外敷肾俞穴舒络固肾，中药汤剂予温胆汤合二至丸加减以祛湿化痰、滋阴益肾。西医予甲泼尼龙 40 mg 1 次 / 日，对症治疗。

处方：黄连 15 g，黄芩 20 g，半夏 15 g，枳壳 15 g，墨旱莲 30 g，泽泻 20 g，茯苓 15 g，女贞子 15 g，水蛭 8 g，丹参 20 g，猪苓 20 g。中药免煎剂 6 剂，每天 1 剂，开水冲服，1 日 3 次。

【二诊】2017 年 3 月 8 日：患者进食后腹胀，但较前稍好转，小便量增多（每天 1 500 ml），色黄，口干、苦减轻，水肿较前好转，仍腹胀，腰酸痛。舌质红，苔白腻，脉滑。腹部无压痛，移动性浊音阴性，双下肢轻度凹陷性水肿。中医辨证：热除水停，脾肾气虚，肾精衰少，予麻黄葛根汤加减以宣肺、利尿、消肿，温肾健脾。

处方：麻黄20 g，粉葛20 g，柴胡12 g，升麻15 g，防风15 g，荆芥12 g，赤芍20 g，白附片15 g，桂枝30 g，麸炒白术30 g，炙甘草10 g，大枣30 g，黄芪40 g，猪苓30 g，山药30 g，熟地黄30 g。中药免煎剂5剂，每天1剂，泡水，1日3次。

【三诊】2017年3月13日：患者尿量明显增多，约3500 ml/d，水肿减退，腹胀消失，身软乏力，短气乏力，食纳增加，舌质微红，苔薄白微腻，脉弦滑，心肺查体无异常，腹水征阴性，嘱患者多饮水，激素调整为口服强的松50 mg 1次/d。中药调整为肾气丸加黄芪、粉葛、赤芍、大枣、猪苓，阴阳双补，利水消肿。

处方：黄芪40 g，粉葛20 g，赤芍20 g，山药30 g，熟地黄30 g，山茱萸20 g，白附片15 g，桂枝30 g，麸炒白术30 g，炙甘草10 g，大枣30 g，猪苓15 g。中药免煎剂5剂，每天1剂，泡水，1日3次。

【四诊】2017年3月17日：患者无腹胀，纳、眠正常，小便量2 500 ml/d；水肿全消。24小时尿蛋白定量2 035.5 mg/24 h；血浆总蛋白40 g/L，白蛋白20 g/L。患者水肿全消，诉倦怠，乏力。舌质微红，苔薄白，脉弦滑。强的松剂量不变，中药上方调整，出院，嘱患者定期复查并调整激素用量。

处方：黄芪40 g，粉葛20 g，赤芍20 g，山药30 g，熟地黄30 g，山茱萸20 g，白附片15 g，桂枝30 g，麸炒白术30 g，炙甘草10 g，大枣30 g，猪苓15 g。中药5剂免煎剂，每天1剂，泡水，1日3次。

患者门诊随访，中西药调整治疗1年余，无复发。

●按语

《素问·至真要大论》指出："诸湿肿满，皆属于脾"，严用和《济生方·水肿门》将水肿分为阴水和阳水，指出："阴水为病，脉来沉迟，色多青白,不烦不渴,小便涩少而清,大便多泄……阳水为病,脉来沉数,色多黄赤,或烦或渴,小便赤涩,大便多闭。"关于水肿的治疗,《素问·汤液醪醴论》提出"去菀陈莝""开鬼门""洁净府"三条基本原则,《金匮要略·水气病脉证并治》提出:"诸有水者,腰以下肿,当利小便;腰以上肿,当发汗乃愈。"故水肿的治疗主要是发汗及利小便,而其中又分阴阳,阴水主要治以温阳益气、健脾、益肾、补心,兼利小便,酌情化瘀,总以扶正助气化为治;阳水主要治以发汗、利小便、宣肺健脾,水势壅盛则可酌情暂行攻逐,总以祛邪为主。此例中患者证属阴虚湿热,给予半夏燥湿化痰,和胃止呕;枳壳降气导滞,消痰除痞,乃治痰须治气,气顺则痰消之理;茯苓渗湿健脾,以杜生痰之源。二诊患者病情稍好转,小便色黄,改予麻黄葛根汤以清热除湿、利尿消肿。

(杜小梅 梁颖兰 廖慧玲)

医案 12 石水

李某某,女,35 岁,公务员,泸州市人。

【病史】患者因反复浮肿,身软,腰痛,失眠半年,小便常规提示:尿蛋白 + ~ ++,隐血 + ~ +++,尿蛋白定量 400 ~ 1 200 mg/24 h;肾功能、血常规正常,因患者拒绝肾穿刺病理检查,临床诊断慢性肾小球肾炎。患者易感冒,病情常因感冒、劳累、焦虑而加重,月经量少,有血块。为求中医治疗就诊。

【初诊】2012 年 12 月 8 日:患者身软乏力,腰痛,面色无华,手心汗出,发热,心烦,失眠,舌干红,苔薄黄,脉弦弱。

【辨证】患者以反复疲倦乏力,腰痛,面色无华,蛋白尿,浮肿为主症,中医诊断:石水。该患者青年女性,先天禀赋有亏,肾气不足,劳累,冒受风邪,生育耗伤正气,脾肾气虚,肾精不足,肾失风藏,肾精漏泄,故见身软乏力,腰痛,面色无华,蛋白尿。肾气化无权,水湿停聚,故见水肿;心肺居上焦,肾气虚,肾精不足,肾水充养不达,心失所养,故见心悸；营卫失调，易受风邪侵袭，感冒加重、出汗或复发水肿，舌干红，苔薄黄，脉弦弱属气阴虚兼风邪外袭；治疗：益气养阴，祛风解表；方选柴胡桂枝干姜汤加味。

处方：柴胡40g，桂枝30g，干姜30g，天花粉40g，酒黄芩30g，生牡蛎20g，炙甘草20g，法半夏20g，党参30g，大枣40g。中药10剂，每天1剂，水煎取汁450ml，分3次服。

【二诊】2013年2月25日：患者诉上方服后诸症好转，因病情较轻停药；近因春节劳累过度，又因家事心烦，失眠等上症复发，汗多，身软乏力，头晕，疲乏，面色无华，失眠，多梦，烦躁，舌质淡红，苔白腻，脉弱。西医诊断：慢性肾炎；中医诊断：慢肾风。证属肺脾肾气阴两虚；治疗宜益气养阴，补气固表，方选黄芪桂枝五物汤合生脉饮加减。

处方：黄芪30g，桂枝30g，白芍30g，炙甘草20g，大枣20g，红参20g，麦冬30g，五味子15g。中药10剂，每天1剂，水煎取汁450ml，分3次服。

【三诊】2013年9月7日：患者感冒受凉，畏寒肢冷，出汗，身软乏力，面色无华，肩背痛，骨关节酸痛，皮肤痒疹，面足浮肿，舌质淡红，苔白，脉沉细。辨证：气血亏虚，寒凝血脉。治疗：养血散寒，温经通脉，方选当归四逆汤，加柴胡和解表里。

处方：柴胡30g，桂枝30g，川赤芍30g，细辛30g，炙甘草20g，大枣80g，黄芪60g，党参20g，当归30g，川木通20g。中药4剂，每天1剂，水煎取汁300ml，分3次服。

患者体弱，阳气虚弱，气血亏虚，易受外邪侵袭。嘱患者防寒，调起居为先，嘱常服黄芪、当归、人参、蝉花、枸杞、山茱萸、芍药等补肾益气治疗。随访3年病情稳定。

● 按语

慢性肾炎在中医中归属水肿，在《黄帝内经》中称"水"，《素问·水热穴论》载："勇而劳甚，则肾汗出，肾汗出逢于风，内不得入于脏腑，外不得越于皮肤，客于玄府，行于皮里，传为胕肿。"关于水肿的病机，《景岳全书》指出："凡水肿等证，乃肺脾肾三脏相干之病。盖水为至阴，故其本在肾；水化于气，故其标在肺；水唯畏土，故其制在脾。今肺虚则气不化精而化水，脾虚则土不制水而反克，肾虚则水无所主而妄行。"《金匮要略·水气病脉证并治》言："肾水者，其腹大，脐肿腰痛，不得溺，阴下湿如牛鼻上汗，其足逆冷，面反瘦。"以上论述了肾水是因肾阳不足，气不化水所致。肾阳衰弱，不能为胃司关门的作用，故水聚而腹大脐肿；腰为肾之外府，肾阳虚弱，则腰痛；肾与膀胱相表里，肾阳虚不能化气，所以不得小便；水留于前阴，故湿润如牛鼻上汗；肾脉起于两足，肾虚阳气不能下达，故两足逆冷；五脏以肾为本，肾病则五脏气血不能营养面部，故面反瘦。该患者初诊时以桂枝温通经脉、温助阳气，干姜在《本草纲目》有记载："干姜，能引血药入血分、气药入气分。又能去恶养新，有阳生阴长之意，故血虚者用之。"天花粉，《神农本草经》载："主消渴，身热，烦满大热，补虚安中，续绝伤"，本品善清肺胃热、生津止渴。酒黄芩泻实火，除湿热。生牡蛎潜阳敛阴。二诊时为脾肾气虚证候，加白芍、红参大补元气，固脱生津。三诊时为脾肾气虚，患者皮肤瘙痒，关节酸痛，以当归补血活血，川赤芍凉血散瘀，木通清心利尿，《本草拾遗》载：利大小便，令人心宽下气。

（杜小梅　梁颖兰　廖慧玲）

医案 13　风水

龙某某，男，15岁，学生，泸州市人。

【病史】患者因畏寒，咳嗽1周，伴颜面，双下肢浮肿半月就诊，经住院检查小便常规：尿蛋白++，隐血+++，尿蛋白定量1 500 mg/24 h，血常规：白细胞总数1.2×10^9/L，中性粒细胞78%，血红蛋白120 g/L，肝、肾功能正常，补体C_3 0.68 g/L，诊断：急性肾小球肾炎。经抗感染，对症等治疗半月，血常规：白细胞总数 7.2×10^9/L，中性粒细胞 65%，血红蛋白 120 g/L；小便常规：尿蛋白 ++，隐血 +，尿蛋白定量 800 mg/24 h，带贝那普利 10 mg 1 次/日、肾舒胶囊 3 粒（院内制剂）出院，门诊治疗。

【初诊】2012 年 2 月 18 日：患者身软乏力，面色苍白无华，面部、眼睑浮肿，食少，畏风，头晕，无汗，扁桃体Ⅱ度肿大；舌质淡胖，苔白腻，脉浮滑。

【辨证】患者以畏寒，咳嗽，伴颜面、双下肢浮肿，蛋白尿为主症，中医诊断：水肿-风水证。该患者为青少年男性，先天禀赋不足，肺脾气虚，营卫失调，感受风寒，肺气失宣，痰阻气道则见咳嗽，咯痰；风邪束表，卫阳郁闭则畏寒；肺气失降，通调失司，水液停聚，随风邪上犯则见面目浮肿；风邪入肾，风水相搏，血水郁滞，肾络痹阻，肾失气化，气血失和，精微下泄，故尿中见蛋白尿、隐血，水肿；脾肺气虚，营气不足，故见乏力，身软，头晕；舌质淡胖，苔白腻，脉浮滑为风水郁结之象。病机：肺脾气虚，风水相搏；治疗：祛风解表（和解少阳，调和营卫），补脾益肺，方选柴胡桂枝汤合补肺汤方加味。

处方：桂枝 12 g，赤芍 12 g，柴胡 12 g，黄芪 20 g，山茱萸 10 g，麸炒白术 10 g，茯苓 10 g，陈皮 6 g，白茅根 15 g，木贼 20 g，甘草 3 g。中药 15 剂，免煎剂，每天 1 剂，调水取汁 300 ml，分 3 次服。

【二诊】2013 年 3 月 10 日：患者精神转佳，面色少华，眼睑浮肿，食可，头晕，扁桃体轻度肿大；复查小便：尿蛋白 +，红细胞 3 ~ 6 个/HP。舌质淡胖，苔白腻，脉缓。辨证：肺脾气虚，风水相搏。继续上方微调。

处方：黄芪 20 g，山萸肉 10 g，麸炒白术 10 g，茯苓 10 g，白茅根 20 g，甘草 3 g，木贼 20 g，柴胡 20 g，蝉花 15 g。中药 25 剂，免煎剂，每天 1 剂，调水取汁 300 ml，分 3 次服。

【三诊】2013 年 4 月 1 日：患者面色无华，二便正常，扁桃体轻度肿大，咽喉部发红，舌质嫩红，苔白腻，脉沉细。尿蛋白 ++。辨证：肺脾气虚，风水相搏，六经辨证为厥阴证。

处方：黄芪20g，山萸肉10g，麸炒白术10g，茯苓10g，陈皮6g，白茅根15g，甘草3g，木贼20g，柴胡12g。中药28剂，免煎剂，每天1剂，调水取汁300ml，分3次服。

【四诊】2013年5月2日：患者病情稳定，饮食正常，小便蛋白、隐血均阴性，舌质红，苔薄白，脉弦细。西医诊断考虑急性肾小球肾炎，治疗有效，拟方补益肾气，益气补肺，方选金匮肾气丸善后。

处方：生地黄80g，山药40g，山茱萸40g，茯苓20g，牡丹皮30g，盐泽泻30g，桂枝10g，白附片30g，黄芪120g，盐杜仲30g，红参20g。中药5剂，制水丸如绿豆大小，每次取8g，每日2次，温水冲服。

患者定期3月复查1次，随访5年无复发。

●按语

慢性肾炎在中医中的记载主要为水气病。《金匮要略》将水气病分为风水、皮水、正水、石水。三焦为水液运行的通道，三焦的气化功能与肺、脾、肾三脏功能直接相关。另外三焦的气化功能也有赖于肝的疏泄。肝为气机升降之枢纽，肝失条达，则气机壅滞，决渎无权，水湿内停。气行则水行，气滞则水停，血不利，则水易停；气滞水停又可致血行不畅。气、水、血相互影响，气滞、水停、血瘀往往同时并见。对水肿的病因、病机及辨证施护，金元四大家学术成就甚大，刘完素在《素问玄机原病式》中论述："热胜于内，则气郁而为肿也。阳热气甚，则腹胀也。火主长而茂，形貌彰显，升明舒荣，皆肿胀之象也。"《黄帝素问宣明论方》："夫诸湿者，湿为土气，火热能生土湿也。故夏热则万物湿润，秋凉则湿物燥干也。湿病本不自生，因于大热怫郁，水液不能宣通，即停滞而生水湿也。"张从正引《黄帝内经》之论："阳气耗减于内，阴精损削于外，三焦闭塞，水道不行。"《儒门事亲》："夫湿者，为太阴湿土之主也。"关于水肿的治疗，其有论述："可用独圣散吐之。"李东垣在《兰室秘藏》中云："诸湿肿满，皆属脾土。"因脾为后天之本，主运化水谷精微，从而使水精四布，濡养五脏六腑，而实际中常饮食劳倦，损伤脾胃，导致脾胃之气虚弱，不能运化精微而制水谷，水湿聚而不散，而成湿浊，进而形成水肿。此患者初诊以黄芪主治慢性肾炎水肿、脾肾虚。山萸肉，《本草纲目》把山茱萸列为补血固精、补益肝肾、调气、补虚、明目和强身之药。麸炒白术，《医学起源》记载："除湿益燥，和中益气，温中，去脾胃中湿，除胃热，强脾胃，进饮食，安胎。"茯苓为祛湿要药，《本草纲目》载："茯苓气味淡而渗，其性上行，生津液，开腠理，滋水源而下降，利小便，故张洁古谓其属阳，浮而升，言其性也；东垣谓其为阳中之阴，降而下，言其功也。"《本草衍义》：茯苓、茯神，行水之功多，益心脾不可阙也。二、三诊时续用上方。四诊时为脾肾气虚之证，加生地黄清热凉营生津。山药，《神农本草经》记载：主健中补虚、除寒热邪气、补中益气力、长肌肉、久服耳目聪明。牡丹皮清热凉血、活血化瘀。盐泽泻利水、渗湿、泄热。杜仲补肝肾、强筋骨。

（杜小梅　梁颖兰　廖慧玲）

医案 14　肾水

聂某某，女，74 岁，泸州市蓝田人。

【病史】患者因反复腰以下肿半年，加重伴少尿，乏力半月就诊，小便常规：尿蛋白 +++，隐血阴性，尿蛋白定量 2000 ～ 2500 mg/24 h；血常规各项指标正常，肝功能酶学指标、肾功能正常，血浆蛋白 28 g/L，血浆胆固醇 9 mmol/L，甘油三酯 3.6 mmol/L，自身抗体指标、骨髓涂片正常，诊断：肾病综合征。患者拒绝肾脏穿刺活检，故诊断性使用激素（足量强的松治疗 1 月），因副作用明显，患者要求停药，征得患者及家属同意激素先减量、后停药，继续中药加西药 ARB 制剂（替米沙坦片）、降脂等药物治疗维持。

【初诊】2013 年 10 月 12 日：患者面色无华，身软乏力，眼睑及下肢浮肿，早轻夜重，畏寒，纳食可，食后腹胀，蛋白尿，大便时溏，舌质微红，苔白腻，脉滑。

【辨证】患者以反复颜面、双下肢浮肿，蛋白尿，高脂血症为主症，中医诊断：肾水。该患者老年女性，病程长，因老年体虚，脾肾不足，阳气衰少，三焦气化无权，水液停聚而为水肿，阳虚寒湿积聚下焦，肾络痹阻，封藏失司，精微下泄，故尿中见蛋白尿，便溏；阳气虚，营血不足，故见乏力，身软，头晕；舌质微红，苔白腻，脉滑为阳虚水停之象。病机：脾肾阳虚，水饮停聚；治疗：温肾助阳，健脾利水，方选金匮肾气丸加味。

处方：黄芪60 g，太子参30 g，茯苓20 g，山药30 g，盐泽泻50 g，桂枝20 g，炙甘草10 g，大枣10 g，盐益智仁20 g，炒金樱子肉20 g，白附片（先煎）25 g，枸杞子30 g，生地黄20 g，姜厚朴20 g，炒麦芽30 g。中药8剂，每天1剂，水煎取汁450 ml，分3次服。

【二诊】2013年10月20日：患者诸症如前，舌质淡红，苔白腻，脉沉细。继续上方治疗。

处方：黄芪60 g，太子参30 g，茯苓20 g，山药30 g，盐泽泻50 g，桂枝20 g，甘草6 g，大枣10 g，盐益智仁20 g，白附片（先煎）20 g，枸杞子30 g，姜厚朴20 g，炒麦芽30 g。中药10剂，每天1剂，水煎取汁300 ml，分3次服。

【三诊】2013年11月10日：患者诸症减轻，浮肿好转，夜尿偏多，清长，面色微红，小便常规：蛋白尿++，大便正常，舌质淡红，苔白，脉弦滑。辨证阳气有所恢复，水肿减轻，治疗有效，上方调整剂量继续用。

处方：黄芪80 g，太子参30 g，茯苓20 g，山药30 g，盐泽泻20 g，桂枝20 g，炙甘草15 g，大枣30 g，盐益智仁20 g，白附片（先煎）15 g，枸杞子30 g，姜厚朴20 g，炒麦芽30 g。中药6剂，每天1剂，水煎取汁300 ml，分3次服。

【四诊】2013年12月10日：患者面足浮肿，面色少华，身软乏力，纳可，舌质红，苔白腻，脉弦滑。复查血浆蛋白 32 g/L，尿蛋白定量 1 800 mg/24 h，血浆胆固醇 5.4 mmol/L，甘油三酯正常。辨证为脾肾气虚，肾精不足；继续调整药物剂量维持治疗，以上方加减每周 3 剂，配合西药降脂、降压等治疗。

处方：黄芪 100 g，太子参 30 g，茯苓 20 g，山药 60 g，盐泽泻 30 g，桂枝 20 g，炙甘草 10 g，炒金樱子肉 20 g，盐益智仁 20 g，白附片（先煎）15 g，枸杞子 30 g，炒麦芽 30 g，阿胶（烊化兑服）10 g。中药 6 剂，每 3 天 1 剂，水煎取汁 600 ml，每日 2 次服。

患者经上方调整维持治疗 3 年余，病情稳定，尿蛋白定量维持在 1 000～1 500 mg/24 h，血压、血脂、血浆白蛋白等在正常范围。患者于 3 年前因患重症肺炎死亡。

●按语

人体水液的运行，有赖于气的推动，脾气的升化转输，肺气的宣降通调，心气的推动，肾气的蒸化开阖。五脏功能正常，则三焦发挥决渎作用，膀胱气化畅行，小便通利，可维持正常的水液代谢。如脏腑功能失调，则三焦决渎失司，膀胱气化不利，体内水液潴留，犯溢肌肤，发为水肿。其病位在肺、脾、肾三脏，与心密切相关。病因有风邪外袭，肺失通调，上则津液不能宣发外达以营养肌肤，下则不能通调水道而将津液的代谢废物变化为尿，以致风遏水阻，风水相搏，水液潴留体内，泛滥肌肤，发为水肿。《济生方·水肿》谓："又有年少，血热生疮，变为肿满，烦渴，小便少，此为热肿。"湿热内蕴，或湿郁化热，使中焦脾胃失其升清降浊之能，三焦为之壅滞，水道不通，以致水液潴留体内，泛滥肌肤，发为水肿。"肾者水脏，主津液"，故房劳过度，或久病伤肾，以致肾气虚衰，不能化气行水，遂使膀胱气化失常，开阖不利，引起水液潴留体内，泛滥肌肤，而成水肿。关于水肿的辨证施治，《素问·汤液醪醴论》提出"去菀陈莝""开鬼门""洁净府"三大基本原则，其中有言："平治于权衡，去菀陈莝，微动四极，温衣，缪刺其处，以复其形，开鬼门，洁净府，精以时服，五阳已布，疏涤五脏，故精自生，形自盛，骨肉相保，巨气乃平。"张仲景在《金匮要略·水气病脉证并治》中指出："诸有水者，腰以下肿，当利小便；腰以上肿，当发汗乃愈。"据上所述，水肿的治疗应首分阴阳，阳水以发汗、利小便、宣肺健脾，总以祛邪为主；阴水则主要以温阳益气、健脾、益肾、补心，兼利小便，酌情化瘀，总以扶正助气化为治。患者初诊以黄芪与茯苓、太子参同用，为治疗慢性肾炎水肿的常用配伍，山药为补益常用药，《本草纲目》载："山药治诸虚百损、疗五劳七伤、去头面游风、止腰痛、除烦热、补心气不足、开达心孔、多记事、益肾气、健脾胃、止泻痢、润皮毛。"盐泽泻，《医经溯洄集》记载：张仲景八味丸用泽泻，是则八味丸之用泽泻者非他，盖取其泻肾邪，养五脏，益气力，起阴气，补虚损之力。桂枝温通经脉、助阳化气。再以盐益智仁、金樱子温脾止泻、暖肾固精。二诊、三诊续用上方。四诊时患者面色无华，身软乏力，加养阴润燥、补血之阿胶。以后患者病情稳定，尿蛋白稳定在 1 000 ~ 1 500 mg/24 h，轻微水肿，血压、血脂、血浆白蛋白维持在正常范围，无特殊不适。老年患者肾病综合征病因复杂，治疗棘手，难获痊愈，激素加免疫抑制剂疗效不肯定，副作用大，中西医结合治疗使病情稳定在较好水平，使患者提高生活、生存质量。

（杜小梅　梁颖兰　周喜芬）

医案 15　石淋、消渴病肾病

李某某，女，48 岁，居民，四川省泸县人。

【病史】10 天前，患者无明显诱因出现双下肢对称凹陷性水肿，伴口干、身软乏力，尿频未经治疗，水肿逐渐加重，并出现颜面部及腰背部水肿，为求诊治于泸县人民医院就诊，测血糖：Hi（>27.5 mmol/L）；糖化血红蛋白 14.8%；小便常规：酮体 +，葡萄糖 ++，隐血 +，尿蛋白 +++；肝功能：白蛋白 27.5 g/L；24 小时尿蛋白定量 1 100 mg/24 h；腹部彩超：右侧输尿管扩张伴右肾积水就诊入院。

【初诊】2017 年 2 月 16 日：患者全身水肿，口干、身软乏力，尿频，夜尿增多，失眠，心烦，头晕，血压 194/109 mmHg。舌质红，苔白腻，脉弦滑。小便常规：葡萄糖 ++，隐血 +，尿蛋白 +++，白细胞 2 137 个 /μl；24 小时尿蛋白定量 1 740.8 mg/24 h；血清白蛋白 27.5 g/L；血肌酐 78 μmol/L；随机血糖 20 mmol/L；糖化血红蛋白 14.8%；腹部彩超：右侧输尿管结石扩张伴右肾积水。

【辨证】患者女性，以水肿、夜尿增多，口干多饮为主要表现，结合大量蛋白尿，高血糖，中医诊断：消渴病肾病，石淋。病程久或失治，脾肾之气耗伤。脾气亏虚，水液不能转输、运化，肾气不足，水失蒸腾气化，水液停留故见水肿；津不上乘，则口干；脾失健运则纳差，腹胀；脾气虚，精微不能化生气血，故见神疲乏力；舌淡红，苔白腻，脉弦滑，均为脾肾气虚，水湿停聚之象，辨证当属脾肾气虚，水湿停聚，病位在脾、肾，病性属本虚标实。中药汤剂予香砂六君子汤加减健脾益气、除湿化浊，加丹参活血化瘀。西医诊断：肾病综合征？ 2 型糖尿病；高血压病 3 级；右侧输尿管结石。西医治疗：降糖、降压等对症治疗。

处方：党参 20 g，白术 15 g，茯苓 15 g，陈皮 12 g，法半夏 12 g，木香 12 g，砂仁 10 g，山茱萸 12 g，黄芩 20 g，丹参 12 g，猪苓 20 g，石韦 15 g，柴胡 15 g。中药 5 剂，每天 1 剂，煎药取汁 300 ml，分 3 次服。

【二诊】2017 年 2 月 20 日：患者全身水肿减轻，口干、身软乏力，尿频好转，夜尿 1 ~ 2 次，舌质淡胖，苔白腻，脉弦滑。治疗有效，上方加附片、桂枝等温阳利水。患者拒绝肾穿刺活检，继续上方治疗，加用胰岛素、降压药物。

处方：党参 20 g，白术 15 g，茯苓 15 g，陈皮 12 g，法半夏 12 g，木香 12 g，砂仁（后下）10 g，山茱萸 12 g，黄芪 30 g，丹参 12 g，附片 10 g，桂枝 12 g。中药 6 剂，每天 1 剂，煎药取汁 300 ml，分 3 次服。

【三诊】2017 年 2 月 23 日：患者诸症好转，血压 137/79 mmHg，全身皮肤干燥，双下肢及颜面部水肿较前减轻。身软乏力，小便量增多，无口干多饮。舌质淡胖，苔白厚腻，脉弦滑。血红蛋白 102 g/L，24 小时尿蛋白定量 1 100 mg/24 h，空腹血糖 10 mmol/L。辨证属脾肾阳虚，水饮停聚，治疗应温肾助阳，健脾利水；中药汤剂予真武汤合五苓散加味。排除原发性肾病综合征，诊断：糖尿病肾病，输尿管结石伴积水，高血压病 3 级。病情稳定，复查 B 超：输尿管结石伴肾积水。

处方：黄芪 30 g，白术 15 g，茯苓 15 g，赤芍 20 g，法半夏 12 g，山茱萸 12 g，丹参 12 g，附片 12 g，桂枝 12 g，猪苓 12 g，泽泻 20 g，麻黄 12 g。中药 10 剂，每天 1 剂，煎药取汁 300 ml，分 3 次服。

继续上方调整治疗，随访年余，患者病情稳定。

●按语

本案患者以全身水肿、消渴为主要临床表现，属中医学"消渴合并肾水"范畴。《圣济总录》曰："消渴病久，肾气受伤，肾主水，肾气虚衰，气化失常，开阖不利，水液聚于体内而出现水肿""脾土也，土气弱则不能制水，消渴饮水过度，脾土受湿而不能有所制，则泛溢妄行于皮肤肌肉之间，聚为浮肿胀满而成水"。王肯堂在《证治准绳·消瘅》中指出："肾消者……中消之传变。"消渴早期以胃热伤津证候为多，热盛则耗气伤阴，尤其以脾气易受损耗，并累及他脏而发生变证。脾失统摄，肾失固藏是糖尿病肾病病变之根本。因此治疗时除了治肾，健运脾胃也至关重要。本案是在调理中焦基础上以利水，正如尤在泾所论："欲求阴阳之和者，必求之于中气。"选用香砂六君子汤加减健脾益气、除湿化浊。后期水肿，乏力，口淡不渴等症，辨证属脾肾阳虚，水饮停聚，治疗当温肾助阳，健脾利水，中药汤剂予真武汤合五苓散加味调治。加黄芪益气健脾利水，丹参活血化瘀有助于利水，即"血不利则为水"。

（杜小梅　梁颖兰　周喜芬）

医案 16　慢性肾衰竭、咳嗽

甘某，女，62 岁，居民，四川省泸州市龙马潭区人。

【病史】患者 9 年前体检发现血肌酐升高，由 136 μmol/L 逐渐升高至 200 μmol/L 左右，尿蛋白 ++ ～ +++，24 小时尿蛋白定量 1 400 mg/24 h（尿量：1 250 L），诊断为慢性肾小球肾炎，慢性肾脏病Ⅱ～Ⅲ期。5 年前颜面及下肢对称性凹陷性水肿，晨起颜面水肿为甚，午后下肢水肿为甚，血肌酐 900 μmol/L，血红蛋白 78 g/L，诊断慢性肾衰竭（尿毒症期），予以维持性血液透析治疗，病情相对稳定。3 天前，患者无明显诱因出现咳嗽，咯黄色黏痰，发热，体温 39 ℃，伴心慌、心累，气促，双下肢水肿就诊。既往患左乳腺癌并行左乳房全切术。

【初诊】2013 年 6 月 11 日：患者发热，恶寒，无汗，咳嗽，咯痰，发热，心累，气促，双下肢轻度水肿，纳少，舌暗红，边有齿痕，苔白腻，脉沉细。本病病位在肺、肾，病性为虚实夹杂。中药汤剂予麻杏石甘汤加减以宣肺散寒，清热化痰。

处方：麻黄 15 g，苦杏仁 15 g，酒黄芩 15 g，生石膏 30 g，桔梗 30 g，浙贝母 15 g，前胡 15 g，法半夏 15 g，麸炒苍术 10 g，姜厚朴 15 g，干姜 10 g，炒瓜蒌子 15 g，炙甘草 10 g。中药 4 剂，每天 1 剂，免煎剂泡水，1 日 3 次。

【二诊】2013 年 6 月 15 日：患者发热减轻，体温 37.8 ℃，咳嗽、咯痰，双下肢轻度水肿，尿少，腰背痛，面色黧黑，舌质红，苔薄黄，脉弦滑。辨证为太少两感，治疗应清热宣肺，和解少阳，中药汤剂予柴胡桂枝汤加减。

处方：柴胡 15 g，酒黄芩 20 g，法半夏 15 g，太子参 20 g，焯苦杏仁 15 g，姜厚朴 20 g，细辛 9 g，川射干 12 g，麻黄 15 g，桂枝 15 g，炙甘草 9 g，大枣 20 g，中药 4 剂，每天 1 剂，免煎剂泡水，1 日 3 次。

【三诊】2013 年 6 月 20 日：患者诉体温正常，咳嗽、咯痰减轻，痰少不易咳出，口干，饮水，多汗，短气乏力，舌暗红，边有齿痕，苔白腻，脉滑。患者汗出，口干，属太阳中风，营卫失和，予桂枝厚朴杏子汤调和营卫，祛痰止咳。

处方：桂枝20g，白芍20g，法半夏15g，姜厚朴20g，苦杏仁15g，川射干12g，大枣20g，炙甘草9g。中药4剂，每天1剂，免煎剂，开水冲服，1日3次。

【四诊】2013年6月25日，患者诸症好转，口干，乏力，舌暗红，边有齿痕，苔白腻，脉沉细，上方加麦冬、百合，4剂善后。

处方：桂枝20g，白芍20g，法半夏15g，姜厚朴15g，煆苦杏仁15g，川射干12g，麦冬15g，百合20g，大枣20g，炙甘草9g。中药4剂，每天1剂，免煎剂开水冲服，1日3次。

患者至今维持血液透析，间断中药调治。

●按语

本案患者慢性肾衰竭，属中医学"水肿"范畴。《素问·经脉别论》曰："饮入于胃，游溢精气，上输于脾，脾气散精，上归于肺，通调水道，下输膀胱，水精四布，五经并行。"说明肺脾肾三脏共同协调完成水液的生成、输布与排泄。若肺失通调，肾不主水，脾失运化，则导致水液代谢失常。《素问·水热穴论》曰："肾者，至阴也，至阴者，盛水也。肺者，太阴也，少阴者，冬脉也。故其本在肾，其末在肺，皆积水也。"其中"其本在肾，其末在肺"可见，肺肾二脏功能失调，与水肿的关系更为密切。患者心累，气促，双下肢轻度水肿，舌暗红，边有齿痕，苔白腻，脉沉细，为肺肾气虚，水液停聚、溢于肌肤而成为水肿。咳嗽，咯黄色黏痰，发热，为痰热壅肺。病位在肺、肾，病性为本虚标实。按"急则治其标"的原则，给予麻杏石甘汤加减治疗。该方出自《伤寒论》第63条："发汗后，不可更行桂枝汤。汗出而喘，无大热者，可与麻黄杏仁甘草石膏汤。"方中麻黄辛温，宣肺平喘；石膏辛甘大寒，清泄肺热。麻黄配石膏，开宣肺气而泄热。石膏2倍于麻黄，以石膏甘寒之性，制麻黄之辛温，清泄肺热。杏仁味苦，降气平喘，与麻黄相配，恢复肺之宣降；与石膏相伍，清肃之力加强。方中加黄芩以助石膏清热泻火，加厚朴、前胡以辅麻黄泻肺平喘，加浙贝母、法半夏、苍术、瓜蒌子清热化痰。二诊，患者受凉后出现咳嗽，咯痰，发热，予柴胡桂枝汤加减和解少阳，宣肺解表。患者素有肺肾气虚，腠理不密，受凉后太阳、少阳合病。正邪斗争则发热；枢机运转失常，三焦决渎失司，形成痰浊阻肺，则咳嗽，咯痰。其中柴胡、黄芩疏少阳之邪；半夏化痰饮，并合柴胡，一升一降疏利三焦气机，使肺气恢复正常功能；太子参、炙甘草补益脾气，培土生金补已虚的肺气。加桂枝、细辛、麻黄助柴胡祛邪；加苦杏仁、厚朴、射干则加强止咳平喘之力。

（杜小梅　梁颖兰　周喜芬）

医案 17　慢肾风、感冒

黄某某，女，34 岁，居民，泸州市人。

【病史】9 年前因急性肾小球肾炎于当地医院就诊好转出院，8 年前发现血压高，反复浮肿，乏力，尿蛋白 + ~ ++，诊断慢性肾小球肾炎，口服氨氯地平片 5 mg 1 次 / 日、贝那普利 10 mg 1 次 / 日控制血压，间断金水宝胶囊、肾舒胶囊（院内制剂）维持治疗。患者拒绝肾脏穿刺活检，近期肌酐 156 μmol/L、尿素氮 12 mmol/L、尿酸 503 μmol/L；因感冒后面部浮肿，口干，咽喉疼痛，颈项强痛就诊。

【初诊】2015 年 4 月 15 日：患者受凉出现面部浮肿，面色无华，畏寒，身痛，无汗，口干，咽喉疼痛，颈项强痛，舌质淡红，苔薄白，脉浮紧。小便尿蛋白 ++。

【辨证】患者以高血压、蛋白尿、浮肿，感冒后出现畏寒，身痛为表现，血肌酐高，病程长，中医诊断：慢肾风。患者禀赋不足，肾气亏虚，肾虚固摄失常，故而夜尿频多，精微下泄，则见蛋白尿。腰为肾府，肾虚则见腰部酸胀疼痛，喜按。脾虚气血生化乏源则面色无华。脾胃亏虚，健运失常，水湿停聚，湿浊蕴结中焦，则见食少纳呆。因春寒来袭，冒受风寒，太阳、少阴合病，故见畏寒，身痛，无汗，口干，咽喉疼痛，颈项强痛。舌质淡红，苔薄白，脉浮紧为风寒束表，阳气虚之象。综上，本病病位在脾、肾，病机为脾肾气虚、风寒束表。治法：温阳补虚，宣散风寒，托邪外出。方选麻黄附子细辛汤合五苓散加味。

处方：麻黄30g，白附片30g，细辛30g，羌活30g，茯苓15g，盐泽泻25g，猪苓15g，白术15g，桂枝10g。中药3剂，每天1剂，水煎取汁300ml，分3次服。

【二诊】2015年4月18日：患者肩颈强痛，腰痛减轻，微汗出，白带多，小便量正常，舌质淡红，苔白腻，脉浮弦。予小青龙汤加生牡蛎、石膏。

处方：麻黄15g，白芍30g，细辛12g，干姜15g，桂枝15g，法半夏15g，五味子15g，炙甘草10g，生牡蛎（先煎半小时）30g，石膏（先煎半小时）30g。中药3剂，每天1剂，水煎取汁300ml，分3次服。

【三诊】2015年4月23日：患者诸症好转，面色少华，身软乏力，舌质微红，苔白，脉沉细。辨证属脾肾气虚，继续尿毒清颗粒剂、肾舒胶囊、氨氯地平片5mg1次/日、贝那普利10mg1次/日等维持治疗。

●按语

患者慢性肾炎，浮肿，属中医学"水肿"范畴。患者慢性肾炎日久伤阳，卫阳不足，则易外感，咽喉疼痛，颈项强痛，脉微浮均为外感之征；面部浮肿，脉浮紧则为脾肾阳虚，加之外邪内传太阳之腑，致膀胱气化不利，水湿内停；口干，为水液停蓄，津液不得上承。《灵枢·本藏》曰："三焦、膀胱者，腠理毫毛其应。"综上，该证为太阳少阴两感之证，即脾肾阳虚，外寒引内饮。治以助阳解表、温里寒饮。予麻黄附子细辛汤合五苓散。麻黄附子细辛汤、五苓散均出自《伤寒论》，条文第301条："少阴病，始得之，反发热，脉沉者，麻黄细辛附子汤主之。"第71条："太阳病，发汗后，大汗出，胃中干，烦躁不得眠，欲得饮水者，少少与饮之，令胃气和则愈。若脉浮，小便不利，微热消渴者，五苓散主之。"麻黄辛温发汗散表寒，附子温阳化里寒，细辛温化寒饮，通达内外，既助麻黄解表，又配合附子逐里之寒饮。泽泻，直达膀胱，利水渗湿；猪苓、茯苓增强利水渗湿之功，白术补气健脾以运化水湿，合茯苓以培土制水；桂枝既助麻黄外散表邪，又内温阳化气助利水。诸药合用，少阴阳虚兼太阳表证（太少两感证）而设。两方合用，诸症缓解。二诊，患者自诉肩颈强痛，腰痛为外有表寒之候；白带多为饮邪内停，流注下焦而停滞胞宫；脉微浮，舌淡白腻，为外寒内饮之征。所以，其证属外感风寒，寒饮内停。在《伤寒论·辨太阳病脉证并治》第40条"伤寒表不解，心下有水气，干呕发热而咳，或渴，或利，或噎，或小便不利、少腹满，或喘者，小青龙汤主之。"遂选用小青龙汤加味，加石膏、牡蛎，防麻黄、桂枝耗散正气太过。

（杜小梅　梁颖兰　周喜芬）

医案 18　肾水

白某某，男，69 岁，四川古蔺县黄荆乡。

【病史】3 年前患者出现晨起颜面浮肿及下肢水肿，乏力，少尿等症，血压 170/110 mmHg，当地医院查，尿常规：尿蛋白 +++；24 小时尿蛋白定量 3 432.7 mg/24 h；血清白蛋白 31 g/L；总胆固醇 8.99 mmol/L；诊断：肾病综合征。间断口服强的松、缬沙坦等治疗，但疗效不佳。经外院肾穿刺活检病理诊断为"膜性肾病Ⅱ期"。因下肢浮肿复发 3 周就诊入院。

【初诊】2017 年 3 月 6 日：患者颜面及下肢凹陷性水肿，乏力，少尿，纳眠可，大小便正常，舌质淡胖，苔白腻，脉滑。尿蛋白 +++，24 小时尿蛋白定量 3 432.7 mg/24 h，血清白蛋白 26 g/L。

【辨证】患者以反复水肿为主要表现，结合大量蛋白尿，中医诊断：肾水。病程久或失治，脾肾之气耗伤。脾气亏虚，水液不能转输、运化，肾气不足，水失蒸腾气化，水液停留故见水肿；舌淡红，苔白腻，脉滑，均为脾肾气虚，水湿停聚之象。病位在脾、肾，病性属本虚标实。辨证属脾肾阳

203

虚，水湿停聚兼瘀血内阻，治以补益脾肾、利尿消肿，佐以活血化瘀，予真武汤合五苓散加减，加金樱子、益智仁收敛固摄，丹参、赤芍、水蛭活血化瘀。西医正规激素加免疫抑制剂治疗。

处方：党参20 g，附片15 g，桂枝20 g，茯苓15 g，白术12 g，泽泻15 g，猪苓12 g，丹参15 g，赤芍30 g，水蛭8 g，黄芪30 g，金樱子15 g，益智仁15 g。中药6剂，每天1剂，水煎取汁300 ml，分3次服。

【二诊】2017年3月13日：患者水肿如前，小便量增多，口苦，口腻，大便干结，舌质暗红，苔黄腻，脉细数。经治疗病情如前，辨证属痰湿蕴结，水湿停聚，肝肾亏虚，换方用温胆汤合二至丸以祛湿清热化痰，补益肝肾，加麻黄宣肺利水。

处方：法半夏12 g，麸炒枳壳12 g，墨旱莲15 g，酒黄芩12 g，茯苓15 g，泽泻12 g，猪苓20 g，酒女贞子12 g，大黄15 g，炒栀子15 g，丹参15 g，烫水蛭8 g，麻黄15 g。中药3剂，每天1剂，免煎剂开水冲服，1日3次。

● 按语

水肿病首先记载于《黄帝内经》，《黄帝内经》称之为水、水病、肿胀。《灵枢·水胀》称为"水"，指出"水始起也，目窠上微肿，如新卧起之状，其颈脉动，时咳，阴股间寒，足胫瘇，腹乃大，其水已成矣。以手按其腹，随手而起，如裹水之状，此其候也"。本案例患者以反复颜面及下肢凹陷性水肿为主要表现，结合其多次尿蛋白阳性，属中医学"肾水"范畴。张仲景等历代医家对水肿的认识均有发展，对其证候及病因进行了分类，直至元代朱丹溪在《丹溪心法·水肿》中指出"若遍身肿，烦渴，小便赤涩，大便闭，此属阳水；若遍身肿，不烦渴，大便溏，小便少，不赤涩，此属阴水"，将水肿归纳为"阳水""阴水"。据本例患者病程较长，考虑为病程迁延，脾肾之气耗伤，脾气虚弱则水运失司，水液失于统摄，泛溢肌肤，肾气虚则气化不利，水液停留故见水肿。来诊时舌质淡胖，苔白腻，脉滑均为脾肾气虚，水湿停聚之象。而本病属本虚标实之证，《血证论·阴阳水火气血论》："运血者，即是气。"气的充盛是血液运行通畅的保证，气行则血行，气虚则血瘀，故瘀血也是该患者的病证的病理产物。综而观之，本例病机为脾肾阳虚，水湿停聚兼瘀血内阻，治以温阳补肾，利尿消肿，佐以活血化瘀，方选真武汤合五苓散加减。方中附片温阳，党参、茯苓、白术益气健脾，黄芪益气、固摄，泽泻、猪苓水渗湿，金樱子益肾固精，丹参、水蛭活血化瘀通络。诸药合用，共奏补益脾肾，利尿消肿，活血行瘀之功。患者水肿渐消，病情稳定。

（杜小梅　梁颖兰　罗永兵）

医案 19　肾水

李某某，男，居民，宜宾市长宁县人。

【病史】患者 3 年前无明显诱因出现双下肢凹陷性水肿，活动后减轻，夜尿频、尿急。3 天前患者无诱因出现腹痛，呈间断性隐痛，伴腹胀、打嗝、反酸，活动后心累，血红蛋白 82 g/L；尿常规：蛋白质 +++，葡萄糖 ++；血清白蛋白 20.8 g/L，谷草转氨酶 59 U/L，甘油三酯 2.8 mmol/L，总胆固醇 5.71 mmol/L，血清肌酐 219 μmol/L。1 天前无诱因出现腹痛症状加重，以中上腹为主，呈持续性，呼吸气时及进食后加重，伴腹胀、打嗝、反酸，活动后心累，排气不畅，双下肢水肿就诊。

【初诊】2017 年 3 月 31 日：患者双下肢水肿，间断性腹部隐痛，伴腹胀、打嗝、反酸，活动后心累，大便干结，排便不畅，双下肢水肿，偶咳嗽，咯黄色黏痰，易咳出，纳眠差，夜尿 4 ~ 5 次。舌淡红，苔白腻，脉弦滑。

【辨证】四诊合参，患者以双下肢水肿为主症，结合蛋白尿，中医诊断：肾水。患者先天禀赋不足，脾气虚弱则水湿运化失司，水液运化失常，泛溢肌肤，症见水肿；肾气亏虚，水液失于统摄，亦见下肢水肿；肾失固摄，精微下泄，故见有形物质漏出。舌淡红，苔白腻，脉弦滑均为脾肾气虚、水湿停聚之征象。综上，本病病机为脾肾气虚，水湿停聚，病位在脾、肾，病性为本虚标实。辨证为脾肾气虚，水湿停聚，气机郁滞，方予四君子汤合五苓散加减补益脾肾，利尿消肿。西医诊断：肾病综合征，因无原发性高血压、糖尿病等继发性肾疾病，考虑原发性肾病综合征，患者拒绝肾脏病理穿刺，同意强的松 60 mg 每天 1 次等西药治疗。

处方：党参 15 g，麸炒白术 15 g，茯苓 15 g，猪苓 15 g，泽泻 15 g，桂枝 10 g，丹参 10 g，烫水蛭 5 g，盐车前子 10 g，芡实 10 g，金樱子肉 10 g，盐益智仁 10 g，生大黄 10 g。中药 3 剂，每天 1 剂，水煎取汁 300 ml，分 3 次服。

【二诊】2017 年 4 月 2 日：患者诉腹痛、腹胀症状缓解，活动后心累缓解，咳嗽，痰量减少，纳眠差，大便干结，夜尿 2 次 / 晚。睑结膜苍白，颈静脉充盈，桶状胸，叩诊过清音，双下肺呼吸音减低，双下肺可闻及少量湿啰音。腹软，中上腹压痛，无反跳痛及肌紧张，肝脏剑突下 3cm 可触及，肝区叩击痛，双肾区无叩痛，肠鸣音活跃，移动性浊音（+），双下肢水肿较前有消退。舌淡红，苔白腻，脉沉细，辨证为脾肾阳虚、水湿停聚，健脾利水有好转，调整治疗，方选肾气丸合真武汤加减温肾健脾，利水渗湿。

处方：白附片（先煎）30 g，生大黄 20 g，生晒参 30 g，山茱萸 60 g，茯苓 120 g，猪苓 120 g，白术 40 g，大腹皮 15 g，赤芍 45 g，黄芪 100 g，厚朴 20 g。中药 6 剂，每两天 1 剂，水煎取汁 600 ml，分 6 次服。

【三诊】2017 年 4 月 16 日：患者诉食后腹胀、腹痛症状明显缓解，无心慌、胸闷、气促等症状，大便干结较前改善，夜尿频，眠差。舌淡红，苔白腻，脉沉细，辨证为脾肾阳虚、水湿停聚，继续上方温阳健脾，利水渗湿。

处方：白附片（先煎）30 g，生大黄 20 g，生晒参 30 g，山萸肉 60 g，茯苓 120 g，猪苓 120 g，白术 40 g，大腹皮 15 g，赤芍 45 g，黄芪 100 g，炒火麻仁 30 g，柏子仁 30 g，木香 15 g。中药 6 剂，每两天 1 剂，水煎取汁 600 ml，分 6 次服。

【四诊】2017 年 4 月 30 日：患者病情明显好转，复查尿常规：蛋白质 ++；血红蛋白 100 g/L；血清白蛋白 25.8 g/L，血清肌酐 159 μmol/L；甘油三酯 2.8 mmol/L，总胆固醇 5.71 mmol/L。中药换用肾舒胶囊，每次 4 粒，每天 3 次，激素缓慢减量维持。患者病情缓解，1 年无复发。

●按语

本例患者以双下肢水肿为主症，结合蛋白尿，属祖国医学"肾水"范畴。关于水肿的病因病机《黄帝内经》中有大量阐释，认为其主要与风湿等外邪侵袭致水液代谢失调有关，而水液代谢失调主要与肺、脾、肾、三焦关系密切，肺、脾、肾功能失调则易致水液代谢障碍，水液停留而引起水肿。《黄帝内经》云"诸湿肿满皆属于脾"。东垣曰"脾胃虚则九窍不通"。脾主运化水湿，为沤，脾运障碍，清阳不能出上窍，浊阴不能出下窍，上下不通必水肿。东垣又云"脾病则下流乘肾"。本例患者则为久病迁延而致脾肾气虚，脾虚不能制水，水湿壅盛，肾虚气化不利，水湿停聚，其浮肿主要责之于脾肾两虚。舌淡红，苔白腻，脉弦滑均为脾肾气虚、水湿停聚之征象。患者脾胃气虚，纳运无力，胃虚气逆，则呃逆、泛酸，胃不降浊，故大便不畅。方选四君子汤合五苓散加减补益脾肾、利尿消肿。方中党参、茯苓、白术益气健脾，茯苓、泽泻、猪苓、车前子补肾利水，金樱子、益智仁益肾固精，酌加水蛭、丹参活血行瘀，少佐生大黄通便。诸药合用，共奏补益脾肾，利尿消肿之功。二诊时据患者夜尿频多、心累、咳嗽，结合舌淡红，苔白腻，脉沉细，考虑为肾阳虚，温煦气化无力，水湿停聚难以蒸化，上凌心肺，辨证为脾肾阳虚、水湿停聚。肾为水脏，真元寓内，五脏之阳非此不能蒸发，故予肾气丸合真武汤加减温阳健脾、利水渗湿，方中以白附片温补元阳，生晒参、黄芪益气，白术、茯苓、猪苓、大腹皮利水消肿，赤芍行气活血化瘀。全方旨在温阳健脾、利水渗湿。三诊时患者水肿渐退，心累、咳嗽、腹痛缓解。数剂后，患者病证临床告愈。

（杜小梅　梁颖兰　罗永兵）

医案 20　肾水

何某某，女，40 岁，四川泸州江阳区石寨乡人。

【病史】患者于入院前 7 年余出现双下肢凹陷性水肿，无恶心、呕吐、胸闷、腹胀、乏力、腰痛、心累气促，在当地医院行肾穿刺活检诊断为肾病综合征（微小病变型）。入院前 2 月余，患者受凉后再次出现双下肢水肿，伴头晕，干咳，血压 172/122 mmHg，查尿蛋白 +++，血常规：白细胞总数 12.04×10^9/L，中性粒细胞 87.4%，红细胞计数 4.78×10^{12}/L，血小板计数 386×10^9/L。

【初诊】2017 年 4 月 13 日：患者双下肢水肿，头晕，偶有心慌，小便黄，大便正常。舌质淡胖，苔白腻，脉滑。

【辨证】患者以反复双下肢水肿为主要表现，结合大量蛋白尿，中医诊断肾水。病程久或失治，脾肾之气耗伤。脾气亏虚，水液不能转输、运化，肾气不足，水失蒸腾气化，水液停留故见水肿；脾气虚，精微不能化生气血，故见神疲乏力；脾失健运则纳差，腹胀。舌淡胖，苔白腻，脉滑，均为脾肾气虚、水湿停聚之象，辨证当属脾肾气虚、水湿停聚，病位在脾、肾，病性属本虚标实。方予以四君子汤合五苓散加减补益脾肾，利尿消肿。

处方：党参 20 g，茯苓 15 g，白术 12 g，泽泻 15 g，猪苓 12 g，丹参 15 g，水蛭 8 g，车前子 15 g，芡实 15 g，黄芪 30 g，金樱子 15 g，益智仁 15 g。中药 6 剂，每天 1 剂，水煎取汁 300 ml，分 3 次服。

【二诊】2017 年 4 月 19 日：双下肢水肿较前明显消退，咳嗽，痰色白稠，口干，微苦，舌淡红，苔白腻，脉弦滑。辨证为脾肾气虚，水湿停聚，有化热之象，在原方基础上加柴苓汤清解郁热。

处方：党参 15 g，茯苓 30 g，白术 15 g，泽泻 15 g，猪苓 20 g，丹参 15 g，黄芪 30 g，金樱子肉 15 g，盐益智仁 15 g，烫水蛭 6 g，柴胡 25 g，酒黄芩 20 g，白茅根 30 g。中药 6 剂，每天 1 剂，水煎取汁 300 ml，分 3 次服。

●按语

患者以反复双下肢水肿为主要表现，结合大量蛋白尿，属于祖国医学"肾水"范畴。《诸病源候论》所说"水病者，由脾肾虚故也"。《丹溪心法》亦云"夫人之所以得其命者，水与谷而已，水则肾主之，谷则脾主之，唯肾虚不能行水，唯脾虚不能制水，肾与脾合气，胃为水谷之海，又因虚而不能传化焉，故肾水泛滥，反得以浸渍脾土，于是三焦停滞，经络壅塞，水渗于皮肤，注于肌肉而发水肿矣"。本例患者脾肾之气亏虚，脾气亏虚，水液不能转输、运化，肾气不足，水失蒸腾气化，水液停留故见水肿；舌淡红，苔白腻，脉滑为脾肾气虚、水湿停聚之象。《景岳全书》提出温补脾肾是治疗水肿的正法，"精血皆化为水，多数虚败，治宜温补脾肾，此正法也"。故予四君子汤合五苓散加减补益脾肾、利尿消肿。方中党参、茯苓、白术益气健脾，黄芪益气、固摄，泽泻、猪苓、车前子补肾利水，金樱子、芡实益肾固精，丹参、水蛭活血化瘀通络。二诊时患者水肿减退，口干、口苦等郁热明显，所加柴苓汤出自《保婴撮要》卷十八，主治痘疹，小便不利，身热烦渴，泄泻。而又兼有柴苓汤，出自《丹溪心法附余》，主治邪在少阳，症见往来寒热、泄泻、小便不利。柴苓汤及柴苓汤均为和解剂，主治少阳证见往来寒热、口苦、咽干、小便不利、泄泻等。

（杜小梅　梁颖兰　罗永兵）

医案 21　肾水

贺某某，男，61 岁，泸县福集镇人。

【病史】患者于前 1 年无明显诱因出现双下肢对称性凹陷性水肿，查尿常规提示蛋白质 ++，血脂升高。2 月前无明显诱因再次出现双下肢膝关节以下凹陷性水肿。3 天前上述症状加重，逐渐向上蔓延至颜面部浮肿，晨轻暮重。因拒绝用激素治疗就诊。

【初诊】2017 年 5 月 7 日：患者口渴、多饮，全身凹陷性水肿，腰以下为甚，身软乏力，纳眠差，小便频。形体偏胖，舌质淡，苔薄白，脉细。尿蛋白定量 1 500 mg/24 h，未做肾脏病理穿刺。

【辨证】患者以全身水肿，蛋白尿为主要表现，中医诊断：肾水。患者因劳倦失宜、饮食不当，脾胃亏虚，脾虚不能运化水湿，水湿停聚，加之先天肾气不足，肾失气化，水湿内停，泛溢肌肤，则见全身水肿。舌质淡，苔薄白，脉细为脾肾气虚、水湿停聚之证；病位在脾、肾，病性属本虚标实，预后不佳。辨证为脾肾气虚、水湿停聚。治当补益脾肾，利水渗湿，久病多兼瘀，佐以活血化瘀之品，中药汤剂予四君子合五苓散加减。以肾舒胶囊（院内制剂）益气固肾、祛风和血。

处方：党参 15 g，茯苓 20 g，白术 20 g，泽泻 15 g，猪苓 15 g，丹参 15 g，烫水蛭 6 g，盐车前子 15 g，芡实 15 g，黄芪 20 g，金樱子肉 15 g，盐益智仁 15 g。中药 6 剂，每天 1 剂，水煎取汁 300 ml，分 3 次服。

【二诊】2017 年 5 月 13 日：患者诉右侧腰部隐痛不适，口苦，口淡无味，尿量增加，水肿减轻，舌质淡，苔黄，脉细。治疗有效，原方基础上去金樱子、益智仁等，加法半夏、郁金、藿香、陈皮以清热化痰除湿。

处方：党参 15 g，茯苓 20 g，白术 20 g，泽泻 15 g，猪苓 15 g，丹参 15 g，盐车前子 15 g，芡实 15 g，法半夏 12 g，郁金 10 g，广藿香 10 g，陈皮 10 g。中药 6 剂，每天 1 剂，水煎取汁 300 ml，分 3 次服。

【三诊】2017 年 5 月 17 日：患者诉咳嗽、咯少量白色痰液，口淡无味，黏腻不爽。舌红，苔黄腻，脉弦滑，患者痰湿未减，中医辨证为湿热内蕴，调整以三仁汤加减清热利湿。

处方：姜厚朴 15 g，草豆蔻（后下）10 g，淡竹叶 10 g，滑石粉（包煎）10 g，龙胆草 10 g，麸炒苍术 15 g，酒黄连 15 g，酒黄芩 15 g，陈皮 15 g，茯苓 15 g，炙甘草 6 g。中药 6 剂，每天 1 剂，水煎取汁 300 ml，分 3 次服。

【四诊】2017 年 5 月 24 日：患者病情稳定，水肿消退，饮食正常，舌质微红，苔白，脉弦细，复查小便常规：蛋白尿＋。辨证属脾肾气虚，肾虚固涩无权，以参芪地黄汤合肾气丸加味为丸调服。随访半年，病情稳定。

● 按语

《诸病源候论·水肿病诸候》曰"夫水之病，皆生于脏腑。方家所出，立名不同，亦有二十四水，或十八水，或十二水，或五水……寻起病根，皆由荣卫不调，经脉痞涩，脾胃虚弱，使水气流溢，盈散皮肤，故令遍体肿满，喘息上气，目裹浮肿，静脉急动，不得眠卧，股间冷，小便不通，是其候也。"本例患者以全身凹陷性水肿为主症，尿蛋白阳性，属中医学"肾水"范畴。元代朱丹溪在《丹溪心法·水肿》中指出"若遍身肿，烦渴，小便赤涩，大便闭，此属阳水；若遍身肿，不烦渴，大便溏，小便少，不赤涩，此属阴水"，将水肿归纳为"阳水""阴水"。"阳水"按之即起，皮肤绷紧，起病多从眼睑渐至全身，而本例患者病起双下肢对称性凹陷性水肿，逐渐向上蔓延至颜面部，晨轻暮重，乃"阴水"之症也。水肿伴有身软乏力、纳差，乃脾气虚之症。《诸病源候论》又云："水病无不由脾肾虚所为，脾肾虚则水妄行，盈溢皮肤而令身体肿满。"东垣又云"脾病则下流乘肾"。脾虚不能制水，水湿壅盛，其浮肿则为水湿运化失常，主要责之于脾肾两虚。本例患者正为脾肾气虚而致水湿停聚，结合舌质淡，苔薄白，脉细，辨证为脾肾气虚、水湿停聚，予以补益脾肾、利水渗湿，因气虚行血不利，故兼瘀，佐以活血化瘀之品，中药汤剂予四君子合五苓散加减，方中党参、茯苓、白术益气健脾，黄芪益气、固摄，泽泻、猪苓、车前子补肾利水，金樱子、芡实益肾固精，丹参、水蛭活血化瘀通络。二诊时患者身软乏力较前好转，水肿较前有所减轻，诉右侧腰部隐痛不适，纳差，小便频，考虑患者脾肾气虚、水湿停聚，气虚血瘀而不荣且滞所致腰部隐痛，中焦水湿壅盛，脾土湿困运化不健，在原方基础上去掉金樱子、益智仁等，加以郁金行气，法半夏、陈皮二陈汤之组合燥中焦之湿，广藿香芳香醒脾。三诊时患者诸症均较前缓解，水肿已明显减轻，偶有咳嗽，咯少量白色痰液，纳呆，查见舌红，苔黄腻，脉弦滑，为湿蕴化热，湿重于热之征象，辨证为湿热内蕴，予三仁汤加减清热利湿，方中厚朴、豆蔻、苍术燥湿行气，龙胆草、黄芩、黄连、滑石清热燥湿，陈皮、茯苓燥湿化痰，淡竹叶清热利尿，诸药合用，共奏燥湿行气、清热利湿之功。

（杜小梅　梁颖兰　罗永兵）

211

医案 22　肾水、髓劳

杨某某，男，66岁。泸州市人，退休。

【病史】发现蛋白尿1年余，心累、乏力、水肿月余。1年多前因贫血、牙龈出血、乏力，面足浮肿于西南医科大学附属医院血液病科住院，经行骨髓穿刺、骨髓活检等检查后诊断为骨髓增生异常综合征，未行化疗，进行输血等治疗。同时查见尿蛋白+++，尿蛋白定量3 800 mg/24 h，诊断：肾病综合征。因贫血重，未行肾脏病理穿刺，口服强的松35 mg每天1次。诊断：骨髓增生异常综合征；贫血性心脏病？肾病综合征，低蛋白血症；自身免疫性溶血性贫血；含铁血黄素沉积症。每半月或1月输血维持治疗，故多次于西南医科大学附属医院行输血治疗（红细胞悬液）。近2月水肿加重，西药利尿效果不佳求治中医治疗。

【初诊】2017年4月20日：患者心累，乏力，气促，双下肢呈凹陷性高度水肿，腰以下为甚，小便量减少，纳差、厌油，泡沫尿，面色蜡黄，腰膝酸痛，面色微黑，尿泡沫多，舌质微红，苔薄黄，脉弦滑。体重74.2 kg，尿蛋白+++。红细胞83.3个/HP；血常规：白细胞计数1.13×10^9/L，血红蛋白54 g/L，血小板计数68×10^9/L。

【辨证】患者以水肿、泡沫尿、乏力为主症，结合大量蛋白尿，中医诊断：肾水。患者年老，脾肾两虚，脾气虚弱则水湿运化失司，肾气亏虚，不能蒸腾，水液运化失常，泛溢肌肤，症见水肿。肾失固摄，精微下泄，故见蛋白尿。水饮凌摄心肺，故见心累。脾失健运，气血生化乏源，故见身软乏力。舌质微红，苔薄黄，脉弦滑为脾肾气虚、水湿停聚之象。病机概括为脾肾气虚、水湿停聚，本病病位涉及肺、脾、肾三脏，病性属本虚标实。辨证为脾肾阳虚，水饮停聚，气血亏虚，髓海枯竭。治疗：健脾补肾，温阳利水；选方：肾气丸加味。

处方：生地黄30 g，山药30 g，山萸肉30 g，盐泽泻20 g，茯苓45 g，牡丹皮12 g，桂枝30 g，白附片（先煎）20 g，酒黄芩20 g，猪苓20 g，黄芪

60 g，麻黄 15 g，蝉花 15 g，人参（生晒参）15 g。中药 3 剂，每日 1 剂，水煎取汁 450 ml，分 3 次温服。将药渣加干姜，水煎足浴，每晚 1 次。

【二诊】2017 年 4 月 27 日：水肿消退，面色蜡黄，气短，乏力，饮食可，舌质淡红，苔白腻，脉沉细；体重 61 kg，尿蛋白 +++，继续中西医药治疗，建议肾穿刺明确诊断，但患者及家属拒绝。辨证同上，去黄芩，附片加至 30 g 继续服用。

处方：生地黄 30 g，山药 30 g，山萸肉 30 g，盐泽泻 20 g，茯苓 45 g，牡丹皮 12 g，桂枝 30 g，白附片（先煎）20 g，酒黄芩 20 g，猪苓 20 g，黄芪 60 g，麻黄 15 g，蝉花 15 g，生晒参 15 g。中药 5 剂，每日 1 剂，水煎取汁 450 ml，分 3 次温服。

【三诊】2017 年 5 月 2 日：因贫血加重，身软乏力，血红蛋白 30 g/L，舌质微红，苔白腻，脉沉细；因贫血过重，收入住院，检查尿常规：蛋白质 +++，心脏彩超：全心增大、主动脉瓣前向血流加速伴反流（中度）、二尖瓣反流（轻 – 中度）、三尖瓣反流（轻度）、左室舒张功能减低；胸部 CT 提示"肺炎"，肺部感染。经抗感染、输注红细胞悬液等治疗。中药上方调整继续治疗。

处方：生地黄 30 g，山药 30 g，山萸肉 30 g，盐泽泻 20 g，茯苓 45 g，牡丹皮 12 g，桂枝 30 g，白附片（先煎）20 g，酒黄芩 20 g，猪苓 20 g，黄芪 60 g，麻黄 20 g，蝉花 15 g，生晒参 15 g。中药 5 剂，每日 1 剂，水煎取汁 450 ml，分 3 次温服。

患者经治半月，感染控制，血红蛋白升至 80 g/L 出院。将上方加鹿茸、阿胶为膏剂；强的松 30 mg，每日 1 次维持。每月血红蛋白下降来院输血治疗。

处方：生地黄 60 g，山药 30 g，山萸肉 100 g，盐泽泻 20 g，茯苓 45 g，牡丹皮 12 g，桂枝 30 g，白附片（先煎）30 g，酒黄芩 20 g，猪苓 20 g，黄芪 120 g，蝉花 15 g，生晒参 15 g，鹿茸 5 g，阿胶 20 g。中药 10 剂，水煎浓缩

为膏，每服 10 g，每天 3 次温服。

患者病重，难以治愈，维持中西医治疗，定期来院输血治疗。

● 按语

《素问·水热穴论》指出"勇而劳甚，则肾汗出，肾汗出逢于风，内不得入于脏腑，外不得越于皮肤，客于玄府，行于皮里，传为胕肿"。其发病原因与肾密切相关。"肾者至阴也，至阴者盛水也，肺者太阴也，少阴者冬脉也，故其本在肾，其末在肺，皆积水也"。肾主水，水液的输化有赖于肾阳的蒸化、开阖作用。久病劳倦损及肾脏，则肾失蒸化、开阖作用，导致水泛肌肤，则为水肿。水肿一病治疗总不离开调理肺脾肾三脏，《素问·汤液醪醴论》有"去菀陈莝，开鬼门，洁净府"的记载。方中以附片温阳，生地黄归肝肾经，能滋阴养血、填精益髓，二药相须为用，同气相求，能峻补阴阳。肉桂辛甘大热能下行走里，长于补火助阳，增强温补肾阳，化气行水的功效。配伍山萸肉滋肾益肝，山药滋肾补脾，又加入泽泻、茯苓、牡丹皮利水渗湿，补中寓泻，以防滋腻助邪。

（杜小梅　梁颖兰　江玉）

医案 23　肾水、瘿劳

李某某，男，71 岁，泸州市人。

【病史】患者主诉反复水肿 3 月，加重 1 月。患者于 3 月前不明原因出现颜面及上下肢浮肿，未予治疗，水肿逐渐加重，胸腰以下肿甚，按之凹陷，渐至皮色暗黑，下肢皮肤粗糙，皮疹，微痒，伴见畏寒，肢冷，无咳嗽，咯痰等症。于泸州市某中医院就诊，辅检：促甲状腺激素 72 μIU/L，尿蛋白 +++，尿蛋白定量 3 500 mg/24 h，血浆蛋白 22 g/L，诊断：甲状腺功能减退症，肾病综合征，住院 2 月，拒绝肾脏病理活检，无高血压、糖尿病等疾病，疗效不佳。治疗：优甲乐 1/4 片，每天 1 次。因水肿加重，少尿等就诊。

【初诊】2017 年 8 月 20 日：患者水肿，腰以下肿甚，按之凹陷，腰、腹壁水肿，胸、腹水，腰腹坠胀，畏寒肢冷，皮色暗黑，下肢皮肤粗糙，有皮疹、微痒；尿少，口干，舌质暗红，苔白腻，脉弦滑数，体重 81 kg。

【辨证】患者老年，以颜面浮肿伴双下肢水肿为主要表现，结合大量蛋白尿，中医诊断：肾水、瘿劳。患者老年男性，脾肾亏虚，阳气虚损，痰湿水饮停聚，故患瘿劳、肾水。脾虚健运失常，水湿停聚。肾阳虚气化无权，阴寒内盛，水饮停聚，泛溢肌肤则见双下肢水肿，并波及全身，重则见胸、腹水，该患者体重达 81 kg，患者属重症阳虚水泛。肾阳虚，肾失固摄与封藏，脾失统摄与升提，精微下泄则见大量蛋白尿。阳虚水泛，可见少气懒言，面色黧黑，畏寒肢冷；水湿停着，局部瘀阻化热，故见下肢皮肤粗糙，有皮疹、瘙痒等；舌质暗红，苔白腻，脉弦滑数为水饮停着之象。本病病位在三焦，与肺、脾、肾关系密切，病性属本虚标实证。辨证属脾肾阳虚，水饮停聚。治疗当温阳补肾，健脾利水，宣肺化饮，体现宣肺、畅中、温下原则；方选肾气丸、越婢汤合方。西医诊断：甲状腺功能减退症（原发性），予西药优甲乐 50 μg，每天 1 次。

处方：生地黄 30 g，山药 30 g，山萸肉 30 g，盐泽泻 20 g，茯苓 45 g，牡丹皮 12 g，桂枝 30 g，附子（先煎）20 g，麻黄 20 g，生石膏（先煎）30 g，赤芍 30 g，大枣 30 g。中药 4 剂，每天 1 剂，水煎（自煎）取汁 300 ~ 360 ml，分 3 次服。

【二诊】2017 年 10 月 25 日：患者水肿减少，象皮腿，尿量增多，每天 2 000 ~ 3 000 ml，口淡无味，精神转佳，纳食可，身软乏力，舌质微红，苔白，脉弦滑。

处方：生地黄 30 g，山药 30 g，山萸肉 30 g，盐泽泻 20 g，茯苓 45 g，牡丹皮 12 g，桂枝 30 g，白附片（先煎）20，麻黄 20 g，白茅根 60 g，赤芍 30 g，大枣 30 g，黄芪 60 g。中药 6 剂，每天 1 剂，水煎（自煎）取汁 300 ~ 360 ml，分 3 次服；优甲乐加为 75 μg，每天 1 次。

【三诊】2017 年 11 月 14 日：患者高度水肿，大量蛋白尿，腰部水肿减轻，自大腿以下肿胀，按之凹陷，皮肤粗糙如象皮腿，瘙痒，少量红疹；尿多，2 000 ml 左右，口干，舌质暗红，苔白腻，脉弦滑数，体重 74 kg，复查尿蛋白 ++，血浆蛋白 26.3 g/L，血浆胆固醇 6.54 mmol/L。辨证为寒湿、水饮停聚、湿郁化热；治疗：上方加赤小豆、酒黄芩清解郁热，外用黄柏洗液。调整优甲乐剂量 100 μg，每天 1 次。

处方：生地黄 30 g，山药 30 g，山萸肉 30 g，盐泽泻 20 g，茯苓 45 g，牡丹皮 12 g，桂枝 30 g，白附片（先煎）20 g，麻黄 20 g，白茅根 60 g，赤芍 30 g，大枣 30 g，黄芪 60 g，赤小豆 30 g，酒黄芩 20 g。中药 6 剂，每天 1 剂，水煎（自煎）取汁 300～360 ml，分 3 次服。

【四诊】2017 年 11 月 25 日：患者水肿消退，尿蛋白 +++，膝关节皮肤粗糙，瘙痒减轻，色紫黑，面色黧黑，尿多，尿量 2 000 ml；口干，舌质暗红，苔白，脉弦滑，下肢皮肤湿疹。患者拒绝住院及肾脏穿刺、激素等治疗方案，坚持中医药治疗。辨证为脾肾气虚，湿浊蕴结，上方去附片辛热之品等。

处方：生地黄 30 g，山药 30 g，山萸肉 30 g，盐泽泻 20 g，茯苓 45 g，牡丹皮 12 g，桂枝 30 g，麻黄 20 g，赤芍 30 g，大枣 30 g，黄芪 30 g，赤小豆 30 g，酒黄芩 20 g，薏苡仁 100 g。中药 4 剂，每天 1 剂，水煎（自煎）取汁 300～360 ml，分 3 次服。

【五诊】2017 年 12 月 11 日：患者病情稳定，尿蛋白 ++，水肿、畏寒症状完全消退，饮食睡眠可，无口干，大、小便正常，下肢皮肤湿疹减少；舌质暗红，苔薄白，脉弦滑有力，体重恢复至正常体重 63 kg，血浆蛋白 38 g/L，尿蛋白定量 1 500 mg/24 h，促甲状腺激素 8 mIU/L。

处方：生地黄 30 g，山药 30 g，山萸肉 30 g，盐泽泻 20 g，茯苓 45 g，牡丹皮 12 g，桂枝 30 g，麻黄 20 g，赤芍 30 g，大枣 30 g，黄芪 30 g，赤小豆 30 g，酒黄芩 20 g，薏苡仁 100 g，红花 15 g。中药 6 剂，每天 1 剂，水煎（自煎）450 ml，分 3 次服。

该患者继续服用上方月余，诸症缓解，维持中药每周 2～3 剂，2 月后停用中药。西药优甲乐 100μg 每天 1 次。随访半年无复发。

● 按语

中焦脾胃气机的升清降浊的功能失常，三焦壅滞，水道不利，水邪犯溢肌肤，发为水肿。陈修园云："能制水行气者在脾，脾既能伐肾，以制水液，又能制肺气行制水。此言制脾，重在强化脾的运化之职，以助水津布散。"《素问·水热穴论》还指出"勇而劳甚，则肾汗出，肾汗出逢于风，内不得入于脏腑，外不得越于皮肤，客于玄府，行于皮里，传为胕肿""肾者至阴也，至阴者盛水也，肺者太阴也，少阴者冬脉业，故其本在肾，其末在肺，皆积水也"。故中医认识到水肿病的发病与肺、脾、肾有关。其治疗总不离开调理肺、脾、肾三脏。《素问·汤液醪醴论》有"去菀陈莝，开鬼门，洁净府"的治法记载。《金匮要略·水气》云："诸有水者……腰以上肿，当发汗乃愈。"

本案考虑到水肿发展前期多属实，后期多属虚，在发病过程中多虚实互现，故在治疗上攻补兼施，合方运用。选用越婢汤和肾气丸合方治疗。越婢汤善治风水恶风，一身悉肿，脉浮不渴，自汗出，无大热者。水肿日久，致肾阳衰弱，无力气化行水，可用温肾利水之法治疗。肾气丸以附子、桂枝温阳化气，生地黄滋阴补肾，山茱萸、山药健脾益肾化气，泽泻、茯苓利水渗湿，丹皮活血散瘀利水。本方温肾阳、养肾阴，水火既济，肾能化气，以调节水道之通利，用于水肿后期，因肾阳不足而致体肿、畏寒、肢冷、腰酸、脉细者，亦可用于水肿退后，肾阳不足者之调理。针对病因病机，不固执成方，基于水肿的发生原因错综复杂，在治疗上也不拘泥于固定一法，而采取多法合用。

（杜小梅　梁颖兰　罗永兵）

医案 24　水肿、心痹

陈某某，女，51 岁，四川省泸州市合江县白鹿镇人。

【病史】患者于 16 年前无明显诱因反复出现双下肢水肿，以脚踝为主，偶有晨起眼睑浮肿，但未治疗可自行消退。9年前不明诱因出现活动后心累、气促，眼睑浮肿，成都某医院诊断慢性肾炎，服用中成药制剂维持，病情稳定。8年前因受凉后症状加重，伴咳嗽、咯白色黏液痰，就诊成都某医院，心脏彩超检查示：风湿性心脏病联合瓣膜损害；主动脉瓣中度狭窄中度关闭不全；二尖瓣极轻度狭窄伴轻－中度关闭不全；心包积液（少量）；左心功能不全。小便常规示：尿蛋白++，尿隐血++，肾功能：血肌酐正常。明确诊断风湿性心脏病联合瓣膜损害。3天前患者无诱因出现恶心、呕吐，呕吐物为胃内容物，伴胃脘部疼痛，呈持续性隐痛，伴乏力、纳差、咳嗽收入住院。查体：半卧位，血压正常，痛苦面容，精神差。双肺呼吸音粗，双肺未闻及明显干湿啰音。心界向左下扩大，心率90次/分，心律绝对不齐，第一心音强弱、快慢不等，二尖瓣区可闻及舒张期隆隆样杂音。腹软，剑突下压痛明显，余腹无压痛，全腹无肌紧张及反跳痛。双下肢无水肿。西医诊断：风湿性心瓣膜病，心房纤颤。

【初诊】2017年3月15日：患者反复水肿，心悸，心累，恶心，呕吐，呕逆，腹痛，咳嗽，舌淡暗，苔白腻，脉结代。

【辨证】四诊合参，患者主要以反复咳嗽，心悸，心累，水肿，心脉异常为主症，中医诊断：水肿、心痹。风寒湿痹，久治不愈，内舍于心；心络痹阻，心脉失养，故见心悸，心累；心营受损，卫气不固，累受外邪侵袭，反复咳嗽，耗伤肺气，肺失宣降，上逆而为咳嗽；"肺朝百脉，主治节"，肺气虚治节失职，"心主"营运太过，心气虚衰，无力推动血脉，心脉失畅则血郁为瘀，则见心累、口唇紫绀等症；肺虚不能化津，痰从阴化为饮为水，饮停上焦，迫肺则咳逆上气，凌心则心悸气短，泛溢肌肤则为水肿。舌淡暗，苔白腻，脉结代为气虚血瘀、痰瘀互结之征。综上，本病病位在心、肺等脏腑，病性属虚实夹杂，病机可概括为痰瘀互结、心肾阳虚。治法：温肾回阳，化气行水；方选四逆汤加味。西医抗感染，强心，利尿等处理。

处方：附片30g，人参20g，白术60g，干姜30g，猪苓20g，炙甘草

20 g，五味子 15 g，桂枝 20 g。中药 3 剂，每日 1 剂，水煎 300 ml，分 3 次温服。

【二诊】2017 年 3 月 21 日：患者诉上腹部胀痛，心悸，心累减轻，自觉潮热，汗出，四肢厥冷，纳眠差，恶心欲吐，身软，动则短气，小便增多，舌质淡红，苔白，脉细数结代。查体：能平卧，痛苦面容，精神差。双肺呼吸音粗，双肺未闻及明显干湿啰音。心界向左右扩大，心率 85 次 / 分，心律绝对不齐，第一心音强弱、快慢不等，二尖瓣区可闻及舒张期隆隆样杂音。腹软，剑突下压痛，双下肢无水肿。患者病情重，结合患者症、舌、脉，证属心肾阳虚，寒湿蕴结，治当温肾助阳，温中散寒，予四逆汤合附子理中汤加减。

处方：炙甘草 30 g，干姜 30 g，附子 30 g，山萸肉 60 g，人参 30 g，麦冬 30 g，黄芪 60 g，大枣 30 g，五味子 20 g，桂枝 30 g，茯苓 30 g，泽泻 20 g。中药 4 剂，每天 1 剂，水煎（自煎）取汁 300 ml，分 3 次服。

【三诊】2017 年 3 月 24 日：患者精神较前好转，诉剑突下疼痛较前减轻，身热、汗出症状较前明显缓解，纳眠较前稍改善，二便正常。查体：双肺呼吸音粗，双肺未闻及明显干湿啰音。心界向左右扩大，心率 67 次 / 分，心律绝对不齐，第一心音强弱、快慢不等，二尖瓣区可闻及舒张期隆隆样杂音。腹软，剑突下压痛，余腹无压痛，全腹无肌紧张及反跳痛。双下肢无水肿。舌质淡红，苔白，脉细数。方证对应，治疗有效，守方再进。

处方：炙甘草 30 g，干姜 30 g，附子 15 g，山萸肉 60 g，人参 30 g，麦冬 30 g，黄芪 60 g，大枣 30 g，五味子 20 g，桂枝 30 g，茯苓 30 g。中药 4 剂，每天 1 剂，煎药机煎药取汁 300 ml，分 3 次服。

【四诊】2017 年 3 月 28 日，患者精神欠佳，仍诉胃脘部胀，隐痛，伴恶心欲呕，身热、汗出，纳眠差，小便约 800 ml，大便溏。舌淡暗，苔薄白腻，脉细数。查体：双肺呼吸音粗，双肺未闻及明显干湿啰音。心界向左右扩大，心率 90 次 / 分，心律绝对不齐，第一心音强弱、快慢不等，二尖瓣区可闻及舒张期隆隆样杂音。腹软，剑突下轻压痛。艾灸治疗健脾和胃；中医辨证为心肾阳虚，中阳不运，继续上方调整剂量治疗。

处方：炙甘草 30 g，干姜 30 g，附子 15 g，山萸肉 30 g，人参 10 g，麦冬 30 g，黄芪 30 g，大枣 30 g，五味子 20 g，桂枝 15 g，茯苓 30 g。中药 4 剂，每天 1 剂，水煎取汁 300 ml，分 3 次服。

【五诊】2017 年 3 月 31 日：患者精神稍差，诉胃脘部疼痛及腹胀不适，恶心，心累好转，诉身热、汗出，小便约 1 050 ml，大便通畅。腹软，剑突压痛减轻，舌淡，苔薄白，脉细结代。诸症缓解，出汗，乏力，继续上方调整去附片加龙骨、牡蛎敛汗养阴。

处方：炙甘草 30 g，干姜 20 g，山萸肉 20 g，人参 10 g，麦冬 20 g，黄芪 30 g，大枣 30 g，五味子 15 g，桂枝 20 g，煅龙骨 30 g，煅牡蛎 30 g，白及 15 g。中药 2 剂，每天 1 剂，水煎取汁 300 ml，分 3 次服。

【六诊】2017 年 4 月 1 日：患者诉头晕、头痛，乏力，左足趾麻木，心累、汗出等症状较前好转。舌淡红，苔薄白，脉结代。双肺呼吸清晰，心界向左下扩大，心率 78 次 / 分，心房纤颤。辨证为心肾阳虚，气虚血瘀，心脉失养，诸症好转，上方继续服用。

处方：炙甘草 30 g，干姜 30 g，附子 30 g，山萸肉 60 g，人参 30 g，麦冬 30 g，黄芪 60 g，大枣 30 g，五味子 20 g，桂枝 30 g，煅龙骨 60 g，煅牡蛎 60 g。中药 2 剂，每天 1 剂，水煎取汁 300 ml，分 3 次服。

患者病属慢性，治疗难以一时奏效，中药配合西药调养为主。

● 按语

王叔和《脉经》中提出心衰病名："心衰则伏，肝微则沉，故令脉伏而沉。"他认为阳气虚衰水停乃心衰的主要病机，脉沉伏是心衰脉象，并提出调其阴阳，利其小便的治法。《医述》有"心主脉，爪甲不华，则心衰矣"的记载，《景岳全书》认为"虚微者动亦微，虚甚者动亦甚"，治疗上提出"宜养气养精，滋培根本""宜节欲节劳，切戒酒色"。《金匮要略·痰饮咳嗽病脉证并治》言："咳逆倚息，短气不得卧，其形如肿，谓之支饮""水在心，心下坚筑，短气，恶水不欲饮""水停心下，甚者则悸，微者短气"。本例病人，属于阳郁厥逆，久患心疾，心阴枯竭，阳无依附，阴竭阳脱。心阳虚脱，则心悸喘憋不得卧，大汗淋漓，四肢厥冷；心气涣散，肺气不敛，则呼吸气促，张口抬肩；阳气外脱，心液随之而泄，故见大汗淋漓，四肢厥冷。《金匮要略·呕吐哕下利病脉证治第十七》："呕而脉弱，小便复利，身有微热，见厥者，难治，四逆汤主之。"此患者阴盛格阳，虚寒上逆，则呕而脉微；阳气大虚，肾关不固，则小便不利；阴盛于内，格阳于外，则身有微热；阴盛阳衰，阳不温煦，则四肢厥冷。用四逆汤温阳救逆法治之，方中用附子，配以干姜，以散寒温中，回阳救逆，甘草和中。现代研究表明，附子、干姜、甘草组方的四逆汤，其强心升压效应优于各单味药物，且能减慢窦性心律，避免单味附子所产生的异位心律失常，提示该复方组方的合理性，也体现了中医"附子无干姜不热，得甘草则性缓"之说。

（许艳文　曾炎　廖慧玲）

医案 25　消渴病肾病

李某某，男，62 岁，泸州市江阳区人。

【病史】患者 20 年前开始相继患有糖尿病、高血压等病史，正规服用降糖、降压等药物维持治疗。7 年前开始出现双下肢水肿，肾功能下降。治疗：优泌乐胰岛素，早晚各 20 IU；替米沙坦 40 mg 每天 1 次、氨氯地平片每天 1 次。1 周前，患者双下肢水肿逐渐加重，伴心累、气短，爬楼、平卧时症状加重，休息时稍有缓解，入住我院心脑病科，因水肿逐渐加重，心累，不能平卧，转入我科治疗。

【初诊】2016 年 9 月 21 日：患者双下肢高度水肿，按之凹陷，心累、气短，少尿，乏力，气短，面色青灰，清鼻涕，半卧位，舌暗，苔腻微黄，脉弱。心肌酶：乳酸脱氢酶 350 U/L，肌酸激酶 476 U/L，肌酸激酶同工酶 33 U/L，羟丁酸脱氢酶 282 U/L；血脂：甘油三酯 1.89 mmol/L；肾功能：血尿素氮 9.83 mmol/L，肌酐 325 μmol/L；尿常规：蛋白质 +++。

【辨证】患者老年男性，素患消渴、肾衰，水肿诸病，中医诊断：消渴病肾病。患者年老，脾肾气虚，脾胃受损，滋生痰湿，痰湿阻于脉道，影响血液的正常运行，血运不畅，瘀血内生，痰瘀互结，胶着不解，痹阻心胸，则见心累；脾虚不能布津，痰从阴化为饮为水，泛溢肌肤则为水肿；心主血而肝藏血，肝主疏泄，为调血之脏，心脉不利，肝脏疏调失职，血郁于肝，瘀结胁下，则见癥结（瘀血肝）。舌暗，苔黄腻为痰瘀互结之征。综上，本病病位在心，涉及脾、肝等脏腑，病性属虚实夹杂，病机可概括为痰瘀互结，心脾两虚，总的预后较差，建议患者血液透析治疗，患者拒绝。中药拟选用瓜蒌薤白半夏汤合参苓白术散加减以健脾养心、除痰化瘀。

处方：瓜蒌 15 g，薤白 15 g，法半夏 12 g，枳实 15 g，陈皮 12 g，茯苓 30 g，丹参 15 g，檀香 12 g，白术 12 g，白扁豆 15 g，山药 20 g，炒麦芽 20 g，远志 15 g。中药 3 剂，每天 1 剂，煎药机煎药取汁 450 ml，分 3 次服。

【二诊】2016 年 9 月 26 日：患者走路、爬楼仍有心累、气促，双下肢水肿较前缓解，饮食睡眠不佳，二便尚可。查体：血压 156/83 mmHg，胸廓呈桶状胸，双肺呼吸音低，无干湿啰音。心界不大，心率 78 次 / 分，律齐，各瓣膜听诊区未闻及病理性杂音。腹部膨隆，移动性浊音阴性。双下肢重度凹陷性水肿。舌暗紫，苔黄腻，脉滑为痰瘀、水饮互结之征，病机为痰瘀互结，心脾两虚，中药方剂选用瓜蒌薤白半夏汤合参苓白术散加减以健脾养心、除痰化瘀。

处方：瓜蒌皮 20 g，薤白 10 g，法半夏 12 g，陈皮 15 g，茯苓皮 20 g，丹参 15 g，红芪 10 g，细辛 10 g，泽兰 10 g，酒川芎 15 g，白术 15 g，姜厚朴 15 g，地龙 15 g，薏苡仁 30 g。中药 3 剂，每天 1 剂，煎药机煎药取汁 450 ml，分 3 次服。

【三诊】2016 年 10 月 8 日：患者舌暗红，苔白腻，脉滑，辨证为气阴两虚、血瘀湿浊，治以滋肾护元，益气养血，祛瘀化湿，泄浊解毒，予生脉注射液益气扶正、丹红注射液活血化瘀、尿毒清颗粒清热解毒，中药汤剂予以参芪地黄汤加减益气养阴，化瘀除湿，加用大黄解毒泄浊，猪苓渗湿利水。

处方：党参15 g，黄芪30 g，茯苓15 g，泽泻15 g，山萸肉20 g，山药20 g，生地黄15 g，丹参15 g，猪苓15 g，桂枝15 g，酒大黄9 g。中药4剂，每天1剂，水煎取汁450 ml，分3次服。

【四诊】2016年10月12日：患者一般情况可，诉活动后稍心累、气促、胸闷不适，程度较前缓解，偶有咳嗽、咯痰，睡眠欠佳。舌淡胖，苔腻，脉滑，昨日24小时尿量约750 ml。查体：血压150/71 mmHg，胸廓呈桶状胸，双肺呼吸音稍粗，双下肺呼吸音减低，肺底湿啰音较前明显减少。双下肢重度凹陷性水肿。辨证为脾肾阳虚，水湿停聚，治以补肾助阳、化气行水。方选肾气丸合猪苓汤加减。麝香扶肾散（科内配方制剂）外敷肾俞穴舒络固肾。

处方：熟地黄15 g，茯苓20 g，山药20 g，白附片15 g，桂枝15 g，黄芪20 g，酒黄连10 g，猪苓15 g，泽泻20 g，海藻15 g，太子参20 g，赤芍20 g。中药4剂，每天1剂，水煎取汁450 ml，分3次服。

【五诊】2016年10月21日：患者心累、气促明显缓解，咳嗽、咯痰较前缓解，余未诉特殊不适。查体：今晨空腹血糖5.3 mmol/L，昨日24小时入量约1 440 ml，小便量980 ml。双下肢水肿，舌淡胖，苔腻，脉滑，辨证为肾气虚，水湿停聚，治以补肾助阳、化气行水。方选肾气丸合猪苓汤加减。

处方：熟地黄30 g，茯苓45 g，山药60 g，白附片20 g，桂枝30 g，黄芪100 g，酒黄连30 g，猪苓30 g，盐泽泻60 g，海藻30 g，人参20 g，赤芍60 g，大枣30 g，煅牡蛎30 g，干姜20 g，葛根60 g，山萸肉60 g，当归30 g，鹿茸片5 g。

【六诊】2016年10月28日：患者神清，精神可，诉偶有咳嗽、咯痰，未诉心累、气促等不适。昨日24小时入量920 ml，小便量1 150 ml。双下肢凹陷性水肿稍有缓解。患者舌淡胖，苔腻，脉滑，辨证为肾气虚，水湿停聚，治以补肾助阳、化气行水。方选肾气丸合猪苓汤加减为丸常服。

处方：熟地黄60 g，茯苓45 g，山药60 g，白附片（久煎）20 g，桂枝30 g，黄芪120 g，酒黄连30 g，煅牡蛎（久煎）30 g，盐泽泻60 g，海藻30 g，人参（久煎）20 g，赤芍60 g，大枣30 g，猪苓30 g，干姜20 g，葛根45 g，山萸肉60 g，当归30 g，鹿茸片（为末）5 g。中药10剂，制水丸，每次10 g，每天3次。

患者门诊随访，病情稳定，半年后因再次感冒，肺部感染后水肿加重，血肌酐升至700 μmol/L，少尿，心累等症，进入血液透析治疗。

● 按语

此例患者属消渴病肾病，重症水肿合并心衰，本案例重点讨论心衰病中医诊治。心衰病名首见于王叔和的《脉经》，其中有言："心衰则伏，肝微则沉，故令脉浮而沉。"其中《脉经》卷第三中有言心衰的治疗当："固转孔穴，利其溲便，遂通水道，甘液下流，亭其阴阳，喘息则微，汗出正流。肝着其根，心气因起，阳行四肢，肺气亭亭，喘息则安。"《景岳全书》言："虚微者动亦微，虚甚者动亦甚"，并提出"宜益气养精，滋培根本"等治疗原则。其发病多由于心病日久，或他病及心（本例属消渴日久，肾络受损，肾阳虚，水邪上泛），阳气虚衰，运化无力，或气滞血瘀，心脉不通，血瘀水停，以喘息心悸，不能平卧，咳吐痰涎，水肿少尿为主要表现，此患者即为此表现。而关于水肿，《丹溪心法·水肿》指出："水肿因脾虚不能制水，水渍妄行，当以参、术补脾，使脾气得实，则自健运，自能升降运动其枢机，则水自行。"水肿病机多由肺失通调，脾失转输，肾失开阖，三焦气化不利。此患者主要用肾气丸及猪苓汤加减化裁，《伤寒论·辨阳明病脉证并治》第223条："若脉浮发热，渴欲饮水，小便不利者，猪苓汤主之。"方用猪苓、茯苓、泽泻淡渗利水。《金匮要略·血痹虚劳病脉证并治》："虚劳腰痛，少腹拘急，小便不利者，八味肾气丸主之。"此方主治虚劳腰痛、痰饮、消渴、小便不利等病证，皆由肾之阴精不足，肾阳虚弱，气化失常所致。熟地黄滋补肾阴，宜精填髓。《本草经疏》谓："干地黄乃补肾家之要药，益阴血之上品。"山茱萸补肝肾，涩精气；附片、桂枝温肾助阳，鼓舞肾气。此方可补肾助阳，化生肾气。

（杜小梅　梁颖兰　廖慧玲）

第三节　淋　证

医案 1　血淋

殷某某，女，55 岁，退休，泸州市人。

【病史】患者 12 小时前无诱因突发尿频、尿急、尿痛，小便 10 余次，小便量减少，伴腰背酸痛，恶心，无发热、恶寒、寒战。3 小时前尿频、尿急、尿痛加重，伴肉眼血尿，急诊查小便常规：蛋白质 ++，白细胞 +++，隐血 ++。

【初诊】2017 年 3 月 26 日：患者尿频、尿急、尿痛，伴肉眼血尿，腰痛，右腰部轻叩痛，舌质红，苔黄腻，脉滑数。小便常规：蛋白质 ++，白细胞 +++，隐血 ++。血常规：白细胞计数 10.19×10^9/L、中性粒细胞 84.7%；超敏 C 反应蛋白 18.06 mg/L。尿培养结果未回。

【辨证】患者突发尿频、尿急、尿痛、尿血，中医诊断：淋证（血淋）。病机为中年女性，脾肾不足，湿热蕴结下焦，气机不利，气化失常，开阖失司，排尿异常，故见尿频、急、短涩、滴沥刺痛；肾气不足，不耐劳作，腰酸疼痛，湿热蕴结于下焦，不在少阳，故无发热、恶寒、寒战等症，舌质红，苔黄腻，脉滑数为湿热蕴结之象。治疗：清热化湿，通淋止血；中药汤剂银翘八正散合小蓟饮子加减，清热利湿，凉血止血。

处方：山银花 20 g，连翘 20 g，盐车前子 15 g，瞿麦 15 g，萹蓄 20 g，滑石 20 g，炒栀子 10 g，甘草 6 g，川木通 10 g，小蓟 12 g，大蓟 12 g，生蒲黄 12 g，败酱草 30 g。中药 6 剂，免煎剂，每天 1 剂，开水冲服，1 日 3 次。

【二诊】2017年4月2日：患者诉肉眼血尿消失，无尿急、尿痛，偶有尿频，身软乏力，口淡，腰膝酸软，失眠，舌质淡红，苔白微腻，脉缓。尿培养阴性，小便常规：蛋白尿阴性，白细胞20个/HP。治疗有效，无抗生素治疗指征，继续上方调整，治当益气养阴，清热化湿，方选八正散合香砂六君子汤加减以清热利湿，健脾益气。

处方：盐车前子15 g，滑石20 g，炒栀子10 g，甘草6 g，小蓟12 g，大蓟12 g，木香10 g，砂仁10 g，党参20 g，茯苓20 g，白术15 g，半夏15 g，山药20 g，炙甘草5 g。中药10剂，免煎剂，每天1剂，开水冲服，1日3次。

【三诊】2017年4月15日：患者病情好转，小便常规转阴，腰酸软痛，身软乏力，失眠，微汗出，舌质红，少苔，脉弦细，辨证：湿热去，肾阴不足，以补肾养阴益气为治，方选知柏地黄丸加味。

处方：知母15 g，黄柏12 g，生地20 g，山药20 g，茯苓20 g，山茱萸15 g，丹皮10 g，猪苓12 g，萹蓄15 g，瞿麦20 g，白茅根30 g。中药免煎剂10剂，每天1剂，开水冲服，1日3次。

患者复诊，诸症转阴。

● 按语

患者以尿频、尿急、尿痛、尿血为主要表现，属于祖国医学"淋证"范畴。"淋"的病名首见于《素问·六元正纪大论》，并记载主要症状表现为"小便黄赤"。其发病跟湿热邪气有着密切的关系，明代王肯堂《证治准绳》曰："淋病必由热甚生湿，湿生则水液浑，凝结而为淋。"本案患者为中年妇女，因外阴不洁，秽浊之邪从下侵入机体，加之平日嗜食肥甘辛辣之品，酿生湿热，湿热下注膀胱，发为淋证。湿热下迫尿道，气机阻滞，排尿不畅，则尿频尿急，尿道灼痛。湿热灼伤脉络，则见尿血。舌质红，苔黄腻，脉滑数，均为湿热蕴结之象。本病病位在肾与膀胱，病机为湿热蕴结，热灼血络，病性属实。治宜清热通淋，凉血止血，即朱丹溪在《丹溪心法·淋》"淋有五，皆属乎热。解热利小便，山栀子之类"所言，方选银翘八正散合小蓟饮子加减。方中车前子、瞿麦、萹蓄、滑石、木通等清热除湿、利水通淋，以除湿热之邪，以消尿频、尿急、尿痛之征。栀子通泄三焦，清热利湿、凉血止血。大蓟，《本草经疏》言其"最能凉血，血热解则诸证自愈矣"。小蓟，《本草拾遗》记载"破宿血，止新血"。大蓟、小蓟常配伍同用，以凉血止血。蒲黄化瘀止血，止血不留瘀，利尿通淋。二诊患者自述肉眼血尿消失，无尿急、尿痛，偶尔尿频，湿热蕴结膀胱之征明显缓解，予以八正散中的车前子、滑石、栀子等清热通淋，巩固疗效，同时配合香砂六君子汤健脾除湿，扶助正气，防止疾病再次复发。

（杜小梅　梁颖兰　闫颖）

医案2　热淋

张某某，男，68岁，四川内江隆昌人。

【病史】患者反复尿频、尿急、尿痛伴肉眼血尿2月。2月前患者无诱因突发尿痛、尿频、尿急，小便难解，伴肉眼血尿，便秘。随后上述症状逐渐加重，尿痛明显，伴小便量减少，每天约500 ml，伴下腹胀不适，纳差就诊，B超提示：前列腺增生症，尿潴留，小便常规：蛋白质++，白细胞+++，隐血++。

【初诊】2017年3月15日：患者尿频、尿急、尿痛，伴肉眼血尿，偶有头晕、心慌、心悸，伴视物模糊、耳鸣，纳眠差，腰痛，乏力，口干，口苦，无发热，恶寒，舌质红，苔黄，脉滑数。安置导尿管并保留，小便每天约1 000～1 800 ml，色黄。血压正常。

【辨证】患者老年男性，肾气不足，中气下陷，痰瘀湿浊积聚于下焦，阻塞尿路，下焦气化不利，瘀水互结，发为癃闭、淋证，故见尿频、尿急、尿痛，伴肉眼血尿。久淋不欲，水热互结，积淋为癃或闭，故见全天尿量减少，尿潴留。脾肾亏虚，肾精不足，故见头晕、心慌、心悸，伴视物模糊、耳鸣，纳眠差，腰痛，乏力。水饮郁久化热，泛及中焦，故见口干，口苦。

舌质红，苔黄，脉滑数为湿热蕴结之象。病机属本虚标实，脾肾气虚，湿热蕴结。急以治标，清热利湿，凉血止血，益气养阴，活血化瘀，中药汤剂予以八正散合小蓟饮子加减。西医诊断：前列腺增生症，尿路感染。定期生理盐水冲洗膀胱，抗生素静脉输注治疗，完善尿培养检查。

处方：瞿麦 20 g，滑石 10 g，盐车前子 20 g，金钱草 20 g，白芍 25 g，小蓟 15 g，白茅根 12 g，山栀子 12 g，当归 20 g，蒲黄 15 g，炙甘草 6 g。中药免煎剂 6 剂，每天 1 剂，开水冲服，1 日 3 次。

【二诊】2017 年 3 月 21 日：患者自述尿痛、肉眼血尿消失，偶尔尿频、尿急，偶有头晕、心慌、心悸，伴视物模糊、耳鸣，纳眠差，舌质淡红，苔白，脉缓。中药汤剂予参芪地黄汤合四君子汤加减，尿培养无细菌生长，停用抗生素，配合抑制前列腺增生药物。拔除尿管，尿路通畅。

处方：党参 20 g，生地黄 20 g，黄芪 30 g，山药 15 g，山茱萸 15 g，茯苓 20 g，白术 15 g，炒酸枣仁 30 g，泽泻 15 g，五味子 30 g，陈皮 10 g，木香 15 g，甘草 10 g，车前子 15 g，滑石 15 g，枸杞 20 g。中药 6 剂，每天 1 剂，水煎取汁 450 ml。分 3 次服。

【三诊】2017 年 3 月 30 日：患者诉仍有轻微尿痛、尿频、尿急，无肉眼血尿，偶有头晕、心慌、心悸，伴视物模糊、耳鸣，纳眠差，舌质淡红，苔白，脉沉细。尿常规转阴，治疗有效，继续参芪地黄汤加味调护。

处方：太子参 20 g，生地黄 30 g，黄芪 30 g，山药 30 g，山茱萸 30 g，茯苓 20 g，猪苓 15 g，五味子 30 g，滑石 15 g，枸杞 20 g，白附片 10 g，炙甘草 20 g，大枣 20 g。中药 10 剂，免煎剂，每天 1 剂，开水冲服，分 3 次服。

患者经上方间断调服 1 年有余，诸症除，B 超复查前列腺 3.2 cm × 2.8 cm，形态正常。

●按语

患者以尿频、尿急、尿痛、尿血为主要表现，属于祖国医学"淋证"范畴。患者老年体衰，肾气亏虚，肾虚气化失司，痰瘀互结于下焦，易患前列腺增生肥大，阻塞尿路，致瘀水互结，水液停聚，郁久化热，湿热蕴结，下注膀胱，加之饮食不节，嗜食肥甘辛辣，酿生湿热，膀胱受湿热侵扰，故发为淋证，正如巢元方《诸病源候论》所曰："诸淋者，由肾虚而膀胱热故也。"湿热郁蒸膀胱，气化不利，下迫尿道，故小便频数急迫，排尿灼热涩痛。湿热伤及血络，迫血妄行，则尿血。脾肾亏虚，脏腑头目失养，故头晕、心慌、心悸、眠差。肾气不足，下元亏虚，故有"踩棉花"感。视物模糊、耳鸣均是肾虚表现。病机为肾气亏虚，膀胱湿热，即王焘《外台秘要》曰："肾气虚热，膀胱不足，加之以渴饮，即小便淋涩，皆系藏虚不能主其腑也。"急则治其标，初诊以八正散合小蓟饮子加减，清热利湿，凉血止血，即叶天士在《临证指南医案·淋浊》中分析称："淋病主治，而用八正、厘清、导赤等方，因热与湿俱属无形，腑气为壅，取淡渗苦寒，湿去热解，腑通病解。"方中瞿麦、滑石、车前子、金钱草等清热利湿通淋，栀子清热通淋、凉血止血，小蓟、白茅根凉血止血，白芍缓急止痛，蒲黄化瘀止血，李用粹《证治汇补》言："……血淋腹硬茎痛，诚为死血，法当去瘀"，配伍当归活血化瘀。二诊患者尿频、尿急、尿痛、尿血症状缓解，自觉头晕、心慌、心悸，伴视物模糊、耳鸣，纳眠差，予参芪地黄汤合四君子汤补益脾肾。方中生地黄、山药、山茱萸等滋补肾阴，填精益髓，党参、黄芪健脾益气，茯苓、泽泻、车前子、滑石等清热利湿，陈皮、木香行气，枸杞滋阴养血，酸枣仁、五味子宁心安神，全方补肾健脾，清热利湿，标本兼顾，但以补肾健脾扶正为主。后期益肾健脾，活血通瘀，治疗调护收效。

（杜小梅　梁颖兰　闫颖）

医案3　石淋

周某，男，35岁，四川泸州泸县人。

【病史】患者以"突发右侧腰痛1小时"就诊。于1小时前无诱因出现右侧腰部疼痛，呈持续性胀痛，放射致右侧腹股沟胀痛，随即肉眼血尿，尿频、尿急、尿痛就诊。无其他慢性病史。

【初诊】2017 年 5 月 11 日：患者右侧腰背部胀痛，伴腹股沟放射痛，肉眼血尿，尿频、尿急、尿痛，纳眠欠佳，大便干结 2 天未解，口干苦，饮水多，舌质红，苔薄黄，脉弦。血常规：白细胞计数 $14.65 \times 10^9/L$，中性粒细胞 85.4%，超敏 C 反应蛋白 1.68 mg/L；尿常规：白细胞 ++，红细胞 600 个 /μl；降钙素原 0.052 ng/ml；彩超：脂肪肝，右输尿管下段结石伴右肾积水，双肾结石，左侧较大约 0.4 cm，右侧较大约 0.5 cm，右集合部见宽约 1.2cm 分离暗区，右输尿管扩张，于下段近膀胱开口处见一大小约 0.5cm 强回声伴声影。

【辨证】患者以突发右侧腰腹痛，肉眼血尿、尿频、尿急、尿痛"为主要表现，中医诊断：淋证（石淋、血淋）。患者中年男性，肥甘厚味，酒食辛辣，湿热蕴结，热结水阻，熬尿液中杂质为砂石，砂石已成，阻塞尿路，气机郁滞，不通则痛，砂石与热结，灼伤络脉，故由石淋转为血淋而见诸症。舌质红，苔薄黄，脉弦为热结气滞之象。病机辨证为下焦湿热，砂石瘀阻水道，为膀胱蓄水、蓄血并见证。治法：清热利湿，凉血止血，通淋排石；中药汤剂予三金排石汤合八正散加减，嘱多饮水，活动。西医适当补液，抗感染，对症治疗。常规尿液细菌培养。

处方：金钱草 20 g，鸡内金 15 g，海金沙 15 g，石韦 20 g，盐车前子 20 g，瞿麦 15 g，萹蓄 15 g，滑石 20 g，炒栀子 15 g，炙甘草 6 g，川木通 20 g，生大黄 20 g，生蒲黄 15 g，大蓟 6 g，小蓟 20 g，白芍 25 g。中药 4 剂，免煎剂，每天 1 剂，1 日 3 次，温开水冲服。

【二诊】2017 年 5 月 16 日：患者右侧腰背部胀痛，伴腹股沟放射痛，肉眼血尿减轻，尿频、尿急、尿痛缓解，纳眠欠佳，大便通。舌质暗红，苔薄黄，脉弦滑。治疗有效，继续调整上方治疗，清热利湿，通淋排石。停用所有西药，多饮水。

处方：金钱草 20 g，鸡内金 15 g，海金沙 15 g，石韦 20 g，盐车前子 20 g，瞿麦 15 g，萹蓄 15 g，滑石 20 g，炒栀子 15 g，炙甘草 6 g，生大黄 10 g，生蒲黄 15 g，小蓟 20 g，赤芍 30 g。中药 6 剂，免煎剂，每天 1 剂，1

日3次，水冲服。

【三诊】2017年5月23日：诸症缓解，二便通畅，纳眠欠佳，昨日尿出砂石2粒。舌质暗红，苔薄黄，脉弦滑。今日B超复查B超：右肾输尿管无扩张，未见结石影，双肾结石（左侧较大约0.4 cm，右侧较大约0.5 cm）如前。小便常规无异常。辨证为湿热蕴结，砂石阻滞。继续三金排石汤合猪苓汤加减常服，调节饮食起居，运动等。

处方：金钱草20 g，鸡内金15 g，海金沙15 g，猪苓20 g，山茱萸20 g，赤芍30 g。中药免煎剂10剂，1日2次，温开水冲服。

患者定期复查，间断中药调理，多次排出砂石，随访半年后复查B超，提示肾内无结石影。

● **按语**

患者以腰部疼痛为主要表现，结合相关检查，证属祖国医学的"石淋"范畴。明代医家方约之认为"淋证，其感不一，或因房劳，或因忿怒，或因醇酒，或因浓味。夫房劳，阴虚火动也；忿怒者，气动生火也；醇酒、厚味者，酿成湿热也。积热既久，热积下焦，所以小便淋沥……久则煎熬水液，稠浊如膏，如沙如石也"。本案患者因应酬嗜食肥甘辛辣醇酒，酿生湿热，湿热下注，化火灼阴煎熬尿液结为砂石，发为石淋。砂石停滞尿道膀胱，气机受阻，故而小便不畅。腰为肾之府，砂石闭阻经脉，不通则痛，故见腰痛，即明代李梴《医学入门·杂病用药赋》"石淋，茎内割痛，尿中有砂石，令人闷绝"。湿热砂石灼伤尿道血脉，故而尿中见血。舌质红，苔薄黄，脉弦，均为湿热蕴结成石之表现。治疗上，清代张璐《张氏医通·淋》指出"石淋者，脐腹隐痛，小便难，痛不可忍，溲如砂石……宜清其积热，涤其砂石"，方选三金排石汤合八正散加减。方中金钱草、鸡内金、海金沙、石韦等利尿通淋化石；车前子、瞿麦、萹蓄、滑石、木通等清热利湿通淋；栀子苦寒清降，清泻三焦火邪，导热从小便而去；大黄通利大便，导热从大便而出；白芍缓急止痛；蒲黄、大蓟、小蓟凉血止血；炙甘草调和诸药。二诊患者自述右侧腰背部胀痛，伴腹股沟放射痛，肉眼血尿有所缓解，纳眠欠佳，上方调整剂量守方再进获效，输尿管砂石排出。后期继续调整药物按清热养阴、消石排石法常服获效。

（杜小梅　梁颖兰　闫颖）

医案4　石淋

邹某，女，24 岁，四川省泸州市纳溪区人。

【病史】患者 7 小时前无诱因出现解全程肉眼血尿，每次 30 ~ 40 ml，伴尿频、尿急、尿痛、尿淋漓不尽，门诊就诊；月经刚过 2 天。辅检尿常规：红细胞 +++、蛋白尿 ++、白细胞 +++。血常规：白细胞 11.72×10^9/L，中性粒细胞 71.2%。彩超：左肾小结石、左肾尿盐沉积。

【初诊】2017 年 7 月 4 日：肉眼血尿，伴尿频、尿急、尿痛、尿淋漓不尽，时有腰痛。舌质红，苔黄，脉滑数。血常规：白细胞 11.72×10^9/L，中性粒细胞 71.2%；尿常规：白细胞 +++，蛋白质 +++，胆红素 +++。右侧附件囊肿（约 3.7 cm × 2.7 cm）。

【辨证】该患者以肉眼血尿、尿频、尿急、尿痛为主要表现，属于祖国医学"淋证（血淋）"范畴。患者平素饮食不节，损伤脾胃，脾失健运，水湿不化，蕴久化热，湿热下注膀胱，热盛灼伤血络，迫血妄行，故见肉眼血尿。湿热蕴结下焦，膀胱气化失司，故见尿频、尿急、尿痛。腰为肾之府，湿热之邪侵犯于肾，气机不畅，故见腰痛。舌质红，苔黄，脉滑数为湿热之征象。综上，本病病位在膀胱，病机属湿热下注，病性属实。中医治疗：治以清热利湿、通淋止血，方选小蓟饮子加减。西医诊断：尿路感染。口服抗生素治疗。

处方：蒲公英 20 g，盐车前子 15 g，小蓟 30 g，蒲黄炭 10 g，茜草 20 g，黄柏 12 g，瞿麦 20 g，萹蓄 20 g，炒栀子 10 g，茯苓 20 g，生地黄 20 g。中药 4 剂，每天 1 剂，水煎 500 ml，分 3 次服。

【二诊】2016 年 7 月 9 日：患者诉小便颜色转黄，尿频、尿急、尿痛、尿不尽明显好转,已无肉眼血尿,舌质淡红,苔薄黄,脉滑数。中医治疗:治以清热利湿、通淋止血,方选小蓟饮子加减。

处方:蒲公英12 g,盐车前子10 g,小蓟12 g,蒲黄炭10 g,茜草10 g,黄柏12 g,瞿麦12 g,萹蓄12 g,炒栀子10 g,茯苓20 g,生地黄12 g。中药4剂,免煎剂,每天1剂,开水冲服,1日3次。

【三诊】2016年7月14日:患者诸症好转,诉腰痛不适,纳眠可,二便调。舌质微红,苔薄白,脉滑。中医辨证属湿热渐去,换用猪苓汤加减清热养阴,化气行水为治。

处方:猪苓20 g,泽泻20 g,小蓟20 g,白术30 g,山茱萸20 g,瞿麦12 g,萹蓄12 g,茯苓20 g,生地黄12 g。中药6剂,免煎剂,每日1剂,温开水调服,1日3次。

● **按语**

患者以肉眼血尿、尿频、尿急、尿痛为主要表现,属于祖国医学"淋证(血淋)"范畴,《诸病源候论》曰:"血淋者,是热淋之甚者,则尿血,谓之血淋。"患者平素饮食不节,嗜食肥甘辛辣之品,酿生湿热,下注膀胱,煎熬尿液化生砂石,划伤尿道,故而小便见血,即明代医家方约之所言"积热既久,热积下焦,所以小便淋沥,欲去不去,又来,而痛不可忍者。初则热淋,血淋,久则煎熬水液,稠浊如膏,如沙如石也"。湿热砂石下迫尿道,气机阻滞,排尿不畅,则尿频尿急,尿道灼痛。腰为肾之府,湿热闭阻经脉,气机不畅,不通则痛,故见腰痛。舌质淡红,苔薄黄,脉滑数为湿热之征象。《景岳全书》曰:"淋之初病,则无不由乎热剧……"湿热下注膀胱,蕴结成石,灼伤脉络,治宜凉血止血,利尿通淋,方选小蓟饮子加减,吴昆《医方考》曰:"下焦结热血淋者,此方主之。"方中小蓟凉血止血、利尿通淋,蒲黄炭、茜草化瘀止血,止血不留瘀。热在下焦,宜因势利导,故以蒲公英、车前子、瞿麦、萹蓄、茯苓、黄柏清热利水通淋,栀子清泄三焦之火,导热从下而出。生地黄凉血止血,养阴生津。二诊患者诉小便颜色转黄，腰痛有所减轻，尿频、尿急、尿痛、尿淋漓不尽明显好转，无肉眼血尿，效不更方，继服 4 剂。三诊患者诸症好转，换用猪苓汤加减，继服 6 剂以巩固疗效。

（杜小梅　梁颖兰　闫颖）

医案 5　石淋

施某某，男，51 岁，泸州市江阳区居民。

【病史】患者于半年前无诱因突发出现左侧腰腹痛，呈持续性绞痛不适，不能忍受，伴小腹痛，持续时间约 3 小时缓解，门诊彩超提示：左肾结石（大小不详），因疼痛消失，未治疗。3 天前患者疼痛再次发作，以左下腹疼痛为主，呈间歇性隐痛不适，可以忍受，不伴尿频、尿急、尿痛、肉眼血尿、发热压痛等症。

【初诊】2015 年 4 月 15 日：患者反复腰、腹痛，左下腹间歇性隐痛不适，眠差，口干不喜饮水，大便正常，小便黄赤短少，有尿时灼热感，面红；素有烟酒、肥甘厚味嗜好，发热，少汗，体温 38.5 ℃，舌质瘀暗，苔黄腻，脉弦滑数。彩超复查：左肾结石 0.6 cm，左输尿管中、上段积水，下段髂血管处见强回声 0.7 cm×0.4 cm，诊断左肾结石，左输尿管结石伴积水。小便常规：尿蛋白阴性，白细胞定性 ++、定量 108 个 /HP。血常规：白细胞总数 $13.3×10^9$/L，中性粒细胞 86%。

【辨证】患者反复腰腹绞痛，尿频，尿急，尿时灼热，B 超提示：泌尿系结石，中医诊断：淋证（石淋）。病机分析：患者中年男性，平素饮食不节，嗜食肥甘厚腻，长久则湿邪内蕴，郁久化热，湿热中阻，日久结为砂石，膀胱气化不利，气机阻滞，不通则痛，症见腰腹部痛。湿热蕴结，热有膀胱经传入少阳，可见寒热往来，口苦咽干之少阳证，病势为石淋—热淋—气淋的三淋合并症，如西医重症急性肾盂肾炎，肾周感染，肾、输尿管结石梗阻伴感染等症。患者舌质瘀暗，苔黄腻，脉弦滑为湿热蕴结。病位在膀胱，邪居太阳、少阳两经。治法：清热化石通淋，选方三金汤合小柴胡汤加减。嘱患者大量饮水，西医补液、解痉、抗感染治疗。

处方：炒鸡内金 20 g，金钱草 20 g，海金沙 15 g，萹蓄 25 g，瞿麦 25 g，柴胡 24 g，黄芩 30 g，赤芍 30 g，半夏 15 g，炙甘草 15 g，生大黄 12 g。中药 6 剂，免煎剂，每天 1 剂，开水冲服，1 日 3 次。

【二诊】2015 年 4 月 22 日：疼痛转至左下腹间歇性隐痛不适，体温正常，发热消失，眠差，心烦，口干，欲饮水，大、小便量色正常，纳可，舌质红，苔黄白相间，脉弦滑。方证有效，辨证为湿热伤津，守方去萹蓄、大黄，加麦冬、山茱萸、猪苓、黄柏养阴清热等。小便常规复查正常。

方药：炒鸡内金 20 g，金钱草 20 g，海金沙 15 g，瞿麦 25 g，柴胡 15 g，黄芩 30 g，赤芍 30 g，半夏 15 g，麦冬 20 g，山茱萸 20 g，猪苓 20 g，黄柏 15 g，炙甘草 15 g。中药 6 剂，免煎剂，每天 1 剂，开水冲服，1 日 3 次。

【三诊】2015 年 4 月 29 日：患者诉眠差，心烦，口干好转，纳可，两天前排尿时尿道胀痛难忍，尿出少许砂石后好转，无尿血，舌质红，苔薄白，脉弦滑。B 超提示左输尿管无结石、积水声像。治疗有效，辨证为湿热伤津，守方调整减量常服，定期复查。

处方：炒鸡内金 10 g，金钱草 20 g，海金沙 10 g，黄芩 30 g，赤芍 30 g，麦冬 20 g，山茱萸 20 g，猪苓 20 g，黄柏 15 g，炙甘草 15 g。中药 10 剂，免煎剂，每天 1 剂，开水冲服，1 日 3 次。

●按语

《金匮要略》云："淋之为病，小便如粟状，小腹弦急，痛引脐中。"《中藏经》已有冷、热、气、劳、膏、砂、虚、实八种分型，是淋证临床分类的雏形。《诸病源候论》把淋证分为石、劳、气、血、膏、寒、热七种，而以"诸淋"统之。《外台秘要》云："集验论五淋者，石淋、气淋、膏淋、劳淋、热淋也。"本例患者以腰腹痛为主症，四诊合参，属祖国医学"石淋"。《金匮要略》认为病机是"热在下焦"，《丹溪心法》说"淋有五，皆属乎热"，《景岳全书》认为："淋之初病，则无不由乎热剧。"而本例患者由于平素饮食不节，嗜食肥甘厚腻，日久则湿邪内蕴，郁而化热，湿热中阻，日久结为砂石；膀胱气化不利，气机阻滞，不通则痛，症见腰腹部痛。患者舌质瘀暗，苔黄腻，脉弦滑为湿热之象。因此病机应为湿热蕴结下焦。治疗上，《金匮要略》认为"淋家不可发汗"，《丹溪心法》认为"最不可用补气之药，气得补而愈胀，血得补而愈涩，热得补而愈盛"。本例治疗予三金汤合小柴胡汤加减以清热利湿、排石通淋。酌加赤芍活血行瘀，散瘀止痛，大黄泻湿热，诸药合用，共奏清热利湿排淋之功。二诊时，患者左下腹间歇性隐痛不适，眠差，心烦，舌质红，苔黄白相间，脉弦滑，辨证为湿热伤津，调整药物益气养阴、利尿通淋、滋阴生津。三诊后病情缓解，结石阻滞贵在杜绝产生之源，调节饮食，小剂量中药缓慢调节，减少复发。

（赵庆　王倩）

医案 6　石淋

余某，女，29 岁，泸州市江阳区大河街。

【病史】患者于 4 年前无明显诱因出现右侧腰部疼痛。2 小时前患者无明显诱因再次出现右侧腰部疼痛，程度较前加重，伴小便量少，不伴恶心、呕吐，无尿频、尿急、尿痛。泌尿系统彩超：右输尿管下段结石伴右肾积水，双肾结石。

【初诊】2017 年 3 月 17 日：患者右侧腰部持续性疼痛，小便量少，口苦干，尿液黄赤，右肾区叩痛，舌质红，苔薄黄，脉弦紧。泌尿系统彩超：右输尿管下段结石伴右肾积水，双肾结石。血常规：中性粒细胞 85.7%。

【辨证】患者以反复腰痛，少尿，口苦干，尿液黄赤，结石，肾积水为主要表现，中医诊断：石淋。患者嗜食肥甘厚味，脾胃酿生湿热，湿热下注，化火灼阴煎熬尿液结为砂石，小便不畅，则见腰部酸胀。腰为肾之府，正虚外感湿热之邪，闭阻经脉，不通则痛，故见腰痛。舌质红，苔薄黄，脉弦，均为湿热蕴结之象。病位在肾，病机为湿热蕴结，砂石阻滞，病性属实。治法：清热利湿，理气排石。方选三金排石汤合八正散加减。

处方：金钱草 20 g，鸡内金 15 g，海金沙 15 g，石韦 20 g，盐车前子 20 g，瞿麦 15 g，萹蓄 15 g，滑石 20 g，炒栀子 15 g，炙甘草 12 g，川木通 20 g，生大黄 10 g。中药 4 剂，免煎剂，每天 1 剂，开水冲服，1 日 3 次。

【二诊】2017 年 3 月 21 日：患者右侧腰部疼痛有所缓解，右肾区叩痛消失，舌质红，苔薄黄，脉弦。方证对应，显效，继续清热利湿，通淋排石，上方调整剂量继续服用。

处方：金钱草 20 g，鸡内金 15 g，海金沙 15 g，石韦 20 g，盐车前子 20 g，瞿麦 30 g，萹蓄 30 g，滑石 30 g，炒栀子 15 g，炙甘草 6 g，川木通 20 g，生大黄 10 g，柴胡 15 g，黄芩 15 g。中药 4 剂，免煎剂，每天 1 剂，开水冲服，1 日 3 次。

【三诊】2017 年 3 月 25 日：诸症消失，口干，尿黄，舌质红，苔黄，脉弦，B 超复查：右输尿管下段结石伴右肾积水消失；双肾结石 0.3 ~ 0.6 cm，继续棱术排石颗粒（院内制剂）清热通淋排石治疗。

●按语

患者以腰部疼痛为主要表现，属祖国医学的"石淋"范畴。患者嗜食肥甘辛辣，酿生湿热，湿热下注，化火灼阴煎熬尿液结为砂石，发为石淋，明代王肯堂《证治准绳》："沙石淋，乃是膀胱蓄热而成，正如汤瓶久在火中，底结白碱而不能去。"砂石停滞尿道膀胱，气机受阻，故而小便不畅。腰为肾之府，砂石闭阻经脉，不通则痛，故见腰痛，即《诸病源候论·石淋候》："小便则茎里痛，尿不能卒出，痛引少腹，膀胱里急，沙石从小便道出，甚者塞痛令闷绝。"舌质红，苔薄黄，脉弦，均为湿热蕴结成石之表现。治疗上，王肯堂指出："沙石淋……理宜清彻积热，使水道通则沙石出而可愈"，方选三金排石汤合八正散加减。方中金钱草、鸡内金、海金沙、石韦等利尿通淋化石，车前子、瞿麦、萹蓄、滑石、木通等清热利湿通淋，栀子苦寒清降，清泻三焦火邪，导热从小便而去，大黄通利大便，导热从大便而出，炙甘草调和诸药。二诊患者自述腰部疼痛明显缓解，小便不畅有所改善，继续服用上方巩固疗效。

（闫颖）

医案7 血淋

王某某，女，52岁，泸州市江阳区居民。

【病史】患者于4小时前无明显诱因出现尿频、尿痛，排尿时针刺样疼痛，解全程淡红色肉眼血尿，伴小腹部坠胀不适，小便淋漓不尽。血常规：白细胞 8.9×10^9/L，中性粒细胞72.1%；小便常规：白细胞++，隐血++，尿蛋白+++，白细胞196个/HP。既往无特殊病史。

【初诊】2014年6月12日：患者尿频、尿痛、肉眼血尿，口不干，下腹部坠胀，下阴干燥，微痒，无分泌物，停经3年，无发热，恶寒，舌质红，苔黄腻，脉弦滑。

【辨证】四诊合参，患者以尿频、尿痛、血尿、下腹部坠胀为主症，中医诊断：淋证（血淋）。患者中年女性，肝、脾、肾亏，气阴两虚为此年龄段的基本病机，肝肾阴虚，脾肾气虚为本；常因起居不慎、饮食不当、多劳、焦虑所伤，都会加重肾之气阴两伤，湿浊、水饮停聚中焦或下焦瘀阻化热，表现为湿热内蕴，灼伤尿路则出现尿血，湿热下注膀胱则尿频、尿急。舌质红，苔黄腻，脉滑为湿热蕴结之征象。本病病位在肾、膀胱、三焦，病机为湿热蕴结，病性属本虚标实。因属下尿路感染多，局部感染，血象正常，预后尚好。辨证属淋证，基本病机"肾虚，膀胱热"，水热互结之膀胱蓄水证。常用方、经方猪苓汤，后世方导赤散，八正散等，本病例选用猪苓汤加味以清热利湿通淋。

处方：茯苓15g，猪苓20g，泽泻10g，麸炒白术15g，桂枝15g，滑石15g，瞿麦15g，炒栀子10g，山茱萸20g，阿胶10g，侧柏叶15g，炙甘草10g。中药4剂，每天1剂，免煎剂泡水，1日3次。

【二诊】2014年6月18日：患者神清、精神可，诉尿频、尿痛、下腹部坠胀较前缓解，血尿色较前变浅，口干，失眠，舌质微红，苔黄，脉弦滑。方正有效，守方再进。

处方：茯苓15 g，猪苓20 g，泽泻10 g，麸炒白术15 g，桂枝15 g，滑石15 g，小蓟30 g，炒栀子20 g，山茱萸20 g，阿胶10 g，侧柏叶15 g，炙甘草10 g。中药4剂，每天1剂，免煎剂泡水，1日3次。

●按语

本例患者以尿频、尿痛、血尿、下腹部坠胀为主症，四诊合参，属祖国医学"淋证"之"血淋"。本例患者由于起居饮食不当，损伤脾胃，脾不运化，湿阻中焦，郁而发热，湿热内蕴，灼伤尿路，湿热下注所致。舌质红，苔黄腻，脉弦滑为湿热蕴结之征象。因此本病病机为湿热蕴结下焦。治疗上，《金匮要略》认为"淋家不可发汗"，《丹溪心法》认为"最不可用补气之药，气得补而愈胀，血得补而愈涩，热得补而愈盛"。本例据辨证为"热淋"，治疗予猪苓汤以清热利湿通淋。方中猪苓、泽泻、滑石通淋利湿止血，栀子、甘草清热泻火。中老年人脾肾不足，酌加山茱萸、阿胶、桂枝益肾养阴、化气通阳，体现利湿不伤阴，清热不耗气，为中老年患者淋证与癃闭的治疗要点。诸药合用，共奏清热利湿排淋之效。

（赵庆 王倩）

医案8 热淋

魏某某，女，30岁，泸州市古蔺县居民。

【病史】7天前患者无明显诱因出现尿痛，当时无尿频、尿急、肉眼血尿、畏寒、发热、腰背痛、腹痛、腹泻、恶心、呕吐等不适。6小时前患者出现尿痛加重，伴有发热，院外测得最高体温39.8℃，畏寒，乏力，无尿频、尿急、肉眼血尿、腰背痛、腹痛、腹泻、恶心、呕吐等不适，门诊查血常规提示：白细胞14.5×10^9/L，中性粒细胞80.2%，淋巴细胞8.9%；尿常规：白细胞+++。

【初诊】2013年4月10日：尿频、尿痛、寒热往来，腰痛，下腹部不适。体温38.5℃。舌质红，苔黄腻，脉滑数。尿培养有大肠埃希菌生长，选用相应抗生素治疗，拟加用中药治疗。

【辨证】该患者以尿痛、尿急、肉眼血尿、畏寒、发热为主要表现，中医诊断：淋证（热淋）。患者嗜食肥甘厚味，脾胃酿生湿热，湿热下注，发为淋证；湿热阻滞，不得透达，湿热下注，膀胱气化失司，排尿不畅，故见尿痛、发热；舌质红，苔黄腻，脉滑数，均为湿热蕴结之象。本病病位在肾与膀胱，病机为湿热蕴结，病性属实。治疗：和解少阳，清热利湿，方选小柴胡汤加减。

处方：柴胡 30 g，法半夏 15 g，党参 15 g，酒黄芩 15 g，生姜 15 g，瞿麦 15 g，萹蓄 15 g，土茯苓 15 g，蒲公英 15 g，大枣 20 g，甘草 10 g。中药 4 剂，每天 1 剂，水煎取汁 450 ml，分 3 次服。

【二诊】2013 年 4 月 15 日：尿痛、尿急、肉眼血尿、畏寒、发热诸症好转，患者诉口干，口苦，汗出，纳少，乏力，尿黄。舌质微红，苔白，脉滑，辨证属脾胃气虚，湿热未尽。治予猪苓汤加四君子汤合方健脾益气，清热化湿利水。

处方：党参 15 g，白术 20 g，茯苓 15 g，猪苓 15 g，泽泻 12 g，酒黄芩 15 g，瞿麦 15 g，萹蓄 15 g，蒲公英 15 g，大枣 20 g，甘草 10 g，生姜 15 g。中药 4 剂，每天 1 剂，煎药机煎药取汁 450 ml，分 3 次服。

【三诊】2013 年 4 月 21 日：诸症好转，停用中药，抗生素继续治疗 14 天，复查小便常规、细菌培养阴性。

●按语

本例患者以尿痛，发热，下腹部不适为主症，四诊合参，属祖国医学"淋证"之"热淋"。《金匮要略》认为病机是"热在下焦"，《丹溪心法》说"淋有五，皆属乎热"，《景岳全书》认为"淋之初病，则无不由乎热剧"。而本例患者嗜食肥甘厚味，脾胃酿生湿热，湿热下注；湿热阻滞，不得透达，膀胱气化失司，排尿不畅。舌质红，苔黄腻，脉滑数，均为湿热蕴结之象。因此，本例病机为湿热蕴结下焦。治疗上，《金匮要略》认为

"淋家不可发汗"，《丹溪心法》认为"最不可用补气之药，气得补而愈胀，血得补而愈涩，热得补而愈盛"。本例据辨证为"热淋"，治疗予以小柴胡汤以和解少阳，清热利湿通淋。方中柴胡、黄芩和解少阳，清少阳胆腑郁热，半夏和胃散结，党参、大枣益气生津，生姜解表通阳，瞿麦、萹蓄利尿通淋，土茯苓清利湿热，蒲公英清热解毒。诸药合用，共奏和解少阳，清热利湿排淋之效。二诊时，患者症状缓解，但见口干，口苦，汗出，纳少，乏力，尿黄，换用猪苓汤加四君子汤。4剂后，患者病证好转。

（赵庆　王倩）

医案9　热淋、消渴

熊某某，女，72岁。泸州市龙马潭区居民。

【病史】患者7年余前于当地体检时发现空腹血糖为8.7 mmol/L。5年前血糖升高明显。7天前患者自诉因受凉之后出现尿频、尿急、尿痛，尿道烧灼痛，约10～20次/天，夜尿3～4次/晚，量少，伴头晕、双侧腰部胀痛，偶咳嗽、咳痰，咳白色泡沫痰，量少，偶夜间潮热、汗多，伴口渴多饮、口苦，查尿常规示：尿白细胞++，葡萄糖+1，白细胞++。空腹血糖9.16 mmol/L。小便培养无细菌生长。

【初诊】患者尿频、尿急、尿痛，尿道烧灼痛，伴腰背胀痛、头晕、咳嗽、咳痰，口渴多饮，视物模糊，手足麻木，双下肢水肿，四肢及背部皮肤瘙痒，活动后心累、气促、胸背部胀痛，精神可，食欲可，眠差多梦，大便时干时稀，患者自患病以来体重未见明显改变。舌质红，苔薄黄。脉沉。

【辨证】患者以尿频、尿急、尿痛，伴口渴多饮、尿道烧灼痛为主症，中医诊断：热淋、消渴。由于年老体虚，肝肾阴虚，肝阳上亢，久病耗伤气阴，气阴两虚。嗜食辛辣刺激之物，长久则湿邪内蕴，郁久化热，湿热下注，下焦湿热蕴结，膀胱气化不利，气机阻滞，不通则痛，症见尿道疼痛；口渴多饮，膀胱运化失常，故见尿频、尿急。舌质红，苔薄黄，脉沉为湿热蕴结之象。病位在下焦膀胱。中药汤剂予猪苓汤加减以清热泻火，利水渗湿。

处方：猪苓15g，茯苓15g，泽泻15g，白土苓15g，阿胶10g，滑石15g，盐杜仲15g，北沙参20g，制黄精15g，石斛15g。中药4剂，免煎剂，每天1剂，泡水，1日3次。

【二诊】患者病情明显好转，尿频、尿急、尿痛减轻，小便色正常，空腹血糖7.16mmol/L。舌质微红，苔白，脉弦滑，治疗有效，上方继续服用。

处方：猪苓15g，茯苓15g，泽泻15g，白土苓15g，阿胶10g，滑石15g，盐杜仲15g，北沙参20g，制黄精15g，石斛15g。中药6剂，免煎剂，每天1剂，泡水，1日3次。

【三诊】患者症状明显改善，患者诉夜间难以入睡，时有胃脘痛、失眠，精神紧张，舌质红，苔薄白，脉细滑，证属水热互结，气机郁滞，方选猪苓汤合左金丸加味以养阴清热，健脾利水，清热和胃。

处方：猪苓15g，茯苓15g，泽泻15g，阿胶10g，滑石15g，盐杜仲15g，黄芪30g，北沙参20g，制黄精15g，石斛15g，炒莱菔子15g，白及10g，酒黄连15g，盐吴茱萸12g。中药6剂，免煎剂，每天1剂，1日3次。

【四诊】复查小便常规，均已正常。继续糖尿病治疗，嘱多饮水，不憋尿，日常多锻炼提肛肌、膀胱肌肉，减少膀胱下垂、膀胱收缩无力。

●按语

本案例为消渴病并发热淋，临床常见。本例患者以尿频、尿急、尿痛、尿道烧灼感为主症，四诊合参，属祖国医学"淋证"。《金匮要略》认为病机是"热在下焦"，《丹溪心法》说"淋有五，皆属乎热"，《景岳全书》认为："淋之初病，则无不由乎热剧。"而本例患者伴腰背胀痛、头晕、咳嗽、咳痰、口渴多饮，视物模糊，手足麻木，双下肢水肿，四肢及背部皮肤瘙痒，心累气促，考虑为年老体虚，肝肾阴虚，肝阳上亢，久病耗伤气阴；嗜食辛辣刺激之物，长久则湿邪内蕴，郁久化热，湿热下注，下焦湿热蕴结，膀胱气化不利，气机阻滞，不通则痛。舌质红，苔薄黄，脉沉为湿热蕴结之象。因此，本例病机为湿热蕴结下焦。治疗上，《金匮要略》认为"淋家不可发汗"，《丹溪心法》认为"最不可用补气之药，气得补而愈胀，血得补而愈涩，热得补而愈盛"。本例据辨证，治疗予猪苓汤加减以清热泻火，利水渗湿。方中猪苓、泽泻、茯苓、白土苓利水渗湿，滑石之甘寒，以利水、清热两彰其功；阿胶滋阴润燥，既益已伤之阴，又防诸药渗利重伤阴血。酌加杜仲补益肝肾，北沙参、制黄精、石斛养阴。诸药合用，共奏泻火清热，利水渗湿之效。二诊治疗同前。三、四诊时患者诉夜间难以入睡，时有胃脘痛、失眠，精神紧张，诊之舌质红，苔薄白，脉细滑，证属水胀，"血得补而愈涩，热得补而愈盛"。本例据辨证，三诊治疗予猪苓汤加减以清热泻火，利水渗湿。方中猪苓、泽泻、茯苓利水渗湿，滑石之甘寒，以利热互结，予以猪苓汤加味以养阴清热，健脾利水，加左金丸清热和胃。6剂后，患者病证好转。

（赵庆　王倩）

第四节　痹　病

医案 1　腰痹

刘某某，男，75岁，泸州市龙马潭区居民。

【病史】患者双膝疼痛 3 天，腰痛伴活动受限 1 天。乏力，纳眠可，平素排尿困难，尿线细，尿频、尿急、夜尿 4～5 次/晚，大便成形，近 1 月以来体重未见明显改变。

【初诊】2016 年 1 月 15 日：患者腰骶部疼痛，伸腰困难，膝关节疼痛，尿频、尿急、排尿费力。舌体胖，舌质淡红，苔白腻，脉滑。腰椎 CT 提示：$L_2 \sim L_3$、$L_5 \sim S_1$ 椎间盘轻度膨出，腰椎退行性变、骨质疏松。L_4、L_5 椎体骨质密度稍显不均匀，并见斑状低密度影。西医诊断：膝关节退行性病变、骨质疏松症。

【辨证】四诊合参，患者以腰痛为主要表现，结合腰骶部疼痛，伸腰困难，属于祖国医学"腰痛"范畴。患者先天禀赋不足，加之久病及肾，腰为肾之府，肾主骨生髓，充养腰部，肾阳亏虚，则腰脊失于温养，故见腰部隐隐作痛，酸软无力。舌质淡红，苔白腻，脉滑均为肾阳虚之象。辨证当属肾阳虚，病位在肾，病性属虚。治以补肾壮阳，温经通络，中药汤剂予右归丸加减。

处方：白附子 15 g，肉桂 10 g，山萸肉 10 g，盐杜仲 15 g，熟地黄 15 g，当归 20 g，干姜 10 g，续断 15 g，麸炒白术 20 g，茯苓 20 g，南沙参 30 g，炙甘草 10 g。中药 6 剂，免煎剂，每天 1 剂，开水冲服，1 日 3 次。

【初诊】2016 年 1 月 24 日：腰痛减轻，消瘦，乏力，大便干，小便黄，耳鸣，腰酸，舌质暗红，苔白润，脉弦细。辨证：气阴两虚，肾精不足。上方再进，中药 10 剂，免煎剂，每天 1 剂，开水冲服，1 日 3 次。

经常规补钙，调节饮食，病情稳定。

● 按语

关于腰痛，《素问·脉要精微论》云："腰者，肾之府，转摇不能，肾将惫矣"，指出了腰痛主要与肾有关。《临证指南医案·腰腿足痛》按语有言："夫内因治法，肾脏之阳有亏，则益火之本以消阴翳；肾脏之阴内夺，则壮水之源以制阳光。外因治法，寒湿伤阳者，用苦辛温以通阳泻浊；湿郁生热者，用苦辛以胜湿通气。不内外因治法，劳役伤肾者，从先天后天同治；坠堕损伤者，辨伤之轻重与瘀之有无，或通或补。"此例患者证属肾阳虚，故以右归丸加减补肾壮阳，温经通络，右归丸出自《景岳全书》，系《金匮要略》之肾气丸加减化裁而来，主治"元阳不足，或先天禀衰，或劳伤过度，以致命门火衰，不能生土，而为脾胃虚寒……总之，真阳不足者，必神疲气怯，或心跳不宁，或四肢不收……或阳衰无子等证。俱速宜益火之源，以培右肾之元阳，而神气自强矣"。方中附子、肉桂温壮元阳，熟地黄、山茱萸滋阴补肾，填精益髓，并养肝补脾，亦取"阴中求阳"之义，佐以杜仲补肝肾、强腰膝，当归养血补肝，与补肾之品相合，共补精血。本方为"纯甘补阳"之剂，重温补肾阳，治肾阳虚。补阳与补阴相配，妙在"阳得阴助，生化无穷""益火之源，以培右肾之元阳"。

（王俊峰　廖慧玲）

医案 2　腰痹

斯某，男，34 岁。建筑工人，泸县乡镇人。

【病史】患者于 6 月前因劳伤过度，出现腰部疼痛，呈阵发性胀痛，天气变化、久立、久坐等均可加重，不伴尿频、尿急、尿痛、血尿，无双下肢放射痛，未予以诊治，1 月前腰痛复发，自行服用双氯芬酸钠后症状有所缓解。

【初诊】2015 年 3 月 18 日：患者腰膝酸软，身软，腰痛，失眠，多梦，尿频，舌质暗红，苔薄白，脉弦滑。门诊 CT 报告：$L_4 \sim L_5$、$L_5 \sim S_1$ 腰椎间盘突出；$L_3 \sim L_4$、$L_4 \sim L_5$ 椎间盘膨出。

【辨证】患者中年男性，以反复腰部疼痛 20 余年为主症，属祖国医学"腰痛"范畴。患者久居潮湿之地，感受寒湿，久则痹阻或久病耗伤气阴，阴阳两虚，脾失健运，湿浊内生，久病必瘀，瘀血阻络，气机阻滞，不通则痛，故见腰痛。本病病位在脾、肾，病机为脾肾气虚、寒湿痹阻。中医诊断：腰痛，证型：寒湿阻络。治法：健脾补肾，温经活血，强筋壮骨；选方肾气丸加味。

处方：生地黄 60 g，山药 30 g，山萸肉 60 g，盐泽泻 20 g，茯苓 45 g，牡丹皮 10 g，桂枝 30 g，白附片（先煎）20 g，续断 30 g，烫狗脊 30 g，干姜 30 g，炙甘草 20 g。中药 6 剂，每天 1 剂，水煎（自煎）取汁 300 ml，分 3 次服。

● **按语**

《素问·脉要精微论》载："腰者，肾之府，转摇不能，肾将惫矣。"腰为肾之府，由肾之精气所灌，足太阳膀胱经与任、督、冲、代诸脉布其间，故腰痛病位在肾，与经脉相关。《素问·刺腰痛》根据经络循行阐述了足三阳、足三阴及奇经八脉经络病变时发生腰痛的特征和相应的针灸治疗。《金匮要略·五脏风寒积聚病脉证并治》言："肾着之病，其人身体重，腰中冷，如坐水中，形如水状，反不渴，小便自利，饮食如故，病属下焦，身劳汗出，衣里冷湿，久久得之，腰以下冷痛，腹重如带五千钱，甘姜苓术汤主之。"《诸病源候论·腰背病诸候》指出腰痛的病因主要是："劳损于肾，动伤经络，又为风冷所侵，血气击搏，故腰痛也。"《三因极一病证方论·腰痛病论》指出："夫腰痛属肾虚，亦涉三因所致；在外则脏腑经络受邪，在内则忧思恐怒，以至房劳堕坠，皆能使痛。"《丹溪心法·腰痛》："凡诸痛皆属火，寒凉药不可峻用，必用温散之药；诸痛不可用参，补气则疼愈甚。"《证治准绳·腰痛》有言："有风、有湿、有寒、有热、有挫闪、有瘀血、有滞气、有痰积，皆标也，肾虚其本也。"《景岳全书·腰痛》云："腰痛证凡悠悠戚戚，屡发不已者，肾之虚也；遇阴雨或久坐痛而重者，湿也；遇诸寒而痛，或喜暖而恶寒者，寒也；遇诸热而痛，及喜寒而恶热者，热也；郁怒而痛者，气之滞也；忧愁思虑而痛者，气之虚也；劳动及痛者，肝肾之衰也。当辨其所因而治之。"此患者舌质暗红，苔薄白，脉弦滑，为脾肾气虚之证候。以生地黄、山药、山茱萸、狗脊滋补肾阴。泽泻，《医经溯洄集》载："张仲景八味丸用泽泻……是则八味丸之用泽泻者非他，盖取其泻肾邪，养五脏，益气力，起阴气，补虚损之功。"续断，补肝肾，续筋骨，调血脉，治腰背酸痛，足膝无力，胎漏，崩漏，带下，遗精，跌打损伤，金疮，痔漏，痈疽疮肿。《滇南本草》记载："补肝，强筋骨，走经络，止经中酸痛，安胎，治妇人白带，生新血，破瘀血，落死胎，止咳嗽咳血，治赤白便浊。"预防此病，应注意在日常生活中要保持正确的坐、卧、行体位，劳逸适度，不可强力负重，避免腰部跌扑闪挫。避免坐卧湿地，暑季湿热郁蒸之时应避免夜宿室外，贪冷喜凉。除药物治疗外，注意腰部保暖，或加用腰托固护，避免腰部损伤。

（王俊峰　廖慧玲）

医案 3 痛风

许某某，男，57 岁，泸州市叙永县观兴乡人。

【病史】患者 4 年前出现右足跖趾及双手指关节红肿热痛，左拇指关节为甚，活动稍受限，不伴晨僵、关节畸形，经治疗后好转。以后常因饮食不慎（鱼腥类、酒食、动物内脏）逐渐出现其他关节反复红、肿、热痛，经当地医师治疗好转，未进行检查。7 天前患者因进食啤酒等食物后再次出现全身多关节红肿热痛，活动受限，恶寒，发热，最高温度 39 ℃，以左膝关节及腕关节为甚，不伴晨僵、关节畸形等就诊。肾功能：血尿酸 504 μmol/L；血常规：白细胞 15×10^9/L。诊断：高尿酸血症，痛风性关节炎。

【初诊】2014 年 4 月 5 日：恶寒，发热，全身多关节疼痛，以左膝关节明显，活动受限，心累、气促，双下肢水肿，以左下肢为甚，口干，口苦，舌质暗红，苔白腻微黄，脉弦细。

【辨证】患者以关节疼痛为主症，四诊合参，属于中医"痹病"范畴。患者嗜食肥甘，酿生湿热，湿热之邪痹阻关节，不通则痛，故见疼痛。湿热痹阻经络，气血不通，兼见瘀血阻滞。舌质暗红，苔白腻微黄，脉弦细均是湿热痹阻之征。辨证当属湿热痹阻，病位在经络与关节，久病耗伤气阴，久病入络，兼以益气养阴、活血化瘀，外敷金黄散清热解毒消肿，中药汤剂予四妙散合白虎桂枝汤加减清热除湿，祛风通络。

处方：知母 30 g，黄柏 15 g，薏苡仁 100 g，麸炒苍术 20 g，川牛膝 20 g，桃仁 15 g，生石膏 30 g，赤芍 30 g，鸡血藤 30 g，路路通 15 g，桂枝 30 g，炙甘草 10 g。中药 6 剂，每天 1 剂，煎药机煎药取汁 450 ml，分 3 次服。

【二诊】2014 年 4 月 12 日：患者恶寒，发热好转，全身多关节疼痛，以左膝关节明显，活动受限，心累、气促，下肢水肿减轻，口干，口苦好转，舌红，苔黄腻，脉滑数。

处方：知母 30 g，黄柏 15 g，薏苡仁 100 g，麸炒苍术 20 g，川牛膝 20 g，桃仁 15 g，生石膏 30 g，赤芍 30 g，鸡血藤 30 g，桂枝 30 g，附片

15 g，炙甘草 10 g。中药 6 剂，每天 1 剂，煎药取汁 450 ml，分 3 次服。

【三诊】2014 年 4 月 20 日：复诊时见左膝关节肿痛、水肿等明显好转，建议以别嘌醇或苯溴马隆片等控制尿酸药物加棱术排石颗粒 10 g，每天 3 次。

●按语

本案属于"痹病"范畴，患者平素过食肥甘厚味，饮食不节，以致湿热蕴结，日久累及脏腑经络，气血运行不畅，瘀阻经脉，故发此病。脾肾亏虚、清浊不分、热毒为患是病机关键，热毒、痰浊、瘀血交相为患是主要病理产物。正如《外台秘要》曰："热毒气从脏腑中出，攻于手足，则赤热肿痛也，人五脏六腑井荥输，皆出于手足指，故此毒从内而生，攻于手足也。"故其病机多为湿热痰浊闭阻经络，不通则痛。湿为阴邪，热为阳邪，湿热互结，则胶着难分，缠绵难去。故方选四妙散合白虎加桂枝汤加减治之。四妙散清热利湿，为治湿热之名方；白虎加桂枝汤具有清热、通络之功。方中生石膏功擅清热泻火，黄柏功擅清热燥湿，可缓解热痹之红肿热痛，知母、苍术清热泻火、燥湿健脾，尤其适用于湿热久蕴、耗气伤阴者，且苍术辛香燥烈，走而不守，能开肌腠以发汗，健脾胃以燥湿，陈秽浊以悦脾，解湿郁以快气。在方中能燥湿健脾，祛风胜湿。故《药品化义》曰："苍术，味辛主散，性温而燥，燥可去湿，专入脾胃，主治风寒湿痹，山岚瘴气，皮肤水肿，皆辛烈逐邪之功也。"佐以桂枝发汗解表、助阳化气，川牛膝补益肝肾、引药下行；薏苡仁健脾渗湿，宣痹通络，清热泄浊，导湿热由小便而出，桃仁、赤芍、鸡血藤、路路通通络活血，甘草补中缓急，调和诸药。诸药相配，使热清湿除，络通血畅。如此配伍，则湿去热清，浊消毒泻，气顺腑通，脉络畅利，切中湿热阻滞经脉关节，气血运行障碍之病机。二诊守方加附片温经通络止痛，诸药合用，相得益彰，诸症自愈。告诫患者饮食宜忌，减少本病发生。

（沈宏春　江玉）

医案 4 腰痹

曾某某，男，58 岁，四川省泸州市龙马潭区人。

【病史】患者 2 年前无明显诱因出现双足趾麻木，伴双手指尖麻木，无活动受限、疼痛、肿胀、乏力等，半月前出现双足背刺痛，并逐渐出现双小腿胀痛，久立、久行后加重，抬高双下肢后可缓解双小腿胀痛。

【初诊】2016 年 7 月 15 日：患者双足趾麻木，伴双足背、双小腿疼痛，口苦，口腻，舌质红，苔白厚腻，脉弦滑。

【辨证】本案属于中医"痹病"范畴，风寒湿热邪乘虚而入，引起气血运行不畅，经络阻滞，深入关节筋脉，而致双下肢疼痛，因正虚反复感邪，日久损伤气血，筋络失养致僵硬不适，证属气滞血瘀之候，病位在双下肢。中药汤剂予参芪地黄汤加减益气养阴，活血化瘀。

处方：党参 15 g，黄芪 30 g，生地黄 15 g，天花粉 15 g，酒黄连 10 g，丹参 15 g，地龙 15 g，鸡血藤 30 g，桑枝 15 g，山药 20 g，当归 15 g，川牛膝 15 g，细辛 10 g。中药 10 剂，每天 1 剂，水煎 450 ml，1 日 3 次。

【二诊】2016 年 7 月 25 日：患者双足趾麻木疼痛较前稍好转，双足背、双小腿疼痛较前减轻，仍僵硬，畏冷，肢端不温，舌暗红，苔白腻，脉弦细。中医辨证属气阴两虚，气滞血瘀；治以养阴温阳，缓急止痛，强筋壮骨。方选芍药附子甘草汤配合中药浴足及针刺治疗。

处方：赤芍 45 g，细辛 15 g，白附片（先煎）20 g，薏苡仁 60 g，炙甘草 20 g，大枣 30 g，土鳖虫 10 g，当归 15 g，续断 30 g，烫狗脊 30 g，生地黄 30 g。中药 6 剂，每天 1 剂，水煎取汁 450 ml，分 3 次服。

【三诊】2016 年 8 月 10 日：患者神清，精神可，诉双足趾麻木有所减轻，双足背、双小腿疼痛较前减轻，偶有双手指尖麻木不适。舌质微红，苔白腻，脉弦细，治疗有效，继续上方加麻黄 15 g 祛风通络治疗。

处方：赤芍 45 g，细辛 15 g，白附 10 g，薏苡仁 100 g，炙甘草 10 g，大枣 30 g，土鳖虫 10 g，当归 15 g，续断 30 g，烫狗脊 30 g，麻黄 15 g，生地

黄 30 g，桂枝 15 g。中药 10 剂，每两天 1 剂，煎药机煎药取汁 450 ml，分 3 次服。

【四诊】2016 年 8 月 30 日：患者神志清楚，精神可，纳眠可，双足趾麻木疼痛较前明显好转，双足背、双小腿疼痛较前减轻，舌暗红，苔白腻，脉弦细。中医辨证属气阴两虚，瘀血痹阻，上方调整加强益气养血，通络止痛药物，为丸调治。

处方：赤芍 45 g，细辛 15 g，薏苡仁 100 g，炙甘草 20 g，大枣 30 g，土鳖虫 15 g，当归 15 g，续断 30 g，烫狗脊 30 g，生地黄 30 g，地龙 15 g，桑枝 15 g，鸡血藤 30 g，木瓜 15 g，怀牛膝 20 g，牡蛎 30 g。中药 10 剂，水泛为丸，每次 10 g，每日 3 次。

●按语

"痹"有闭阻不通之意，因风、寒、湿、热痹阻经络，气血不能畅行，导致肌肉、筋骨、关节等酸痛、麻木、重着、伸屈不利。西医中的风湿性关节炎、风湿热、类风湿性关节炎、肌纤维炎、痛风等均属"痹病"的范畴。《素问·痹论》有言："风寒湿三气杂至，合而为痹也。其风气胜者为行痹，寒气胜者为痛痹，湿气胜者为着痹也。"关于痹病，张仲景的《金匮要略》有关于历节、血痹、湿痹之名。《金匮要略·中风历节病脉证并治》有言："寸口脉沉而弱，沉即主骨，弱即主筋，沉即为肾，弱即为肝。汗出入水中，如水伤心，历节黄汗出，故曰历节"，论述了肝肾不足，寒湿内盛的历节病机。肾藏精主骨，又主人身元气，肾气不足，阳气虚弱，故曰"沉即主骨""沉即为肾"；肝主筋而藏血，肝血不足，脉气不能充盈，筋脉失养，所以脉弱，故曰"弱即主筋""弱即为肝"，肝肾气血不足，筋脉失养，是为历节病的内因。该患者辨证为阴阳两虚，寒湿瘀血痹阻，主要以芍药附子甘草汤加减化裁。《伤寒论·辨太阳病脉证并治》言："发汗，病不解，反恶寒者，虚故也，芍药甘草附子汤主之。"本方具有扶阳益阴之效，适用于阴虚失养，阳虚失温所致筋脉挛急疼痛诸症，只要属筋脉、肌肉方面的疾病，病机属虚的病变，即可活用此方。

（沈宏春 廖慧玲）

医案5 腰痹

王某某，男，75岁，四川省泸州市石桥镇居民。

【病史】患者既往患糖尿病15年，血糖控制尚可，于1年半前患者在上述症状基础上出现双下肢麻木、蚁行感，无双下肢水肿。近1月以来患者双下肢麻木、蚁行感加重，伴腰背酸痛就诊。

【初诊】2015年4月12日：患者腰背酸痛，膝关节以下行走不利，酸软疼痛，双下肢麻木，偶有肢体颤动，口干不欲饮水，视力模糊，小便微黄，大便正常。舌质暗红，苔薄白微黄，舌体活动自如，脉弦滑。血压135/89 mmHg，无心悸、心累。随机血糖8.4 mmol/L，下肢肌电图诊断：糖尿病周围神经炎。

【辨证】患者以反复口渴、视力模糊、下肢麻木为主症，中医诊断消渴、痹病。患者年老，久病消渴，因先天肾阴不足，后天饮食不节，嗜食肥甘厚腻，长久致脾胃受损，燥热内生，阴虚燥热发为消渴，燥热耗损肺胃阴津，则见口干、口苦。气血亏虚，血虚不容，加之久病入络，瘀血痹阻络脉，则见肢体麻木。舌质暗红，苔薄白微黄，脉滑为气血两虚，瘀血痹阻之象。病位在脾、肾，病机为气血亏虚，病性属虚实夹杂。西医诊断：2型糖尿病，糖尿病周围神经炎，双眼白内障，糖尿病视网膜病变。中药汤剂予黄芪桂枝五物汤加减以补气养血、祛风活血、通络止痛。

处方：黄芪30 g，桂枝15 g，赤芍15 g，羌活15 g，威灵仙30 g，白芍30 g，葛根40 g，伸筋草15 g，川牛膝10 g，甘草15 g，生姜30 g，大枣20 g。中药4剂，每天1剂，煎药机煎药取汁450 ml，分3次服。

【二诊】2015年4月16日：患者口渴、视力模糊，双下肢麻木如前，身软乏力，皮肤干燥，仍有蚁行、烧灼感。小腿以下畏寒，肢冷，趺阳脉细弱，舌质淡暗，苔白，脉弦细。辨证属气虚血瘀，阳虚寒湿，上方去羌活、伸筋草，加细辛、当归、薏苡仁，以补气养血活血，通络祛风。

处方：黄芪30 g，桂枝15 g，赤芍15 g，大枣20 g，威灵仙30 g，白芍30 g，葛根40 g，怀牛膝10 g，细辛12 g，当归15 g，薏苡仁30 g。中药4剂，每天1剂，煎药机煎药取汁450 ml，分3次服。

【三诊】2015年4月21日：患者自诉双下肢麻木较前减轻，饮食、睡眠可。舌质淡红，苔薄白，脉弦细，辨证属气血亏虚，络脉瘀阻。治疗显效，上方去伸筋草、威灵仙等祛风药物，加续断、狗脊、山茱萸等补肾壮骨药物继续治疗。

处方：黄芪40 g，桂枝15 g，赤芍15 g，大枣20 g，怀牛膝15 g，白芍15 g，粉葛30 g，川芎15 g，丹参15 g，续断15 g，狗脊15 g，山茱萸20 g。中药6剂，免煎剂，每天1剂，泡水，1日3次。

●按语

患者以口渴、视力模糊、双下肢麻木为主要临床表现。该病可归属于中医"血痹""痿证""痛证"等范畴。《金匮要略·血痹虚劳病脉证治》："血痹阴阳俱微，寸口关上微，尺中小紧，外证身体不仁，如风痹状，黄芪桂枝五物汤主之。"阴阳俱微是指营卫气血皆不足；寸、关两部脉微，尺中小紧，这是气虚血行不畅的表现。因此，总的说来"血痹"是因气血阴阳不足，经脉痹阻不畅，肌肤失去荣养。在临床上以肌肤麻木不仁为主要症状。《王旭高医案》记载："消渴日久，但见手足麻木，肢冷如冰。"《素问·痹论》说："营气虚，则不仁。"说明消渴病后期会导致气血阴阳俱虚，脉络瘀阻，并发肢体麻木等症。遂予黄芪桂枝五物汤加减以补气养血、和营通痹。《灵枢·邪气脏腑病形》："阴阳形气俱不足，勿取以针，而调以甘药。"方中黄芪甘温，益气助表实卫；桂枝辛温，散风寒而温经通脉；桂枝得黄芪益气而振奋卫阳；黄芪得桂枝，固表而不留邪；《本草纲目·卷十二·黄芪》引李杲曰黄芪"补三焦，实卫气，与桂同功，特比桂甘平，不辛热为异耳。但桂则通血脉，能破血而实卫气，芪则益气也"。芍药养血和营、通血痹，生姜、甘草、大枣调和营卫。加葛根、羌活、威灵仙、伸筋草、川牛膝，以加强舒经通络止痛。二诊、三诊见治疗显效，守方去掉祛风药物恐伤阴液，加强补肾精、养血活血，强腰健骨，巩固治疗。

（沈宏春　周喜芬）

第五节　癃　闭

苟某某，男，77 岁，四川省泸州市江阳区茜草镇人。

【病史】患者 10 年前无明显诱因出现排尿困难，淋漓不尽，伴尿量减少，诊断前列腺肥大，经治疗后好转。半月前患者无明显诱因出现小便难解较前加重，小便点滴而出，尿量较前明显减少，每天尿量约 800 ~ 1 000 ml。

【初诊】2016 年 8 月 14 日：小便淋漓不尽，点滴而出，色黄，浑浊，多食，腰痛，小腹坠胀，大便、饮食尚可，睡眠较差。舌质淡暗，苔白，脉滑。门诊 B 超提示：前列腺肥大，尿潴留，残余尿液 50 ml。

【辨证】四诊合参，患者以小便点滴而出、腰痛，下腹胀急，尿量减少等，中医诊断：癃闭。患者年老，久病耗伤气阴，气阴两虚，气虚不能推动津液、血液运行，湿浊内生，郁滞化热，下注膀胱，则小便淋漓不尽，点滴而出。舌质暗淡，苔薄白，脉滑均为气阴两虚、湿瘀内阻征象。病机为气阴两虚，湿瘀内阻，湿热下注。治疗予前列安胶囊（院内制剂）清热化瘀，方选参芪地黄汤加当归、赤芍活血化瘀，萹蓄、瞿麦、车前子利尿除湿。

处方：黄芪 60 g，党参 20 g，茯苓 30 g，泽泻 20 g，生地黄 15 g，黄连 10 g，山萸肉 15 g，法半夏 15 g，山药 20 g，萹蓄 15 g，瞿麦 15 g，盐车前子 30 g，酒黄芩 15 g，当归 12 g，赤芍 20 g。中药 6 剂，每天 1 剂，水煎取汁 450 ml，分 3 次服。

【二诊】2016 年 8 月 21 日：患者神清，排尿困难，腰痛，皮肤瘙痒缓解，肢软乏力较前减轻。腰部 MRI：腰椎退变；$L_1 \sim S_1$ 椎间盘变性；$L_2 \sim S_1$ 椎间盘膨出；腰部软组织稍肿胀。大便干结，舌瘀暗，苔厚腻，脉沉细。辨证为肾阳虚、寒湿蕴结证，治疗有效。方选芍药干姜甘草汤合肾着汤加减以温补肾阳、祛瘀除湿。配合针灸理疗。

处方：赤芍 30 g，粉葛 30 g，甘草 10 g，干姜 15 g，薏苡仁 30 g，大枣 30 g，细辛 10 g，茯苓 30 g，麸炒苍术 30 g，桂枝 30 g，法半夏 12 g，生大黄 10 g，土鳖虫 10 g。中药 6 剂，每天 1 剂，煎药机煎药取汁 450 ml，分 3 次服。

● 按语

此例患者属癃闭、腰痹，其病位均主要在肾，肾藏精、主骨、主水。《素问·水热穴论》指出："肾者，胃之关也，关门不利，故聚水而从其类也。"《景岳全书》认为肾相关性疾病："其本在肾，其标在肺，其制在脾。"癃闭主要是膀胱气化功能失司，而膀胱与肾相表里，《诸病源候论·小便病诸候·小便不通候》有言："小便不通，由膀胱与肾俱有热故也……热入于胞，热气大盛，故结涩，令小便不通"，故病之关键仍在肾，因膀胱有贮尿与排尿功能，而尿的通畅，有赖于三焦气化功能、肺的通调功能、脾的传输、肾的气化。而消渴主要是由于阴虚燥热引起。关于消渴的治疗，《景岳全书·杂证谟·三消干渴》有言："凡治消之法，最当先辨虚实。若察其脉证，果为实火致耗津液者，但去其火则津液自生，而消渴自止。若由真水不足，则悉属阴虚，无论上中下，急宜治肾，必使阴气渐充，精血渐复，则病必自愈。若但知清火，则阴无以生，而日见消败，益以困矣。"此例中应用参芪地黄汤益气养阴、健脾补肾，其中黄芪味甘，性微温，归脾肺二经，补气升阳，益气固表，利水消肿，托毒生肌。补气升阳可助脾气之运化升清，助肾气之气化与固摄。再者，黄芪益气固表可实卫气而御外邪，补肾气以气化水液，补脾气以运化水湿，补肺气以通调水气，可达利水消肿之效。

（沈宏春　廖慧玲）

第六节　眩　晕

王某某，女，42岁，泸州市人。

【初诊】患者血压高，眩晕，足浮肿，尿频，月经延迟。舌质红，苔白，脉弦滑。

【辨证】四诊合参，患者以高血压，眩晕，足浮肿为主症，属中医"眩晕"。患者平素饮食不节，嗜肥甘厚味与辛辣食物，饥饱劳倦，损伤脾胃，津液水湿运化失常，水谷不化精微，聚湿生痰，痰湿中阻，则清阳不升，浊阴不降，引起眩晕，发为高血压病。痰湿蕴结，气机升降失职，水液代谢失常，故足浮肿、小便频数。痰湿中阻，健运失司，气血推动乏力，精血之源匮乏，故月经延迟。舌质红，苔白，脉弦滑均为痰湿之象。综上，本病病位在清窍，涉及脾胃、肝、肾，病机为痰湿中阻、清阳不升，病性以实证为主。

处方：炙甘草15 g，干姜20 g，茯苓30 g，白术20 g，煅牡蛎20 g，炒鸡内金12 g，酒黄芩20 g，夏枯草30 g。中药5剂，每天1剂，水煎（自煎）取汁300 ml，分3次服。

【二诊】高血压142/93 mmHg，肥胖，面红，舌质暗红，苔薄白，脉弦滑。

处方：柴胡24 g，酒黄芩20 g，大枣20 g，法半夏20 g，党参20 g，炙甘草12 g，夏枯草30 g，中药10剂，每天1剂，水煎（自煎）取汁300 ml，分3次服。

●按语

严用和在《重订严氏济生方·眩晕门》中指出："所谓眩晕者，眼花屋转，起则眩倒是也，由此观之，六淫外感，七情内伤，皆能导致。"本例患者"高血压病，风眩"，属于中医学"眩晕"范畴。外感六淫，内伤七情，都能致眩。《黄帝内经》云："诸风掉眩，皆属于肝""上虚则眩""上气不足""髓海不足"；张景岳云："虚者居其八九"；元代朱丹溪指出"无痰不作眩"。由此可以看出，眩晕的病因有虚有实，而本例主要是由于患者平素饮食不节，饥饱劳倦，损伤脾胃，津液水湿运化失常，水谷不化精微，聚湿生痰，痰湿中阻，则清阳不升，浊阴不降，引起眩晕，应以实证为主。痰湿阻滞气机，水液代谢失常，故足浮肿、小便频数。痰湿中阻，健运失司，气血推动乏力，精血之源匮乏，故月经延迟。舌质红，苔白，脉弦滑均为痰湿之象。治宜燥湿祛痰，温化寒痰，调整阴阳。方选苓桂术甘汤加减。方中茯苓、白术既能燥湿以化痰，又能利水以渗湿，以针对眩晕、浮肿之象；加干姜以温化寒痰；夏枯草、煅牡蛎入肝经以止头晕；鸡内金健脾胃以绝生痰湿之源；黄芩反佐。二诊时患者面红，舌质暗红，苔薄白，脉弦滑，考虑为痰湿化热之象，故选用小柴胡汤调和阴阳，和解寒热。酌加夏枯草入肝经以治眩。10剂后，患者症状缓解。

（赵庆　王倩）

第七节　瘿　病

医案1　瘿瘤

喻某某，女，69岁，泸州市纳溪区居民。

【病史】发现"甲状腺结节伴疼痛1月余"就诊。患者1月余前无明显诱因出现颈前肿块伴疼痛，遂于西南医科大学附属医院就诊，行彩超提示：甲状腺结节伴淋巴结肿大。行右侧甲状腺穿刺提示良性病变。自觉左侧颈部疼痛，偶有左侧头部及左侧胸部放射痛，伴咽部干涩、疼痛等不适。

【初诊】2017年5月19日：患者神清，精神可，咽部梗痛，干咳，少痰，痰液黏稠，口干，颈前甲状腺压痛，发热，纳眠可，二便调，舌暗红，苔黄腻，脉濡滑，双侧甲状腺可扪及包块，右侧大小约0.5 cm×0.5 cm，左侧大小约 1 cm×0.5 cm，甲状腺功能：促甲状腺激素、甲状腺原氨酸、甲状腺素、血清游离三碘甲状腺原氨酸、游离甲状腺素均正常，仅见甲状腺球蛋白 51.96 ng/ml。西医诊断：结节性甲状腺肿。

【辨证】该患者以甲状腺结节伴疼痛为主要表现，中医诊断：瘿瘤。患者老年女性，起病缓，病程长，平素饮食不节，湿浊内生，郁久化热，湿热中阻，气血运行不畅，瘀血内生，不通则痛，症见颈部包块疼痛。患者舌暗红，苔黄腻，脉濡滑，辨证属痰气交阻，湿热内蕴。中医治以活血化瘀，清热除湿，予灯盏花素注射液活血化瘀，中药汤剂予半夏泻心汤加减清热化湿除烦。甲状腺功能正常，无甲状腺激素治疗指征。

处方：法半夏 15 g，酒黄芩 15 g，酒黄连 15 g，干姜 15 g，党参 15 g，炙甘草 6 g，丹参 15 g，紫苏梗 10 g，姜厚朴 15 g，茯苓 15 g。中药 4 剂，每天 1 剂，水煎取汁 300ml，分 3 次服。

【二诊】2017 年 5 月 19 日：患者发热，咽部梗痛好转，仍然干咳，少痰，痰液黏稠，口干，颈前甲状腺压痛减轻，舌暗红，苔白腻，脉滑。湿热减去，痰气交阻显现，换用疏肝健脾，理气化痰治疗，方选苏叶厚朴汤加味，嘱患者调整心情，忌情绪激动或忧郁。

处方：法半夏 15 g，党参 15 g，炙甘草 6 g，紫苏梗 10 g，姜厚朴 15 g，茯苓 15 g，酒黄芩 15 g，黄药子 15 g，郁金 12 g。中药 4 剂，每天 1 剂，水煎取汁 300 ml，分 3 次服。

嘱患者定期复查甲状腺 B 超、甲状腺功能等。

● 按语

本案属于中医学 "瘿病" 范畴。《杂病源流犀烛》载："瘿瘤者，气血凝滞，年数深远，渐长渐大之症。何谓瘿，其皮宽，有似樱桃，故名瘿，亦名瘿气，又名影袋。" 病因为脾失健运，湿浊内生，痰凝结于颈部，郁久化热，湿热中阻，气血运行不畅，瘀血内生，不通则痛，症见颈部包块疼痛，正如明代陈实功《外科正宗·瘿瘤论》所述 "夫人生瘿瘤之症，非阴阳正气结肿，乃五脏瘀血、浊气、痰滞而成"指出瘿瘤的病机为气、痰、瘀壅结而成，治法应行散气血、行痰顺气、活血散坚。本案例临证首先以半夏泻心汤加减治疗湿热中阻。该方源自张仲景《伤寒杂病论》，以"辛开苦降，寒温并用"为配伍特点，寒热并用，辛开苦降，使寒去热清、升降复常而痞满自除。方中半夏辛温可燥湿化痰，而干姜辛热，可振奋脾胃之阳气，温阳化湿，黄芩、黄连苦寒，泻热除湿。由于湿为阴邪，其性重浊黏腻，最易阻碍气机。而气滞不行，又使湿邪不得运化，所以在治疗湿热证时，配伍理气之品，以达气行则湿行，气化则湿化。方中加入厚朴、苏梗行气利湿，茯苓淡渗利湿，达到治疗湿热证的目的，丹参增强活血化瘀、通络止痛的作用。二诊湿热渐去，中焦气机升降复常，但咽喉、颈部症状未解，病机为痰气交阻，方选苏叶厚朴汤疏肝健脾、理气化痰善后。根据本病有忧瘿的特点，易随情志而波动，嘱患者调节情志，忌忧郁或暴怒，以免病情加重或复发。

医案2 忧瘿

陈某某，女，31岁，武胜县乡村人。

【病史】3年患者出现心慌不适，心悸，汗出，突眼，消瘦，脱发，双手颤抖，诊断甲状腺功能亢进症（甲亢），经碘131治疗。治疗后2余月无诱因出现双下肢对称性水肿，按之无凹陷，蔓延至四肢及颜面，伴全身乏力，活动后心累，当地医院诊断甲状腺功能减退症（甲减），予左甲状腺素钠片（优甲乐）治疗，最终剂量以100μg每天1次维持，病情稳定，于2月前自行停药。10天前患者无明显诱因再次出现阵发性心慌不适，头痛，反酸，腹痛不适，伴全身乏力、四肢偶有麻木，无畏寒、发热等，心率约120次/分，行冠状动脉CT检查提示：双侧冠状动脉管腔通畅，未见明显钙化征象。现症见患者神清、精神欠佳，心慌不适，全身乏力，胸骨后灼烧感，剑突下疼痛，时有反酸，双下肢轻度对称性水肿，纳眠差，二便尚可，近期体重无明显变化。

【初诊】2017 年 5 月 18 日：患者精神欠佳，心慌不适，全身乏力，胸骨后灼烧感，剑突下疼痛，时有反酸，双下肢轻度对称性水肿，查体见双侧甲状腺无肿大，质软，无结节及压痛。舌红，苔黄腻，脉细。甲状腺功能检查：促甲状腺激素 36 μIU，血清游离三碘甲状腺原氨酸 2.52 pmol/L，血清游离甲状腺素 6.11 pmol/L，抗甲状腺过氧化物酶 560 IU/ml。胃镜提示：慢性胃窦炎。甲状腺彩超提示：甲状腺双侧叶缩小伴回声改变。

【辨证】患者以抑郁、胸闷、心慌、乏力为主要表现，既往有甲状腺功能亢进症，药物治疗后转为甲状腺功能减退症，四诊合参，当属祖国医学"瘿病"范畴，患者青年女性，忧愁思虑日久，肝气失于条达，气机郁滞，津液不得正常输布，凝聚成痰，痰凝气滞，壅结颈前，发为气瘿。因反复发病，久病不愈，遇劳即发，忧愁思虑加重，转为劳瘿、忧瘿；情志不舒，肝气郁结，故胸闷、喜太息、胸胁不适，郁久化热，湿热中阻，则胃脘部不适、反酸。舌红，苔黄腻，脉细数为气郁痰阻，郁而化热之象。病机为气郁痰阻，气阴两虚；病位在颈前、心、肝，病性以实为主。治以清热化痰、疏肝解郁，久病入络，佐以活血化瘀，予以丹参川芎嗪注射液活血化瘀，中药汤剂予干姜芩连人参汤加减。西医诊断：甲状腺功能减退症、慢性胃窦炎。继续左甲状腺素钠片（优甲乐）维持治疗，随甲状腺功能指标调整剂量。减少情志刺激因素。

处方：干姜 10 g，酒黄芩 20 g，酒黄连 20 g，党参 20 g，大枣 30 g，白及 10 g，法半夏 12 g，醋延胡索 15 g，白芍 30 g，柴胡 20 g，蜜旋覆花（包煎）10 g。中药 6 剂，1 天 1 剂，水煎取汁 450 ml，分 3 次服。

【二诊】2017 年 5 月 26 日：患者诉偶有胸闷不适，纳眠可，大小便正常。查体：双肺呼吸音清晰，未闻及明显干湿啰音。心界不大，心率 89 次/分，律齐；腹软，剑突下压痛。舌红，苔黄腻，脉弦滑。辅助检查：免疫球蛋白 A 0.64 g/L，补体检验无异常。辨证属气郁痰阻，治疗上继续予干姜芩连人参汤加减。

处方: 干姜 10 g, 酒黄芩 20 g, 酒黄连 20 g, 党参 20 g, 大枣 30 g, 法半夏 15 g, 红景天 6 g, 白芍 30 g, 柴胡 20 g, 紫苏梗 20 g, 姜厚朴 15 g, 蜜旋覆花 (布包煎) 10 g, 薤白 15 g, 合欢皮 15 g, 当归 15 g, 薄荷 (后下) 15 g。中药 6 剂, 1 天 1 剂, 水煎取汁 450 ml, 分 3 次服。

●按语

《明医指掌·瘿瘤证》曰: "瘿但生于颈项之间; 瘤则遍身体头面、手足, 上下不拘其处, 随气凝结于皮肤之间, 日久结聚不散, 积累而成。若人之元气循环周流, 脉络清顺流通, 焉有瘿瘤之患也, 必因气滞痰凝, 隧道中有所留止故也。"《外台秘要·瘿病》言: "瘿病喜当颈下, 当中央不偏两边也"指出了瘿病的特点。该患者为青年女性, 初患气瘿。因药物治疗, 转为劳瘿, 难以治愈; 病机属忧愁思虑日久, 肝气失于条达, 气机郁滞, 津液不得正常输布, 凝聚成痰, 痰凝气滞, 壅结颈前, 舌红, 苔黄腻, 证属气郁痰阻。《伤寒论》: "伤寒本自寒下, 医复吐下之, 寒格, 更逆吐下, 若食入口即吐, 干姜黄芩黄连人参汤主之。"黄芩、黄连清胃热, 以除呕吐; 干姜温脾寒, 以治下利; 本案用党参健脾补虚, 又防芩连苦寒伤中, 加用醋延胡索、白芍、柴胡、蜜旋覆花疏肝缓急, 行气降气, 和胃止痛, 全方旨在辛开苦降, 虚实、寒热同调, 畅达气机。该患者患瘿病日久, 情志抑郁, 气郁化火, 火郁伤阴, 若因心阴亏虚, 而致心神失养, 常可以合并出现心悸, 若损伤脾气、脾阳, 以致水湿失运, 外溢肌肤, 则可见面目四肢浮肿之象, 故此患者可见心悸等症。二诊加入薤白、合欢皮、当归、薄荷加强养血安神之功, 心脾同治。该患者甲状腺功能减退症伴慢性胃炎, 易受情志因素反复发作, 门诊调治 1 年余病情稳定。

(许艳文　沈宏春　江玉)

医案 3 　瘿瘤、消渴病肾病

沈某某, 男, 72 岁, 四川泸州人。

【病史】患者自诉 20 年前发现颈部包块, 约如鸡蛋大小, 情志波动时包块增大，并逐渐增多，占据整个右颈前、颈侧，当地医院诊断为甲状腺良性肿瘤，患者拒绝手术治疗。2年前患者无明显诱因感颈部包块增大，并出现心累、气紧。2月前患者因受凉出现心累气紧、咳嗽、咯黄色稠痰。在我院诊断：肺部感染、高血压病3级、糖尿病肾病、慢性肾功能不全、甲状腺良性肿瘤，经治疗病情好转出院。现症见右侧颈部甲状腺不均衡多发肿瘤，伴心累、咳嗽、咯黄色稠痰、口干、多饮，双下肢非凹陷性水肿，右足足背皮肤暗黑，腰痛，精神尚可，纳眠可，二便调。

【初诊】2015年4月16日：患者右颈前、侧部，上、下多发包块，表皮色青暗，青筋暴露，面色青灰，质软如泥，无压痛，伴心累、气紧、口干、多饮，双下肢水肿，畏寒，小便不利，舌质暗红，苔白腻，脉弦滑。肾功能：尿素氮11.78 mmol/L，血肌酐310 umol/L；电解质：血钾3.8 mmol/L，血钠145 mmol/L，血氯96 mmol/L。甲状旁腺激素156 pg/ml，甲状腺功能指标均正常。血常规：淋巴细胞17.9 %，红细胞计数2.62×10^{12}/L，血红蛋白66 g/L。空腹血糖9.8 mmol/L，餐后血糖15.5 mmol/L。

【辨证】四诊合参，患者颈部多发包块伴心累、多饮，双下肢水肿等症，中医诊断：瘿瘤、消渴病肾病，病机为气机郁滞，痰浊壅阻，凝结颈前。气机郁滞，痰浊壅阻颈部，故颈部结块肿大，质软不痛；肝郁则气滞，脾伤则气结，气滞则津停，则口干；脾虚则生痰，则咯黄色稠痰；痰气交阻，血行不畅，而成瘿瘤。瘿瘤日久，阻碍气机水道通路，痰瘀互结，老年阳气虚衰，患发多种疾病，如消渴、慢性肾衰。本病病性为虚实、寒热夹杂。中医治疗首先予健脾利水，减少水液潴留，顾护心、肺、肾阳气；方选五苓散加味。西医治疗：胰岛素降糖、减少尿毒素潴留、纠正贫血、对症治疗。

处方：茯苓20 g，桂枝20 g，猪苓10 g，甘草3 g，白术30 g，泽泻20 g。中药6剂，1天1剂，水煎取汁300 ml，分3次服。

【二诊】2015年4月23日：患者诉双足肿胀明显，乏力，行走困难，心累、气紧有所缓解，小便约300 ml/d，大便两次，成形。血压

142/90 mmHg，血糖 7.8 mmol/L，高枕卧位休息，双下肢水肿如前，足背动脉搏动弱，肢端血液循环差。舌淡，苔黑，脉弦细。辨证为气滞血瘀，治疗予血府逐瘀汤加减浴足。西医治疗：加用缬沙坦改善肾功能。

处方：桃仁 10 g，红花 10 g，当归 12 g，牛膝 10 g，赤芍 15 g，柴胡 10 g，地黄 10 g，麸炒枳壳 15 g，甘草 6 g，桔梗 10 g，酒川芎 12 g，伸筋草 15 g。中药 5 剂，1 天 1 剂，水煎取汁 500 ml 浴足。

【三诊】2013 年 4 月 30 日：患者心累、气促较前明显好转，咳嗽基本消失，下肢水肿。血压 175/85 mmHg，空腹血糖 7.9 mmol/L，24 小时尿量 600 ml。高枕卧位休息，双下肢非凹陷性水肿明显，双足指缝间皮肤无溃烂，足背动脉搏动弱，肢端血液循环差。舌红，苔薄白，脉弦细。中医辨证：脾肾气虚，水饮停聚，气虚血瘀。中医汤剂予五苓散加减，利水渗湿，加黄芪、党参补气健脾。

处方：茯苓 20 g，桂枝 18 g，猪苓 20 g，白术 10 g，泽泻 20 g，白附片 18 g，党参 20 g，黄芪 30 g，人参 10 g，甘草 6 g。中药 4 剂，1 天 1 剂，水煎取汁 300 ml，分 3 次服。

患者病重，甲状腺多发巨大囊肿，亦无手术指征，继续中药治疗。半年后患者因肾功能衰竭，少尿，进行血液透析治疗。

●按语

瘿病始见于《庄子·德充符》，《诸病源候论·瘿候》认为"诸山水黑土中，山泉流者，不可久居，常食令人作瘿病，动气增患"，指出其发病主要是情志内伤及水土因素。《圣济总录·瘿瘤门》将瘿病进行了分类，"石瘿、泥瘿、劳瘿、忧瘿、气瘿，是为五瘿"。《古今医统大全·瘿瘤候》："五瘿者，一曰肉瘿，其肉色不变，软硬中和；二曰筋瘿，其筋脉露呈；三曰血瘿，其赤脉交结，如缠红丝；四曰气瘿，忧愁肿甚，喜乐渐消，随气消长；五曰石瘿，其中坚硬如石，不能转移是也。"《金匮要略》言："假令瘦人脐下有悸，吐涎沫而癫眩，此水也，五苓散主之。"凡是病机符合水饮、湿浊停蓄或上逆，气化不利，以小便不利，甚至小便不通，或水肿，或头晕目眩，或泄泻，或呕吐清涎，或身体某一局部积液为主症的多种疾病，常用本方。现代研究表明，五苓散具有降血压、利尿等作用。首诊结合患者主诉及舌苔脉象可知为水湿停阻，治予五苓散加减。方中猪苓、茯苓、泽泻淡渗利水，白术健脾散水，桂枝通阳化气兼以解表。五味合用，共奏化气行水，兼以解表之功，使停蓄之水，内外分消，表里两解。本方桂枝重在化气行水，体现了《金匮要略》"病痰饮者，当以温药和之"之旨。现代临床运用五苓散也是治疗多种水液代谢失常的疾病。二诊时，为气滞血瘀之证，故以血府逐瘀汤加减。本方为桃红四物汤与四逆散之主要配伍，加下行之牛膝和上行之桔梗而成。方中桃仁破血行滞而润燥；红花活血祛瘀以止痛；赤芍、川芎增其活血祛瘀之力；牛膝入血分，性善下行，能祛瘀血，通血脉，并引瘀血下行，使血不郁于胸中，瘀热不上扰；地黄甘寒，清热凉血，滋阴养血，合当归养血，使祛瘀不伤正，合赤芍清热凉血，以清瘀热；桔梗、枳壳一升一降，宽胸行气，桔梗并能载药上行；柴胡疏肝解郁，升达清阳，与桔梗、枳壳同用，尤善理气行滞，使气行则血行；甘草调和诸药。加伸筋草，此品辛散苦燥温通，善祛风除湿而舒筋活络，又能消肿止痛。《本草拾遗》言："主人久患风痹，脚膝疼冷，皮肤不仁，气力衰弱。"此方活血与行气相伍，既行血分瘀滞，又解气分热结；祛瘀与养血同施，则活血而无耗血之虑，行气又无伤阴之弊；升降兼顾，既能升达清阳，又佐降泄下行，使气血和调。

（郑春梅　胡琼丹　廖慧玲）

医案 4　劳瘿

蔡某某，女，60岁，退休，泸州市人。

【病史】患者因"怕冷、乏力4年余，发现颈部肿大1月余"就诊。患者4年余前出现怕冷、乏力，不伴突眼、潮热、汗出，未诊治。1月前上症加重，并出现面足水肿，自觉尿量减少，畏寒，颈前正中见肿大包块就诊，经甲状腺功能检测：促甲状腺激素 >100 mIU/ml，血清游离三碘甲状腺原氨酸 0.66 pmol/L。甲状腺彩超：甲状腺弥漫性肿大，回声欠均匀，血供丰富。既往无甲状腺疾病病史。诊断：甲状腺功能减退症。西医继续规律使用左甲状腺素钠片。加用中医药治疗。

【初诊】2015 年 6 月 12 日：患者面足浮肿，尿频，夜尿多，咽痒，咽干，咯痰，畏寒，腰膝酸软，短气，舌质淡红，苔白厚腻，脉迟细。

【辨证】患者以浮肿、甲状腺肿块、畏寒、咽部不适为主症，属中医"瘿病"范畴。患者老年女性，平素饮食不节，或劳倦过甚，或房劳过度，伤及肾元，肾精亏耗，肾气内伐，不能化气行水，痰气交阻，结于颈前肿大成瘤，成块，结为瘿瘤。患者为中老年人，甲状腺络属于肾，其功能低下，病久肾阳衰微，气化无权，水液内停，泛于肌肤，故见浮肿；肾阳虚失于固摄，膀胱开阖失司，故尿频，夜尿多；下焦水湿内停，气机升降失职，津液不能上乘，水泛为痰，壅结咽喉，故咽痒、咽干、咯痰；舌质淡红，苔白厚腻，脉迟细均为阳虚水泛之象。病机为肾阳不足，水液停聚，痰气交阻；病性本虚标实。治疗宜温阳补肾，化气利水。方选真武汤加味。

处方：白附片 12 g，桂枝 18 g，白芍 20 g，猪苓 10 g，山萸肉 10 g，干姜 10 g，黄芪 15 g，当归 15 g，黄药子 12 g。中药 6 剂，免煎剂，1 天 1 剂，分 3 次服。

【二诊】2015 年 6 月 19 日：患者尿频、水肿较前好转，面色少华，乏力，畏寒，颈前包块如前，舌质暗红，苔白厚腻，脉沉迟。辨证如前，肾阳不足，气血亏虚，在规律补充甲状腺激素前提下，继续中药维持治疗。

处方：白附片 15 g，桂枝 18 g，白芍 20 g，山萸肉 20 g，干姜 15 g，陈皮 12 g，黄芪 20 g，当归 20 g，炙甘草 10 g，大枣 30 g。中药 10 付，免煎剂，1 天 1 剂，温开水送服，每天两次。

本病属慢性病，需甲状腺激素终身维持治疗。经治疗 3 月，病情稳定，甲状腺功能检测正常，停用中药，嘱患者应维持补充甲状腺激素，定期复查，调整药物剂量。

●按语

患者属瘿病伴水肿。瘿病发病原因有先天禀赋、情志因素、地域因素等。以瘿病为例，有气瘿（瘿气、忧瘿），为情志所伤、外邪所伤（如甲状腺功能亢进症、亚急性甲状腺炎）；劳瘿（甲状腺功能减退症、桥本甲状腺炎）；石瘿（甲状腺癌）等。本病例从其劳瘿而言，多属久瘿不愈，气血阴阳亏虚，重则气血亏虚，痰浊瘀血阻滞，阳虚水泛，每发水肿；从其脏腑，实证发于心肝火盛，日久伤及气阴，终致气阴脾肾亏虚，阴阳两虚。患者乏力，水肿，畏寒，动作缓慢，重症可伴喘累（全身水肿，多浆膜腔积液），甲状腺从其病因不一，可大可小。本例患者有瘿病伴尿频、遍身肿、夜尿多，多属"阴水、溢饮"范畴；病机总为脾肾阳虚，水液代谢障碍，津液内停；肾阳虚失于固摄，膀胱开阖失职，以致阳虚水泛之象。病位主要在肾，涉及脾、肺。治疗从调理全身脏腑气血阴阳出发，方选真武汤以清温肾助阳，化气行水。方中白附片温补肾阳，加桂枝，两药合用，则补水中之火，温肾中之阳气；换生姜为干姜，加强温阳之功；加猪苓利水；加白芍、山茱萸敛阴，以调和阴阳。二诊时患者尿频好转，据"舌质暗红，苔白厚腻，脉沉迟"，诊为阳虚水泛，水湿内盛。故予以续用原方，酌加陈皮以加强燥湿健脾之功。患者服用 10 剂，配合西医药物治疗，病证好转。

（郑春梅　胡琼丹　廖慧玲）

第八节　遗　精

杨某某，男，26 岁，泸州市人。

【初诊】2015 年 3 月 12 日：因青春期习惯不良，导致失眠，多梦，情绪急躁，于 2 年前开始频繁遗精，腰痛，梦多，尿道滞涩不畅，口淡，舌质红，苔薄白，脉沉细。

【辨证】患者以遗精，腰痛，梦多，尿道滞涩不畅为主症，中医诊断遗精。患者年轻男性，平素饮食不节，或劳倦过甚，或房劳过度，伤及肾元，肾精亏耗，肾气不能固摄，精关失约而出现自遗；腰为肾之外府，肾虚不足则腰痛；肾虚不足，肾水不能上济于心，水亏火旺，故梦多；肾虚水液代谢失职，故口淡；肾虚不藏，膀胱气化功能失职，膀胱湿热，故尿道滞涩不畅；舌质红，苔薄白，脉沉细均为阳虚之象。综上，本病病位在脾、肾，病机为脾肾阳虚，肾失封藏。无大热，治宜益气温阳，补肾固涩。方选肾气丸加减。

处方：生地黄 30 g，山药 30 g，山萸肉 30 g，盐泽泻 20 g，茯苓 45 g，牡丹皮 20 g，桂枝 30 g，白附片（先煎）10 g，续断 30 g，烫狗脊 30 g，赤芍 30 g，生晒参 10 g。中药 10 剂，每天 1 剂，水煎取汁 300 ml，分 3 次服。

【二诊】2015 年 3 月 27 日：患者腹泻稀便，小便频短，腰膝酸软痛，早泄，身软乏力，小腹冷痛，舌质微红，苔薄白，脉沉细。脉证如前，调整药物，加强温肾助阳，填精补髓。因不愿煎药，改为丸剂继续治疗。

处方：生地黄 30 g，山药 30 g，山茱萸 30 g，盐泽泻 20 g，茯苓 45 g，牡丹皮 20 g，桂枝 30 g，白附片（先煎）20 g，续断 30 g，烫狗脊 30 g，赤芍 30 g，生晒参 10 g，蛇床子 30 g，盐菟丝子 30 g，制川乌（久煎）20 g，鹿茸粉 10 g，黄柏 15 g。中药 10 剂，制水丸，每次 10 g，每日 3 次，温开水送服。

半年后随访，患者病情痊愈，性生活正常。

● 按语

《黄帝内经》曰："精时自下""肾者主蛰，封藏之本，精之处也"。《金匮要略》云："夫失精家，少腹弦急，阴头寒，目眩，发落，脉极虚芤迟，为清谷、亡血、失精。脉得诸芤动微紧，男子失精，女子梦交，桂枝加龙骨牡蛎汤主之。"本例患者以遗精，腰痛，梦多，尿道滞涩不畅为主症，属中医"遗精"范畴。《诸病源候论》曰："肾气虚损，不能藏精，故精漏失。"《医贯》云："肾之阴虚则精不藏，肝之阳强则火不秘，以不秘不火，加临不藏之精，有不梦，梦即泄矣。"《景岳全书》曰："有素禀不足，而精易滑者，此先天元气单薄也。"《明医杂著》云："梦遗滑精……饮酒厚味，痰火湿热之人多有之。"引起遗精的病因主要与肾虚不藏、禀赋不足、君相火旺、湿热痰火下注等关系密切，而本例患者为年轻男性，平素饮食不节，或劳倦过甚，或房劳过度，伤及肾元，肾精亏耗，肾气不能固摄，精关失约而出现自遗；腰为肾之外府，肾虚不足则腰痛；肾虚不足，肾水不能上济于心，水亏火旺，故梦多；肾虚水液代谢失职，故口淡；肾虚不藏，膀胱气化功能失职，膀胱湿热，故尿道滞涩不畅；舌质红，苔薄白，脉沉细均为阳虚之象。因此，本例病机主要为脾肾阳虚，病位在脾、肾。方选肾气丸以温补肾阳，固涩止遗。方中山茱萸、山药"补"，泽泻、茯苓、丹皮"三泻"，桂、附温补肾阳，加续断、烫狗脊壮腰补肾；生晒参补气；生地、赤芍清热凉血，散瘀止痛，针对"尿道滞涩"。二诊时患者腹泻，小便时隐痛，腰痛，早泄，舌质微红，苔薄白，脉象细，故在原方温补肾阳基础上加蛇床子、菟丝子、川乌（因无天雄，用川乌）壮腰摄精、温肾壮阳。10剂为丸治疗，患者病证好转。

（赵庆 王倩）

第九节 不 寐

邹某某，男，51 岁，内江市人。

【病史】患者反复失眠 10 余年，经多方医治，曾以间断中药加安眠镇静药物维持治疗，疗效不佳故来就诊。

【初诊】2015 年 5 月 1 日：患者失眠，难以入睡，睡则多梦，易醒，头晕，焦虑，面色暗黑色，腰膝酸软，性功能低下，下阴寒冷，四肢不温，舌质淡红，苔白腻水滑，脉濡缓。

【辨证】本病属中医"不寐""阳痿"范畴。患者为中年男性，多因焦虑，怵惕，劳伤过度，导致阳气受损，渐成阳虚之证，阳不入阴，阴阳失调，失眠由此而生，出现夜卧不安失眠，难以入睡，睡则多梦，易醒；久则及肾，肾为先天之本，"五脏之阳气，非此不能发"。肾阳虚衰，不能推动心火下降以交肾，且肾精、肾阴耗损，故见头晕。面色暗黑色，腰膝酸软，肾阳亏虚，故见性功能低下，下阴寒冷，四肢不温。舌质淡红，苔白腻水滑，脉濡缓为阳虚寒湿蕴结之象。证属脾肾阳虚，寒凝下焦，阳不入阴之不寐、阳痿证。以温肾助阳，温经散寒为治，方用金匮肾气丸温肾助阳，细辛、吴茱萸散寒通脉，温化水饮，配桂枝、附子通阳化气，开通三焦，助阳入阴。

处方：生地黄 30 g，山药 30 g，山萸肉 30 g，盐泽泻 20 g，茯苓 45 g，牡丹皮 12 g，桂枝 30 g，制白附片（先煎）20 g，细辛 30 g，炒吴茱萸 20 g，当归 30 g，续断 20 g。中药 5 剂，每天 1 剂，水煎取汁 450 ml（第一次水煎法：加水 1 200 ml，先煎附片 90 分钟，纳入细辛煎至 2 小时，纳诸药煎至 150 分钟，取汁 300 ml，第二次加水 600 ml，煎至 40 分钟，取汁 200 ml，两次混匀略煎至 450 ~ 480 ml），分 3 次服。

【二诊】2015 年 5 月 6 日：上方服后有明显好转，患者诉性功能低下，下阴寒冷，四肢不温减轻，能入睡，间断服用镇静剂，舌质微红，少许瘀斑，水滑苔减少，面色如前，尺脉沉迟小滑。方证对应显效，寒饮得化，阳气有复，上方减少温燥药物剂量，如细辛，吴茱萸等。

处方：生地黄 30 g，山药 30 g，山萸肉 30 g，盐泽泻 20 g，茯苓 45 g，牡丹皮 12 g，桂枝 30 g，制白附片（先煎）20 g，细辛（先煎）12 g，炒吴茱萸 10 g，当归 30 g，续断 20 g，酸枣仁 30 g。中药 5 剂，每天 1 剂，水煎取汁 450 ml，分 3 次服。煎煮法如上。

【三诊】2017 年 2 月 6 日：患者诉前治方仍在间断服用，疗效显著，停药已久。近因天气寒冷，劳累过度，诸症复发，症见早泄，遗精，阳痿，失眠，下阴虚汗，腰膝酸软，阴囊湿浊，前列腺炎，舌质暗红，苔白，脉沉缓。

处方：生地黄 30 g，山药 60 g，山萸肉 60 g，盐泽泻 12 g，茯苓 45 g，牡丹皮 12 g，桂枝 30 g，白附片（先煎）30 g，蛇床子 30 g，鹿茸片 5 g，盐菟丝子 30 g，炒酸枣仁 40 g，知母 15 g，当归 20 g，木蝴蝶 20 g，黄芪 60 g，续断 30 g，烫狗脊 30 g，赤芍 30 g，麻黄 15 g，牛膝 20 g，制川乌（久煎）20 g，生晒参 15 g。中药 5 剂，制水泛丸，每服 10 g，每天 3 次，温开水送服。显效后减至每天两次（宜在早上 9 点、下午 5 点时服用）。

●**按语**

《素问·生气通天论》曰："阳气者，若天与日，失其所则折寿而不彰。"强调了阳气在人体不可或缺的地位。作为人基本生命活动的睡眠，自然与阳气息息相关。《灵枢·口问》曰："阳气尽，阴气盛，则目瞑；阴气尽而阳气盛，则寤矣。"人的寤寐是阴阳之气自然而有规律转化的结果。若阳气受损，渐成阳虚之证，阳不入阴，阴阳失调，失眠由此而生。《伤寒论》中更有阳虚失眠的确切论述，如"脉濡而弱……厥而且寒，阳微发汗，躁不得眠""下之后，复发汗，昼日烦躁不得眠，夜而安静，不呕，不渴，无表证，脉沉微，身无大热者，干姜附子汤主之"等。其治疗在《灵枢·邪客》有："治之奈何？伯高曰：补其不足，泻其有余，调其虚实，以通其道而去其邪。"当以温补阳气、潜阳入阴为治疗大法。历代不少医家运用温阳法治疗阳虚失眠。叶天士在《临证指南医案·不寐》中记载了金匮肾气丸配合半夏秫米汤治疗下元虚损兼有痰湿内扰导致的失眠，认为"凡中年以后，男子下元先损，早上宜用八味丸"。

《素问·阴阳应象大论》和《灵枢·邪气脏腑病形》中"阴痿"即是阳痿一病，在《素问·痿论》有病因的系统归纳，《诸病源候论·虚劳阴痿候》说："劳伤于肾，肾虚不能荣于阴器，故痿弱也。"病因包括肾虚。《济生方·虚损论治》提出真阳衰惫可致阳事不举。《明医杂著·男子阴痿》指出命门火衰可致该病。《景岳全书·阳痿》曰："凡男子阳痿不起，多由命门火衰，精气虚冷"及"火衰者十居七八，而火盛者仅有之耳"。其治疗正如《临证指南医案·阳痿》所说"欲求其势之雄壮坚举，不亦难乎？治唯有通补阳明而已"。综上，本案辨证为脾肾阳虚，故治疗当以升阳益气、温补脾肾为主，即取"劳者温之"之意，审证求因，辨证论治，故疗效明显。

（李小军　江玉）

第十节　早　泄

杨某，男，39岁，内江市人。

【初诊】2014年10月21日：患者性功能下降，早泄，腰胀痛，重着，乏力，口干，口苦，尿频，尿不尽。舌质红，苔黄厚腻，脉沉弦。

处方：法半夏20g，酒黄芩30g，酒黄连15g，茯苓20g，干姜20g，桂枝18g，薏苡仁30g。中药10剂，每天1剂，免煎剂，泡水取汁300ml，分3次服。

【二诊】2014年11月5日：性功能有恢复，早泄减少，腰胀痛，重着，乏力，口干，口苦减轻，尿频，尿不尽，失眠，舌质微红，苔黄白腻，脉弦滑。湿热去除，脾肾气虚显现，换方健脾补肾，方选肾气丸加味。

处方：生地黄40g，山药30g，山茱萸30g，茯苓20g，牡丹皮30g，盐泽泻30g，桂枝10g，白附片（先煎）10g，生牡蛎20g，白芍30g，薏苡仁30g，厚朴15g。中药10剂，每天1剂，水煎（自煎）取汁450ml，分3次服。

【三诊】2014年11月20日：诸症好转，上方再进，剂量不变，每日2次调理，嘱身心健康，锻炼身体。

●按语

本案属中医学"早泄"。《诸病源候论》载："肾气虚弱，故精溢也，见闻感触，则劳肾气，肾藏精，令肾弱不能制于精，故因见闻而精溢出也。"患者早泄为肾中阳气足，精关不固，精易外泄；腰为肾之府，肾精不足，失于滋荣，则腰痛；而舌质红，苔黄厚腻，脉沉弦，为中焦湿热之征。综上，该证属寒热错杂之证，脾肾阳虚，湿热中阻。本案选用半夏泻心汤加减。正如李时珍曰："用半夏泻心汤亦即泻脾胃湿热，非泻心也。"加干姜、桂枝温肾助阳，茯苓、薏苡仁泄湿浊。二诊，上述症状缓解，但腰痛明显，查舌质红，虑其肾阴也有所亏虚，遂在肾气丸基础上加生牡蛎、白芍以滋肾阴，填肾精。

（沈宏春　周喜芬）

第十一节　月经不调

郑某，女，25 岁，泸州市人。

【初诊】2015 年 4 月 20 日：月经两月一行，持续半年，面部痤疮，疮色暗红，面色白少华，下腹隐痛，经量多，有块，手足不温，淡青色，舌质暗红，苔白腻津多，脉沉细。

【辨证】四诊合参，患者以月经两月一行，下腹隐痛，经量多为主症，属中医月经后期。患者年轻女性，平素饮食不节，或劳倦过甚，或素体虚弱，或久病体虚，导致脏腑失于温养，影响血的生化及运行，使血海不能如期满溢，而致月经两月一行，即"月经后期"。由于患者气血不足，故面色白；气虚则气机升降失常，阻碍下腹经脉运行通畅，则下腹隐痛；气虚血行不畅，瘀血内阻，故经量多；气血不足，湿热内盛，则面部痤疮。舌质暗红，苔白腻津多，脉沉细均为气虚血瘀之象。综上，本病病位在肝、脾、肾，病机为气虚血瘀，下焦寒湿，上焦燥热。方选温经汤加味，山茱萸替换阿胶。

处方：盐吴茱萸 10 g，当归 20 g，赤芍 15 g，酒川芎 15 g，党参 15 g，

桂枝 10 g，山萸肉 20 g，牡丹皮 10 g，炙甘草 15 g，法半夏 10 g，麦冬 15 g，大枣 12 g，黄芩 15 g。中药 10 剂，每天 1 剂，水煎取汁 300 ml，分 3 次服。

【二诊】2015 年 5 月 8 日：月经未至，痤疮明显好转，面色微红，手足有温热感，舌质淡红，苔白腻，脉弦细。守方去黄芩，加阿胶、艾叶。

处方：盐吴茱萸 10 g，当归 20 g，赤芍 20 g，酒川芎 20 g，党参 15 g，桂枝 15 g，阿胶（烊化）10 g，艾叶 15 g，牡丹皮 10 g，炙甘草 15 g，法半夏 10 g，麦冬 15 g，大枣 12 g。中药 10 剂，每天 1 剂，水煎（自煎）取汁 300 ml，分 3 次服。

【三诊】2015 年 5 月 25 日：月经来潮，未见腹痛，经量、色质正常，痤疮未见新发，面色微红，手足温热，舌质淡红，苔白腻，脉弦细。治疗有效，守方 10 剂，免煎剂，剂量不变，每日 2 次，早、晚温开水送服。嘱勿食生冷。

● 按语

本案属月经不调伴痤疮，是为青年女性常发病。《金匮要略》首载本病病名，记载为"至期不来"。《备急千金要方》有月经"隔月不来"的证治。本例患者月经两月一行，属中医学"月经后期"。《校注妇人良方》云："阴不及则后期而至"，提出阴精亏虚，血虚不足的理论。"《普济本事方》曰："阴气乘阳则胞寒气冷，血不运行……故令乍少而在月后"，指出了外寒伤阳，胞寒气冷，血不运行可致月经后期。《景岳全书》认为："凡血寒者，经水必后期而至""其有阴火内灼，血本热而亦每过期者，此水亏血少，燥涩而然"，故张景岳认为血寒、血热均可导致"月经后期"。《万病回春》认为本病病机为"气郁血滞"。《医方考》曰："后期者为寒，为郁，为气，为痰，为月经后期实证之因"。因此，历代医家对本病的认识包括虚、实之要。而据本例患者痤疮，面色白，下腹隐痛，经量多，考虑患者为年轻女性，平素饮食不节（生冷过度），或劳倦过甚，或素体虚弱，或久病体虚，导致下焦寒湿蕴结，胞宫寒冷，失于温养，影响血的生化及运行，使血海不能如期满溢，而致月经两月一行，即"月经后期"。由于患者气血不足，故面色白；气虚则气机升降失常，阻碍下腹经脉运行通畅，则下腹隐痛；气虚血行不畅，瘀血内阻，故经量多；脾肾阳虚，津液不能上承，湿热上蒸，上焦热郁，则见面部痤疮。舌质暗红，苔白腻津多，脉沉细均为气虚血瘀之象。因此病机应属气虚血瘀，病位在肝、脾、肾，病性为虚实夹杂证。结合患者情况，从调理全身脏腑气血阴阳出发，方选温经汤以温经散寒，养血祛瘀治下。方中吴茱萸、桂枝散寒止痛、温通经脉，当归、川芎、赤芍活血祛瘀、调经养血；加黄芩配丹皮既助诸药活血散瘀，又能清血分湿热治痤疮；麦冬养阴清热；党参、甘草益气健脾，以资生化之源，气旺血充；半夏辛开散结，通降胃气。酌加山茱萸滋肾，大枣调理脾胃。二诊时患者症状好转，调整原方续用。三诊病情好转，经量色质正常，痤疮明显好转，维持守方，早、晚少服，调理，并忌生冷、情绪过激。

（赵庆　王倩）

参考文献

[1] 张先元，杨淦，等．玄府理论与络病学说比较分析 [J]. 亚太传统医药，2014，10（20）：10-12.

[2] 常富业，王永炎，高颖，等．玄府概念诠释（四）——玄府为气升降出入之门户 [J]. 北京中医药大学学报，2005，28（3）：10-12.

[3] 王明杰，黄淑芬．开通玄府法治疗疑难病的又一途径 [J]. 中国中医药报，2009，03-16.

[4] 毛秉豫．红细胞变形性与久病入络为瘀关系探要 [J]. 中医药学刊，2002，20（5）：688.

[5] 程革．《金匮要略》络病理论探讨 [J]. 中医药学刊，2004，22（12）：304-306.

[6] 周水平，仝小林，贺小芬．《金匮要略》络病学术思想探析 [J]. 中国医药学报，2003，18（7）：397-399.

[7] 叶桂．临证指南医案 [M]. 上海：上海人民出版社，1959.

[8] 王明杰．玄府论 [J]. 成都中医学院学报，1985，8（3）：1-4.

[9] 陆鹏，张茂平．论"玄府为络脉之门户" [J]. 中医临床研究，2010，2（21）：5.

[10] 江玉，王明杰．玄府理论与络病学说比较分析 [J]. 四川中医，2008，26（6）：30-31.

[11] 张旻旻，赵金祥，于清华.中医药治疗消渴肾病（糖尿病肾病）概况 [J].吉林中医药，2003，23（5）：52-53.

[12] 赵迪.高彦彬教授治疗糖尿病肾病学术思想和经验 [J].中医研究，2007，20（1）：42-44.

[13] 李彦.中医药治疗糖尿病肾病研究进展 [J].实用中医内科杂志，2008，22（10）：45-47.

[14] 赵雪莲，董正华.中医对糖尿病肾病的认识及治疗现状 [J].陕西中医学院学报，2009，3：75-77.

[15] 冯建春.时振声教授治疗糖尿病肾病学术思想和经验 [C]// 糖尿病及其并发症的中医研究——第二届糖尿病（消渴病）国际学术会议论文集.北京：中国中医药出版社，1996：103.

[16] 刘冰，李书香，杨小欣.益气养阴调中法治疗糖尿病肾病 24 例 [J].中医药研究，1992（4）：37-38.

[17] 唐成玉，朱章志.温肾健脾、祛毒活血法对早期糖尿病肾病及 IL-6、TNF-α 的影响 [J].中药新药与临床药理，2009，20（2）：175-177.

[18] 宋述菊，牟宗秀.糖尿病肾病病因病机及辨治探讨 [J].山东中医杂志，1999，18（4）：147-148.

[19] 方立曙.金匮肾气丸为主治疗早期糖尿病肾病 [J].浙江中医杂志，1998（4）：362.

[20] 高阳，李琪.糖肾康治疗糖尿病肾病 48 例 [J].辽宁中医杂志，1997，24（1）：26.

[21] 邓权.益肾活血法治疗糖尿病肾病 62 例 [J].浙江中医杂志，1996（7）：317.

[22] 仝小林，张志远，李宁，等.糖尿病肾病的中医治疗 [J].中国医药学报，1998，13（4）：50-53.

[23] 张福生.中西医结合治疗糖尿病肾病伴肾功能不全 29 例 [J].浙江中

医杂志，1994（12）：545.

[24] 柳传鸿，沈桂根. 加味补阳还五汤治疗早期糖尿病肾病 34 例 [J]. 陕西中医，2010，31（5）：557–559.

[25] 李怡，姜良铎. 从"毒"而论糖尿病的病因病机初探 [J]. 中国医药学报，2004，19（2）：119–120.

[26] 宋增强，冯松杰. 糖尿病肾病中"内生之毒"的探讨 [J]. 吉林中医药，2006，26（10）：1–3.

[27] 南征. 消渴肾病研究 [M]. 长春：吉林科学技术出版社，2001：3.

[28] 王秀莲. 试论"毒"的概念与特点 [J]. 天津中医学院学报，1995（3）：7–8.

[29] 吕仁和，高彦彬，戴京璋. 糖尿病肾病诊治·糖尿病（消渴病）中医诊治荟萃 [M]. 北京：中国医药科技出版社，1999：417.

[30] 吴以岭，魏聪，贾振华，等. 从络病学说探讨糖尿病肾的病机 [J]. 中国中医基础医学志，2007，13（9）：659–660.

[31] 倪青. 著名中医学家林兰教授学术经验系列之四病机以气阴两虚为主治疗当益气养阴为先——治疗糖尿病肾病的经验 [J]. 辽宁中医杂志，2000，27：145–146.

[32] 冯健春，倪青. 时振声教授治疗糖尿病肾病经验述要 [J]. 辽宁中医杂志，1996，23（12）：534–535.

[33] 邓经林. 48 例糖尿病肾病的中医辨证论治 [J]. 江西中医药，2001，32（5）：29.

[34] 张晓斌，孔德坤. 清化消肿方治疗糖尿病肾病阴虚湿热型的临床研究 [J]. 中国医药导报，2010，7（17）：18–20.

[35] 景婧，庞博，等. 健脾益肾化瘀法治疗糖尿病肾病 Ⅲ – Ⅳ期 87 例临床研究 [J]. 北京中医药，2011，30（12）：888–890.

[36] 王玉红，郭浩生. 益气养阴化瘀汤治疗早期糖尿病肾病 30 例疗效观

察 [J]. 河北中医，2011，33（8）：1132–1133.

[37] 沈庆法 . 中医肾脏病学 [M]. 上海：上海中医药大学出版社，2007：411.

[38] 李佑生，王文健，马宇滢，等 . 复方丹参滴丸防治大鼠早期糖尿病肾脏损害的研究 [J]. 中成药，2007，29（1）：40–44.

[39] 周兴磊，冯志刚，张本祥 . 冬虫夏草治疗糖尿病肾病 90 例临床分析 [J]. 临床医学，2000，20（1）：54–55.

[40] 唐诗伟，朱红倩，晏永惠，等 . 川芎嗪治疗 2 型糖尿病肾病 38 例观察 [J]. 实用中医药杂志，1999，15（8）：3–4.

[41] 刘宽芝，王燕，王为社 . 刺五加对糖尿病肾病患者 LPO 及 SOD 的影响 [J]. 现代中西医结合杂志，2000，9（1）：31.

[42] RELTEIIS AT，ATKIIISTKIIIS RC.Epidemiology of diabetic nephropathy[J].Corztrih Nephro，2011，170（1）：1–7.

[43] 陈灏珠，林果为，王吉耀 . 实用内科学 [M]. 北京：人民卫生出版社，2013：2202–2203.

[44] 薛菲，刘惠兰 . 糖尿病肾病基因多态性的研究进展 [J]. 国外医学泌尿系统分册，2005，25（3）：390–395.

[45] 王松岚，杨泽 . 糖尿病肾病遗传学研究进展 [J]. 国外医学遗传学分册，2004，27（3）：110–114.

[46] Fogarty D G，RichS S，HannaL，et al. Urinary albumin excretion in families with type 2 diabetes is heritable and genetically correlated to blood pressure[J].Kidney Int，2000，57（1）：250–257.

[47] 舒毅，钟历勇 . 氧化应激与糖尿病 [J]. 东南大学学报，2005，24（1）：64–67.

[48] 蒋伟，刘丽秋 . 糖尿病肾病发病机制研究进展 [J]. 山东医药，2008，48（10）：107–108.

[49] Okada S, S hikada K. Intercellular adhesion molecule-1-deficientmice are resistantagainst renal injury after induction of diabebtes[J].Diabetes, 2003, 52（10）: 2586-2593.

[50] 周秀艳, 侯振江, 邢桂芝. 血清 C 反应蛋白与 2 型糖尿病肾病的关系 [J]. 中国老年学杂志, 2007, 27（8）: 792-793.

[51] 边帆, 葛勤敏. 蛋白激酶 C 与糖尿病肾病 [J]. 临床肾脏病杂志, 2007, 7（5）: 207.

[52] 赵铁松, 李季均. 糖尿病治疗新理念 [J]. 中国实用内科杂志, 2005, 25（4）: 302.

[53] Moroh oshi M, Fu jisaw a K, Uchimura I, et al . Glucosedependent interlukin 6 and tum or necrosis fact or production by human peripheral blood monocytes in vitro[J].Diabetes, 1996, 45（4）: 954-959.

[54] 张茂平, 吴蔚桦, 等 .Beclin1 在糖尿病肾病模型大鼠肾组织的表达变化研究 [J]. 四川大学学报（医学版）, 2011, 42（4）: 508-510.

[55] 姚建, 陈明道. 糖尿病肾病及其早期防治 [J]. 中华内分泌代谢杂志, 2002, 18（4）: 330.

[56] 吴以岭, 魏聪, 贾振华, 等. 从络病学说论治糖尿病肾病 [J]. 疑难病杂志, 2007, 6（6）: 350-352.

[57] 王海颖, 陈以平. 糖尿病肾病的中医研究进展 [J]. 中国中西医结合肾病杂志, 2001, 2（12）: 738-741.

[58] 张琼, 张茂平, 黄淑芬. 舒络固肾法治疗难治性肾病综合征疗效观察 [J]. 辽宁中医杂志, 2007, 34（12）.

[59] 樊均明, 谢席胜, 李飞燕. 基于循证建立从肾痿的慢性肾衰竭论治 [M]. 中国中西医结合肾病杂志, 2012, 13（3）: 189-192.

[60] 黄淑芬, 张茂平, 张军, 等. 复方灵仙止痛胶囊治疗痛证 242 例临床观察 [J]. 中国中医药科技, 1998, 5（3）: 179-180.

[61] 詹雅施，冯烈．糖耐量异常与血管病变及糖基化产物 [J]. 中国病理生理杂志，2009，（2）：405-407.

[62] 赵庆，张茂平，等．从辛润论治糖尿病肾病 [J]. 中医临床研究，2014，4（11）：61.

[63] 赵庆，张茂平．肾性水肿巧用风药 [J]. 新中医，2012，44（12）：156-157.

[64] 陆再英，钟南山．内科学 [M]. 第7版．北京：人民卫生出版社，2008：776.

[65] 赵庆，张茂平．水土合德论治糖尿病肾病 [J]. 中医临床研究，2014，4（10）：56-57.

[66] 赵庆，魏嵋．老年便秘贵治肝 [J]. 新中医，2011.43（10）：128-129.

[67] 张茂平，张琼．湿热与糖尿病 [J]. 湖北中医杂志，1999，21（7）：6-7.

[68] 杨栋，易无庸，骆继杰，等．骆继杰教授"治未病"思想在慢性肾炎防治中的应用 [J]. 中华中医药学刊，2010，28（6）：1150-1151.

[69] 李银，于晓云，刘洪涛，等．联用黄芪注射液和川芎注射液对糖尿病肾病血脂血液流变性和肾功能影响的观察 [J]. 中国中西医结合急救杂志，1999，（6）：5681.

[70] 黄淑芬，张军，张茂平，等．肾舒胶囊与卡托普利治疗轻中度肾性蛋白尿疗效观察 [J]. 中国中西医结合肾病杂志，2003，4（8）：466-467.

[71] 王峰，刘敏，杨连春，等．咖啡酸、阿魏酸新的非肽类内皮素拮抗剂 [J]. 中国临床药理学与治疗学杂志，1999，4：85-92.

[72] 赵国峰，张梁，邓华聪．阿魏酸钠对糖尿病大鼠肾脏的保护作用及机制研究 [J]. 中国中西医结合杂志，2004，24：445-449.

[73] 孙立新，赵明，王凌芬，等．肾舒胶囊治疗糖尿病肾病疗效观察 [J].

河北医药，2007，29（7）：669-700.

[74] 向军.中西医结合治疗糖尿病肾病临床观察 [J].实用中医药杂志，2015，31（3）：216.

[75] 乔晞，黄淑芬，王明杰，等.肾舒胶囊对系膜细胞增殖及转化生长因子-β₁和Ⅳ型胶原表达的影响[J].山西医科大学学报，2004，35（6）：538-540.

[76] 李晓玫，戴振华，王海燕.肾小球系膜细胞增殖抑制因子[J].国外医学泌尿分册，1997，17（1）：31-34.

[77] 陆敏，周娟，王飞，等.川芎嗪对肾间质纤维化模型大鼠Smad7和SnoN蛋白表达的影响[J].中国中药杂志，2009，34（1）：84-87.

[78] 陶静莉，郭敏，刘华锋，等.三七总苷对慢性肾衰竭大鼠模型肾纤维化的治疗作用及机制[J].中国中西医结合肾病杂志，2008，9（9）：799-801.

[79] 刘迟，郭刚，胡仲义.莪术对单侧输尿管梗阻大鼠肾间质纤维化的影响[J].上海中医药杂志，2006，40（12）：71-73.

[80] 孟立强，屈磊，李晓玫.黄芪当归合剂对肾纤维化多靶点抑制作用[J].中国药理学通报，2006，22（3）：296.

[81] 张琼，张茂平，等.肾纤康抗大鼠肾间质纤维化的实验研究[J].中国中西医结合肾病杂志，2005，6（2）：103-104.

[82] Wagener FA，Dek ker D，Berden JH，et al .The role of reactive oxygen species in apoptosis of the diabetic kidney [J].Apoptosis，2009，14（12）：1451-1458.

[83] Zheng S，Carlson EC，Yang L，et al.Podocyte-specific overexpression of the antioxidant metallothionein reduces diabet ic nephropathy[J].J Am S oc Nephrol，2008，19（11）：2077-2085.

[84] 宗文静，张华敏，唐丹丽.中医药对细胞自噬认识及实验研究进展

[J]. 中国中医基础医学杂志，2014，20（11）：1593–1595.

[85] 刘杰民，纪云西，蒋历，等 . 细胞自噬是探索中医药微观机制的新思路 [J]. 时珍国医国药，2013，24（2）： 425–426.

[86] 韦云，刘剑刚，李浩，等 . 从中医阴阳理论探讨神经细胞自噬现象对阿尔茨海默病的影响 [J].2013，54（13）：1085–1087.

[87] 颜晓勇，张茂平，吴蔚桦 .LC3 在早期糖尿病大鼠肾脏中的表达及意义 [J]. 重庆医学，2012，41（21）：2128–2130.

[88] 赵庆，张茂平，等 . 从通论治肾性水肿 [J]. 新中医，2014，11（46）：41–43.

[89] 吴蔚桦，汪汉，张茂平 . 雷公藤多甙治疗糖尿病肾病的系统评价 [J]. 中国循证医学杂志，2010，10（6）： 693–699.

[90] 赵庆，张茂平 . 肾性水肿巧用风药 [J]. 新中医，2012，44（12）：156–157.

[91] 张茂平，张琼，罗永兵 . 中西医结合治疗原发性肾病综合征水肿期疗效观察 [J]. 辽宁中医杂志，2009，4（36）：593–594.

[92] 焦树德 . 方剂心得十讲 [M]. 北京：人民卫生出版社，2001.4.

[93] 胡亚美，江载芳，诸福棠 . 实用儿科学 [M]. 第 7 版 . 北京：人民卫生出版社，2002：1199–1202.

[94] 郑景，张同园 . 中医治疗抽动 – 秽语综合征概况 [J]. 山东中医杂志，2011，2（8）：96–97.

[95] 赵庆，王明杰，张茂平 . 腰痛治络，风药显殊功 [J]. 中医临床研究，2013，10（5）：64–65.

[96] 陈贵全，赵庆，张茂平，等 . 腰椎间盘突出症临床研究现状 [J]. 中国中医药科技，2014，2（z2）：134.

[97] 陈贵全，赵庆，张茂平，等 . 芍药附子甘草汤在腰椎间盘突出症治疗中的应用 [J]. 中国中医药科技，2014，21（z2）：36.

[98] 徐淑华，郑桂杰. 当归四逆汤治疗寒凝血瘀型原发性痛经 41 例 [J]. 中国冶金工业医学杂志，2013（2）：236.

[99] 王明杰，罗再琼. 风药新识与临床 [M]. 北京：人民卫生出版社，2016：1-19.

[100] 王明杰，黄淑芬. 王明杰黄淑芬经验传承集 [M]. 北京：科技出版社，2015：102-108.

编者简介

张琼，西南医科大学附属中医医院肾病内科教授，主任中医师，医学博士，硕士生导师，第四批全国老中医药专家学术经验继承人。张茂平名中医工作室负责人。

赵庆，西南医科大学中西医结合学院诊断学教研室副教授，临床医学博士，第五批全国老中医药专家学术经验继承人（博士导师：张茂平）。

廖慧玲，西南医科大学中西医结合学院方剂学教研室教授，医学博士，第五批全国老中医药专家学术经验继承人。

王俊峰，西南医科大学附属中医医院肺病科教授，中医本科，国家优才。

杜小梅，西南医科大学附属中医医院肾病内科住院医师，西医本科。

李小军，西南医科大学附属中医医院肾病内科主治医师，中医硕士（省级师承学生）。

郑春梅，西南医科大学附属中医医院内分泌科住院医师，中医硕士。

许艳文，西南医科大学附属中医医院肾病内科住院医师，中医本科。

胡琼丹，西南医科大学附属中医医院肾病内科住院医师，中医硕士（院级师承学生）。

曾炎，西南医科大学附属中医医院肾病内科住院医师，中医硕士。

梁颖兰，西南医科大学附属中医医院肾病内科主治医师，西医本科（省级师承学生）。

沈宏春，西南医科大学中西医结合学院诊断学教研室副教授，医学博士后，硕士生导师。

江玉，西南医科大学中西医结合学院中医文献研究室副教授，医学博士，硕士生导师，王明杰全国名老中医药专家传承工作室成员。

罗永兵，西南医科大学中西医结合学院中医基础教研室副教授，医学硕士，第五批全国老中医药专家学术经验继承人。

王倩，西南医科大学中西医结合学院中医文献研究室讲师，医学硕士，王明杰全国名老中医药专家传承工作室成员，第六批全国老中医药专家学术经验继承人。

闫颖，西南医科大学中西医结合学院中医基础教研室讲师，医学硕士，王明杰全国名老中医药专家传承工作室成员。

周喜芬，西南医科大学中西医结合学院方剂学教研室学讲师，医学硕士。